国家卫生健康委员会住院医师规范化培训规划教材

U0292330

内科学
内分泌代谢科分册
Endocrinology and Metabolism

第 2 版

主　审　宁　光

主　编　童南伟　肖海鹏

副主编　夏维波　陈　兵　杨　涛　单忠艳

人民卫生出版社
·北 京·

图书在版编目（CIP）数据

内科学 . 内分泌代谢科分册 / 童南伟，肖海鹏主编
. —2 版 . —北京：人民卫生出版社，2021.4（2024.1 重印）
国家卫生健康委员会住院医师规范化培训规划教材
ISBN 978-7-117-29559-8

Ⅰ.①内… Ⅱ.①童…②肖… Ⅲ.①内分泌病 — 诊
疗 — 职业培训 — 教材②代谢病 — 诊疗 — 职业培训 — 教材
Ⅳ.①R5

中国版本图书馆 CIP 数据核字（2020）第 195587 号

人卫智网	www.ipmph.com	医学教育、学术、考试、健康，
		购书智慧智能综合服务平台
人卫官网	www.pmph.com	人卫官方资讯发布平台

内科学　内分泌代谢科分册
Neikexue: Neifenmi Daixie Ke Fence
第 2 版

主　　编：童南伟　肖海鹏
出版发行：人民卫生出版社（中继线 010-59780011）
地　　址：北京市朝阳区潘家园南里 19 号
邮　　编：100021
E - mail：pmph @ pmph.com
购书热线：010-59787592　010-59787584　010-65264830
印　　刷：人卫印务（北京）有限公司
经　　销：新华书店
开　　本：850×1168　1/16　印张：15　插页：1
字　　数：508 千字
版　　次：2015 年 10 月第 1 版　2021 年 4 月第 2 版
印　　次：2024 年 1 月第 3 次印刷
标准书号：ISBN 978-7-117-29559-8
定　　价：58.00 元

打击盗版举报电话：**010-59787491**　**E-mail：WQ @ pmph.com**
质量问题联系电话：010-59787234　**E-mail：zhiliang @ pmph.com**

编 者 名 单

纸质编委 （按姓氏笔画排序）

王桂侠　吉林大学白求恩第一医院
叶山东　安徽省立医院
包玉倩　上海市第六人民医院
毕宇芳　上海交通大学医学院附属瑞金医院
吕朝晖　中国人民解放军总医院
朱　梅　天津医科大学总医院
刘礼斌　福建医科大学附属协和医院
李　强　深圳大学总医院
杨　涛　江苏省人民医院
杨　静　山西医科大学第一医院
肖海鹏　中山大学附属第一医院
余学锋　华中科技大学同济医学院附属同济医院
张力辉　河北医科大学第二医院
张雨薇　四川大学华西医院
张俊清　北京大学第一医院
陈　丽　山东大学齐鲁医院
陈　兵　陆军军医大学重庆西南医院
单忠艳　中国医科大学附属第一医院
姚　斌　中山大学附属第三医院
夏维波　北京协和医院
高政南　大连医科大学附属大连市中心医院
郭立新　北京医院
童南伟　四川大学华西医院
谢忠建　中南大学湘雅二医院

编写秘书　张雨薇　四川大学华西医院

数字负责人　童南伟　四川大学华西医院

数字编委（按姓氏笔画排序）

　　　　　　邓武权　重庆大学附属中心医院
　　　　　　杨　涛　江苏省人民医院
　　　　　　单忠艳　中国医科大学附属第一医院
　　　　　　唐黎之　四川大学华西医院
　　　　　　童南伟　四川大学华西医院

数字秘书　唐黎之　四川大学华西医院

出 版 说 明

为配合 2013 年 12 月 31 日国家卫生计生委等 7 部门颁布的《关于建立住院医师规范化培训制度的指导意见》，人民卫生出版社推出了住院医师规范化培训规划教材第 1 版，在建立院校教育、毕业后教育、继续教育三阶段有机衔接的具有中国特色的标准化、规范化临床医学人才培养体系中起到了重要作用。在全国各住院医师规范化培训基地四年多的使用期间，人民卫生出版社对教材使用情况开展了深入调研，全面征求基地带教老师和学员的意见与建议，有针对性地进行了研究与论证，并在此基础上全面启动第二轮修订。

第二轮教材依然秉承以下编写原则。①坚持"三个对接"：与 5 年制的院校教育对接，与执业医师考试和住培考核对接，与专科医师培养与准入对接；②强调"三个转化"：在院校教育强调"三基"的基础上，本阶段强调把基本理论转化为临床实践、基本知识转化为临床思维、基本技能转化为临床能力；③培养"三种素质"：职业素质、人文素质、综合素质；④实现"三医目标"：即医病、医身、医心；不仅要诊治单个疾病，而且要关注患者整体，更要关爱患者心理。最终全面提升我国住院医师"六大核心能力"，即职业素养、知识技能、患者照护、沟通合作、教学科研和终身学习的能力。

本轮教材的修订和编写特点如下：

1. 本轮教材共 46 种，包含临床学科的 26 个专业，并且经评审委员会审核，新增公共课程、交叉学科以及紧缺专业教材 6 种：模拟医学、老年医学、临床思维、睡眠医学、叙事医学及智能医学。各专业教材围绕国家卫生健康委员会颁布的《住院医师规范化培训内容与标准(试行)》及住院医师规范化培训结业考核大纲，充分考虑各学科内亚专科的培训特点，能够符合不同地区、不同层次的培训需求。

2. 强调"规范化"和"普适性"，实现培训过程与内容的统一标准和规范化。其中临床流程、思维与诊治均按照各学科临床诊疗指南、临床路径、专家共识及编写专家组一致认可的诊疗规范进行编写。在编写过程中反复征集带教老师和学员意见并不断完善，实现"从临床中来，到临床中去"。

3. 本轮教材不同于本科院校教材的传统模式，注重体现基于问题的学习(PBL)和基于案例的学习(CBL)的教学方法，符合毕业后教育特点，并为下一阶段专科医师培养打下坚实的基础。

4. 充分发挥富媒体的优势，配以数字内容，包括手术操作视频、住培实践考核模拟、病例拓展、习题等。通过随文或章节二维码形式与纸质内容紧密结合，打造优质适用的融合教材。

本轮教材是在全面实施以"5+3"为主体的临床医学人才培养体系，深化医学教育改革，培养和建设一支适应人民群众健康保障需要的临床医师队伍的背景下组织编写的，希望全国各住院医师规范化培训基地和广大师生在使用过程中提供宝贵意见。

融合教材使用说明

本套教材以融合教材形式出版,即融合纸书内容与数字服务的教材,读者阅读纸书的同时可以通过扫描书中二维码阅读线上数字内容。

如何获取本书配套数字服务?

第一步：安装 APP 并登录	第二步：扫描封底二维码	第三步：输入激活码，获取服务

扫描下方二维码,下载安装"人卫图书增值"APP,注册或使用已有人卫账号登录

使用 APP 中"扫码"功能,扫描教材封底圆标二维码

刮开书后圆标二维码下方灰色涂层,获得激活码,输入即可获取服务

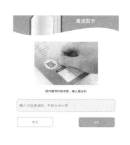

配 套 资 源

➢ **配套精选习题集:**《内科分册》 主编:杨金奎
➢ **电子书:**《内科学　内分泌代谢科分册》(第 2 版) 下载"人卫"APP,搜索本书,购买后即可在 APP 中畅享阅读。
➢ **住院医师规范化培训题库**　中国医学教育题库——住院医师规范化培训题库以本套教材为蓝本,以住院医师规范化培训结业理论考核大纲为依据,知识点覆盖全面、试题优质。平台功能强大、使用便捷,服务于住培教学及测评,可有效提高基地考核管理效率。题库网址:tk.ipmph.com。

主编简介

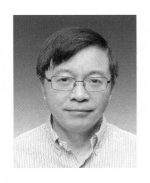

童南伟

教授,博士生导师。现任四川大学华西医院代谢研究中心主任、内分泌代谢科主任。第九届中华医学会内分泌学分会副主任委员,中国医师协会内分泌代谢科医师分会常委,国家卫生健康委合理用药专家委员会内分泌与代谢药物专业组专家。中华医学会医疗事故技术鉴定专家库专家。

担任《中华内分泌代谢杂志》副主编,《中国临床医生杂志》编委会副主任委员。四川省医师协会内分泌代谢科医师分会会长,四川省内分泌代谢病首席专家。四川省学术与技术带头人。近年承担国家重大新药创新项目 1 项,国家自然科学基金 3 项,发表 SCI 论文 30 余篇。

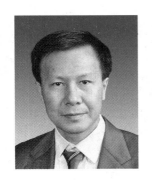

肖海鹏

医学博士,教授,博士生导师,国务院政府特殊津贴专家。现任中山大学副校长,中山大学附属第一医院院长。内分泌科学科带头人 / 首席专家,中山大学名医,中央保健会诊专家,教育部临床医学专业认证专家,教育部本科教学评估专家;中国医师协会内分泌代谢科医师分会副会长,广东省医学会副会长,广东省医学会糖尿病学分会副主任委员,教育部"六卓越一拔尖"计划 2.0 新医科建设工作组成员,教育部医学教育专家委员会委员,教育部高等学校临床医学类专业教学指导委员会委员,医学"双一流"建设联盟理事会副理事长,欧洲医学教育联盟(AMEE)委员,美国甲状腺学会(ATA)委员。

担任全国高等学校教材《内科学》(第 9 版)副主编、《临床医学导论》主编、《临床基本技能》主编《肿瘤科医生手册》主编。*Medical Teacher*(中文版)主编。首批全国高校黄大年式教师团队负责人、全国十佳住培基地负责人。曾获国家级教学成果二等奖、教育部宝钢优秀教师、广东省教学名师、"广东特支计划"教学名师、南粤优秀教师等荣誉。

副主编简介

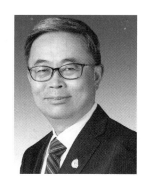

夏维波

教授、博士生导师。现任中国医学科学院北京协和医院内分泌科主任。国际骨质疏松基金会科学顾问委员会委员,亚太骨质疏松联盟理事,中华医学会理事;中华医学会骨质疏松和骨矿盐疾病分会前任主任委员,中华医学会内分泌学分会常委。2017年入选国家百千万人才工程,并获"有突出贡献中青年专家"称号。

从事教学工作20余年。发表科研论文200余篇,其中SCI杂志上发表论文110余篇。担任 *Journal of Bone and Mineral Research*、*Bone* 等国内外多个医学杂志的编委,《中华骨质疏松和骨矿盐疾病杂志》副主编和编辑部主任。

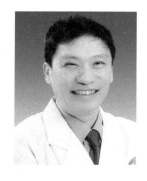

陈 兵

陆军军医大学重庆西南医院内分泌科教授、主任医师、博士生导师。现任中华医学会内分泌学分会委员、常委,中国医师协会内科培训委员会副主委,中国老年保健医学研究会老年骨质疏松分会常委,中国医师协会内分泌代谢科分会委员,中国人民解放军医学科学技术委员会内分泌分会委员、副主委,重庆市医学会内分泌学专业委员会委员、副主委,重庆市医师协会内分泌代谢科医师分会候任会长。中华医学会内分泌学分会性腺、肥胖、转化医学学组副组长,甲状腺、脂代谢、糖尿病、垂体肾上腺学组组员;中华医学会糖尿病分会糖尿病足及再生医学学组组员。

获国家自然科学基金和中国博士后基金等课题多项,在 *Diabetes* 等著名杂志发表SCI论文30余篇。

副主编简介

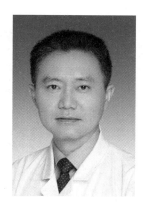

杨　涛

江苏省人民医院(南京医科大学第一附属医院)内分泌科主任。现任国际自身免疫糖尿病学会委员、国际胰腺胰岛移植学会委员;中华医学会内分泌学分会常委,免疫内分泌学组组长;中国老年医学学会内分泌代谢分会常委,老年胰岛代谢学术工作委员会主任委员;江苏省医学会内分泌学分会主任委员,江苏省内分泌代谢病质控中心主任;中国民主同盟第十二届中央委员会委员;*Diabetes Research and Clinical Practice* 副主编。

从事教学工作28年,主持在研国家自然科学基金重点项目2项,主持完成国家自然科学基金面上项目3项、"973"前期研究计划1项。在 *Diabetes Care*、*Journal of Clinical Endocrinology & Metabolis* 等期刊发表SCI文章70余篇。

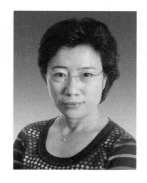

单忠艳

中国医科大学附属第一医院内分泌与代谢病科主任,国家卫生健康委员会甲状腺疾病诊治重点实验室主任,中华医学会内分泌学分会副主任委员、甲状腺学组组长,国家新世纪百千万人才工程国家级人选,国家卫生计生突出贡献中青年专家。享受国务院特殊津贴。

从事教学工作30余年。负责国家及省部级课题20余项,包括国家"十二五"科技支撑项目、国家自然科学基金联合基金重点项目等。发表学术论文200余篇,多篇文章被国外指南引用。获国家科技进步二等奖2项,辽宁省科技进步一等奖、教育部科技进步二等奖各1项。

前　言

本教材依据原国家卫生和计划生育委员会制定的《住院医师规范化培训内容与标准(试行)》细则(以下简称《细则》)中内科培训阶段在内分泌科学习的要求,参照住院医师规范化培训考核大纲及执业医师考试大纲,结合目前我国内分泌疾病的研究现状及突出的公共卫生问题,为内科培训阶段的住院医师编写。

按照规范化培训计划,2~3个月应该对内分泌科的主要疾病有所熟悉或了解,也就是内科医师应该具备内分泌科的理论知识及处理问题的基本能力。在内容的设计上,我们增加了一些重点疾病,如低钠血症、腺垂体(垂体前叶)功能减退症及肥胖症等。此外,对《细则》中个别叙述做了调整,如将痛风改为高尿酸血症与痛风,因为在人群中高尿酸血症的患病率远远高于痛风;在《细则》的操作部分中,我们将测量臀围作为基本技能这一项删去,因为这一指标目前已基本淘汰。

本书重在实用,同时对于非专科医师而言,对内分泌科疾病最需要掌握的可能不是治疗方面(因为治疗问题专业性太强,难掌握),而是对内分泌科疾病不能"视而不见"(即误诊),对此必须引起高度重视。

基于第一版教材的良好反响,本次再版延续了第一版的编写风格,力争培养住培学员的临床思维,与临床实际工作接轨,故特别为读者提供了在临床工作中容易发生的误判以及医患沟通的注意事项。

本书的编委都是国内临床经验丰富的内分泌领域专家,他们将自己在工作中的经验无私地奉献出来,为编写工作付出了艰辛的劳动;特别是学术秘书四川大学华西医院内分泌代谢科副主任张雨薇副教授在编写的组织工作以及后期统稿工作中付出了大量的时间和劳动。在此对他们表示衷心的感谢! 同时,本书的编写也得到了主审专家,中国工程院院士,上海交通大学医学院附属瑞金医院宁光教授的关心和指导。在此也一并致谢!

本次再版特别强调在病例上的更新,以及对最新的高水平指南、共识及临床证据的引用。虽然经过了上述努力,书中仍难免有不尽如人意之处,望读者在使用中积极发现问题并反馈,以便及时勘误或再版时更正。

童南伟　肖海鹏

2020 年 7 月

目　　录

第一篇
总　论

第一章　激素的分泌与调节

激素作为化学信使,在细胞间传递信息,协调机体的生长及细胞的分化、生殖,并维持内环境的平衡。激素在血浆中与肝脏产生的球蛋白结合在一起进行转运,到达靶细胞后与膜受体或核受体结合,发挥生理作用。负反馈机制使激素的效应得到精确的调节。

一、激素的生理功能

"激素"(hormone)一词源于希腊语,意为"使之兴奋"。激素是细胞与细胞之间传递信息的化学信号物质,经血液或组织液传递,作用于相应的组织和细胞,负责协调机体不同部位的活动。作用于远距组织或细胞的分泌称为内分泌(endocrine);作用于邻近组织或细胞的分泌称为旁分泌(paracrine);激素反馈作用于自身组织或细胞称为自分泌(autocrine);细胞质合成的激素直接作用于该细胞核为胞内分泌(intracrine);神经系统分泌的激素通过神经轴突调节相应的组织细胞为神经分泌(neurocrine)。受激素影响和调节的组织或细胞被称为靶组织或靶细胞。

正常水平的激素对生理功能有重要作用。例如生长激素(growth hormone,GH)是一种具有广泛生理功能的生长调节素,其基本功能是刺激所有组织和生长,其结果是使各器官在 GH 的影响下变大,骨骼增长导致人体增高;胰岛素(insulin)是一种由胰岛 B 细胞分泌的蛋白质类激素,其主要生理功能是促进血糖氧化和糖原合成,抑制糖原分解和糖异生,以降低血糖水平。但异常水平的激素将对生理功能产生不利的影响,例如正常水平的甲状腺激素(thyroid hormone)对心肌收缩、外周血管阻力具有十分重要的意义,但甲状腺功能亢进症或甲状腺功能减退症均会对心血管系统产生不利的影响。

一种激素可以具有多种功能,例如甲状腺激素不仅可以促进胚胎神经元的发育、幼年期骨化中心的发育成熟(与生长激素协同作用),还能够使全身多数组织耗氧量增大,并调节葡萄糖、脂质和蛋白质三大物质代谢;糖皮质激素不仅可以调节生长发育和物质代谢,还具有抗炎、抗休克和免疫抑制作用;生长激素的功能也包括三类,分别是代谢效应、增殖效应和分化效应。但每一种激素发挥其生理功能又受到多种激素的调节,例如血糖稳态的维持,就受到胰岛素、胰高血糖素、生长激素、肾上腺素等多种激素的调控。

根据激素的产生部位不同,可以将其分为四类。

1. **下丘脑激素**　下丘脑分泌的释放或抑制激素主要作用于腺垂体(垂体前叶)相应靶器官,主要包括生长激素释放激素(growth hormone releasing hormone)、生长激素释放抑制激素(growth hormone release inhibiting hormone)、促甲状腺激素释放激素(thyrotropin-releasing hormone,TRH)、促肾上腺皮质激素释放激素(corticotropin releasing hormone,CRH)、促性腺激素释放激素(gonadotropin-releasing hormone,GnRH)等。视上核神经细胞分泌抗利尿激素(antidiuretic hormone,ADH),储存在神经垂体(垂体后叶)。

2. **垂体激素**　垂体前叶分泌的多种激素为垂体激素。主要包括生长激素(growth hormone,GH)、促肾上腺皮质激素(adrenocorticotrophic hormone,ACTH)、促甲状腺激素(thyroid stimulating hormone,TSH)、催乳素(prolactin,PRL)、黄体生成素(luteinizing hormone,LH)、促卵泡激素(follicle stimulating hormone,FSH)等。垂体激素产生后,主要作用于相应的靶腺细胞,调节内分泌腺功能。

3. **内分泌腺激素**　人体多种内分泌腺体分泌的相应激素,称为内分泌腺激素。主要包括甲状腺腺泡细胞合成分泌的甲状腺素(thyroxine,T_4)和三碘甲状腺原氨酸(triiodothyronine,T_3);甲状旁腺腺泡细胞分泌的甲状旁腺激素(parathyroid hormone,PTH)和腺泡旁 C 细胞分泌的降钙素(calcitonin);肾上腺激素、胰岛激素、胃肠激素等其他内分泌器官分泌的激素。

4. **其他组织细胞分泌的激素**　除了上述非常经典的内分泌激素外,在临床工作中,还有一些其他组织细胞也可以分泌激素。例如胺前体摄取和脱羧(amine precursor uptake and decarboxylation，APUD)细胞系统，也称弥散性神经内分泌细胞系统，APUD细胞能够合成多肽或胺类，引起异源性激素分泌，如小细胞肺癌分泌抗利尿激素；脂肪细胞的内分泌功能近年也引起了关注，现已发现人脂肪细胞分泌几十种脂肪细胞因子(adipocytokines)及蛋白质因子，如激素敏感的脂蛋白酯酶(lipoprotein lipase，LPL)、肿瘤坏死因子(tumor necrosis factor，TNF)-α；*ob*基因表达产物瘦素(leptin)、脂联素(adiponectin)、抵抗素(resistin)等；来自成骨细胞的骨钙素(osteocalcin)是一种具有糖脂代谢调节功能的骨骼因子，能够促进胰岛素分泌，增强胰岛素敏感性、促进葡萄糖及脂肪酸的摄取及利用。

根据激素的化学特性，也可以将激素分为四类：蛋白质和肽类激素(垂体前叶激素、胰岛素等)、氨基酸类激素(T_3、T_4等)、胺类激素(肾上腺素、去甲肾上腺素等)、类固醇类激素(醛固酮、糖皮质激素、性激素等)。

随着科技的发展，越来越多具有生理功能的激素被发现。例如胰高血糖素样肽-1(glucagon-like peptide-1，GLP-1)主要由小肠黏膜L细胞合成分泌。葡萄糖或混合饮食可以刺激GLP-1分泌，GLP-1具有葡萄糖依赖性的促进胰岛素分泌作用。GLP-1与胰岛B细胞膜上的GLP-1受体结合后，通过G蛋白偶联受体(463氨基酸残基、7个跨膜结构域)-cAMP-IP$_3$-Ca^{2+}转导通路，促进胰岛素分泌。骨硬化蛋白(sclerostin)是一种调节成骨细胞骨形成过程的新兴激素，主要由成熟骨细胞表达，是一种由*Sost*基因编码的蛋白质，其功能是Wnt信号转导的有效拮抗剂。硬化蛋白结合Wnt共受体相关蛋白5/6(LRP5/6)拮抗下游信号转导，硬化蛋白还与LRP4相互作用，这种作用是硬化蛋白对Wnt/β catenin信号转导的抑制作用所必需的。硬化蛋白或LRP4活性的缺失导致高骨量，*Sost/sclerostin*的过度表达则会降低骨量。

二、激素细胞信号转导方式

激素要发挥作用，首先要与其特异性的受体结合。根据激素受体的位置，可以将激素受体分为细胞表面受体和核受体两种。

某些激素必须与细胞表面受体结合，然后发挥调控功能。例如肽类激素是水溶性的，不能跨过脂质的细胞膜，因此它们的受体部分位于细胞外。大多数经典的肽类激素的受体是G蛋白偶联受体(G-protein-coupled receptors，GPCRs)。它们既可以具有相对短的细胞外氨基末端结构域(例如肾上腺素、促性腺激素释放激素)，也可以具有较长的细胞外结构域(例如TSH、LH、PTH)。细胞外激素-受体相互作用引起细胞内相关的G蛋白三聚体解离，导致细胞膜离子通道打开或者激活细胞膜结合酶，刺激(或抑制)第二信使如环磷酸腺苷(cAMP)或二酰甘油、磷脂酰肌醇的产生。这些第二信使紧接着活化丝氨酸/苏氨酸激酶或磷酸酯酶，最终调节转录。第二种最常见的细胞表面受体是胰岛素、生长激素、催乳素、大多数生长因子和细胞因子的信号转导受体。这是一种跨膜受体，其胞内结构域(例如胰岛素和胰岛素样生长因子受体)或相关的细胞内分子(例如生长激素受体、催乳素和细胞因子受体)具有蛋白酪氨酸激酶活性。生长因子等激素结合到胞外结构域，导致与相邻的受体二聚化，发生自身磷酸化或磷酸化相关的酶。随后，这些蛋白激酶的活化的作用与上文所述类似。除此以外，细胞表面受体还包括配体控制闸离子通道(ligand-gated ion channel)，如烟碱乙酰胆碱受体；鸟苷酸环化酶，如心钠素受体等。

核受体是一种细胞内受体，激素进入细胞后与受体结合，形成激素-受体复合物。该复合物再通过与细胞核的DNA激素反应元件结合，调控相关功能基因的表达和蛋白质的合成，从而调控细胞的生长代谢和分化等环节，发挥激素作用。类固醇类激素和维生素D通常通过核受体发挥作用。

三、激素的反馈调节

发育、生殖和内环境稳定是在多种激素的协同作用下取得的。当激素产生适度效应后，信号就终止。这种调节方式称为反馈调节。经典的激素反馈调节包括正反馈调节(positive feedback regulation)和负反馈调节(negative feedback regulation)。正反馈调节相对较少，表现为刺激激素的分泌，例如在月经周期中，下丘脑分泌的促黄体素释放激素(luteinizing hormone releasing hormone，LHRH)和促卵泡激素释放素(follicle stimulating hormone releasing hormone，FSHRH)刺激垂体分泌LH和FSH，LH和FSH作用于卵巢刺激雌激素与孕激素的生成，卵巢中成熟的卵泡分泌的雌二醇能够触发腺垂体分泌大量的LH，因而产生排卵。负反馈调节表现为抑制激素的分泌。当外周激素水平下降时，腺垂体在下丘脑释放或抑制激素的调节下分泌相应的促激素，刺激靶腺合成和分泌激素；当外周激素水平恢复正常时，通过负反馈机制减少下丘脑-垂体系统促激素的产生。所有激素都具有某种形式的反馈关系。我们习惯上把下丘脑 - 垂体 - 靶腺之间的调节称为内分泌的轴，如下丘脑 - 垂体 - 甲状腺轴、下丘脑 - 垂体 - 肾上腺轴和下丘脑 - 垂体 - 性腺轴。生理情况下，轴的调节可以维持正常的靶腺激素水平。其他的反馈关系还见于离子与激素（钙离子与甲状旁腺激素及降钙素，钾离子与醛固酮，钠离子与心房利钠肽）、代谢产物与激素（血糖与胰岛素和胰高血糖素）、渗透压或细胞外液容量与激素（醛固酮、肾素及加压素）等。

　　反馈调节使激素水平维持在一定的范围内。反馈调节原理是大多数内分泌功能研究的基础。正常反馈关系的丧失提示该内分泌系统的病变。例如皮质醇增多症时，皮质醇的分泌不能被地塞米松所抑制，提示垂体 - 肾上腺轴呈病理状态。当然，内分泌系统反馈调节作用也有例外，如异源激素的产生，无论是来自肿瘤还是来自非肿瘤组织，几乎都不受反馈机制的调节。

（张雨薇）

第二章　内分泌代谢病的诊断

内分泌医师的主要工作是对患者的症状、体征进行诊断评估,对疾病和正常变异做出区分,对于激素不足或过多导致的疾病进行处理。实验室激素浓度的测定是诊断的重要依据。临床常见的内分泌代谢疾病有糖尿病、甲状腺功能亢进或减退症、甲状腺结节、垂体疾病、肾上腺疾病、性腺疾病、肥胖症、高脂血症、骨质疏松症、痛风和水电解质紊乱。内分泌代谢病常见的诊断方法包括功能诊断、定位诊断和病因诊断。

一、功能诊断

(一)功能检查

内分泌腺功能的异常表现为激素水平的升高(功能亢进)或激素水平不足(功能减退)。评价其功能状态主要依据临床表现和辅助检查。

1. 临床表现　作为内分泌医师,应当十分熟悉常见内分泌疾病的临床表现。患者月经改变、体重变化、食欲异常、毛发异常等都是临床诊断内分泌疾病的重要线索。只有根据患者的临床表现和体征,才可以确定是否对患者进行激素水平检测以及进行何种激素检测。

2. 辅助检查　内分泌功能异常主要表现为功能减低和亢进两个方面,一般可以通过以下途径检查和确定。

(1)最重要和最常用的方法是通过化学发光免疫分析技术直接测定血或尿中激素及其代谢产物的浓度。

(2)对于激素分泌减少或缺乏的患者,一般采用兴奋试验了解激素的储备功能。

(3)对于激素水平增高或分泌亢进的患者,一般采用抑制试验了解内分泌腺体有无自主分泌等。

(4)临床上还包括通过放射性核素的应用辅助判断腺体功能、离体组织免疫组织化学染色评估内分泌细胞功能状态、利用反馈调节鉴别原发性和继发性内分泌功能异常等方法对内分泌功能进行辅助检查。

(二)内分泌系统功能低下常见的原因

1. 腺体损伤　常见的原因为自身免疫性疾病,如1型糖尿病、甲状腺功能减退症、肾上腺皮质功能不全和性腺功能不全。另外,内分泌腺体由于疾病等原因的缺失也可能会引起相关内分泌系统功能的低下,例如女性进行子宫切除术后会引起卵巢功能早衰,可表现为雌激素水平低下、促性腺激素水平升高、围绝经期症状提前出现等。其他原因包括肿瘤、感染和出血。

2. 内分泌腺体以外的疾病　如严重全身性疾病导致的低 T_3 综合征,肾脏疾病导致的低促红细胞生成素性贫血。

3. 激素生物合成的缺陷　激素的遗传基因缺陷可能导致物质代谢的异常,如部分先天性甲状腺功能减退症(congenital hypothyroidism,CH)的发病与甲状腺转录因子(thyroid transcription factor,TTF)-1、TTF-2、甲状腺过氧化物酶(thyroid peroxidase,TPO)等有关。

(三)内分泌系统功能常见功能亢进的原因

1. 肿瘤　例如垂体瘤导致垂体激素的分泌增多(如 PRL、TSH、ACTH、GH、LH、FSH);甲状旁腺肿瘤产生过量的甲状旁腺激素(PTH);胰岛素瘤产生过量的胰岛素;甲状腺髓样癌产生过多的降钙素;肾上腺肿瘤产生过多的皮质醇或醛固酮等;另外某些非内分泌器官的肿瘤可能分泌激素或激素样物质,或虽属内分泌肿瘤,却产生某些正常情况下不产生的激素,从而引起内分泌功能紊乱及相应临床表现和生物化学改变,称为副肿瘤内分泌综合征(paraneoplastic endocrine syndromes,PES)或异位内分泌综合征(ectopic endocrine syndrome,EES)。需要注意的情况是,如果肿瘤对正常内分泌腺体组织造成了压迫,也可以引起某些相关激素的分泌减少。

2. 腺体增生　低钙可以刺激甲状旁腺的增生,使 PTH 分泌增多;肾上腺的增生可以导致皮质醇、醛固酮增多。

3. 自身免疫性疾病　常见于甲状腺功能亢进症,此时 TSH 受体被刺激性抗体(TSAb)所激活。

4. 外源性物质摄入过量　例如在治疗系统性红斑狼疮、肾病综合征、哮喘等疾病时,长期使用糖皮质激素可以导致库欣综合征;另外,例如摄入过量的碘,引起 T_3、T_4 的合成与释放增多也可以导致甲状腺功能亢进,称为碘甲亢。

5. 遗传因素　例如 *TSH* 基因突变导致的遗传性甲亢,其发病机制是因基因突变导致腺苷酸环化酶的持续活化,使甲状腺细胞增生和功能亢进。少见的情况是,激素水平升高或正常,但临床仍表现为激素缺乏,用激素替代治疗不能够纠正。这种激素抵抗的原因有:①获得性:由于已存在的疾病损伤了靶组织对激素的反应,如在应激情况下的胰岛素抵抗;②遗传性:由于受体基因缺陷导致激素抵抗,例如肾性尿崩症(ADH 受体基因突变,致肾小管对 ADH 的作用不敏感)。

二、定位诊断

为了进一步进行治疗(如手术等),需要对病变发生部位进行准确的定位。在临床中,CT、MRI、PET、血管成像技术、超声、放射性核素扫描、静脉导管定位采血作激素测定、有创活体组织检查等技术均有使用。

三、病因诊断

相当部分内分泌疾病的病因至今仍不明确,但通过一些辅助检查对内分泌疾病的病因和诊断有重要价值。在临床中,通常包括自身抗体的检测,如抗甲状腺球蛋白抗体(antithyroglobulin antibody,anti-TGAb)及促甲状腺激素受体自身抗体(thyrotropin receptor autoantibody,TRAb)等;染色体检查,如特纳(Turner)综合征的 X 染色体缺失等;病理学检测对内分泌腺体的形态学判定有重要作用,例如诊断腺体病变为增生或腺瘤等,但是单纯的形态学判断并不可靠,因此一般仍需结合免疫组织化学和分子生物学检查综合判断。

(张雨薇)

推荐阅读资料

［1］刘冬梅,MOSIALOU I,刘建民.糖尿病防治新理念:从骨骼入手.中华内分泌代谢杂志,2018,34 (7): 543-548.

［2］郭增平.人体生理活动的正反馈调节.科技资讯,2007 (24): 191-192.

［3］李小英.多内分泌腺瘤病研究进展.上海交通大学学报(医学版),2006,26 (1): 5-9.

［4］郑俊杰,童安莉,茅江峰,等.McCune-Albright 综合征合并 Klinefelter 综合征一例报道.中华内分泌代谢杂志,2017,33 (9): 787-789.

［5］BOUILLON R, DRUCKER D J, FERRANNINI E, et al. The past 10 years-new hormones, new functions, new endocrine organs. Nat Rev Endocrinol, 2015, 11 (11): 681-686.

［6］DELGADO-CALLE J, SATO A Y, BELLIDA T, et al. Role and mechanism of action of sclerostin in bone. Bone, 2017, 96: 29-37.

［7］TAKUSE Y, WATANABE M, INOUE N, et al. Association of IL-10-regulating microRNAs in peripheral blood mononuclear cells with the pathogenesis of autoimmune thyroid disease. Immunol Invest, 2017, 46 (6): 590-602.

第三章　内分泌代谢病的治疗原则

功能亢进者以手术切除、放射治疗或药物治疗等疗法为主,例如经蝶窦的垂体瘤切除术、经腹腔镜肾上腺瘤切除术。对于毒性弥漫性甲状腺肿(Graves病)目前尚无法直接治疗甲状腺自身免疫紊乱,主要通过药物阻断或放射线破坏甲状腺组织从而减少甲状腺素的合成和释放。功能减退者以激素替代治疗及病因治疗为主,如用甲状腺素治疗甲状腺功能减退症、用氢化可的松治疗肾上腺皮质功能减退症、胰岛素治疗1型糖尿病。

一、药物治疗

(一)疗效

掌握各种药物的治疗效果,包括主要治疗效果及其带来的额外获益。某些药物针对疾病的发病机制,因此成为首选或一线用药。例如二甲双胍是2型糖尿病患者一线用药。当需要联用其他药物时,应考虑患者是否有心血管疾病高危因素等情况,如存在上述情况可优先选择具有心血管保护作用的降糖药如GLP-1类似物及SGLT2抑制剂。降压方面,血管紧张素转换酶抑制剂(angiotensin converting enzyme inhibitor,ACEI)/血管紧张素Ⅱ受体阻滞剂(angiotensin receptor blockers,ARB)具有减少尿蛋白作用,是2型糖尿病伴蛋白尿患者控制血压的首选药物。

(二)剂量

掌握内分泌治疗药物的常用剂量及最大剂量。药物超剂量使用可引起严重副作用,因此当常用剂量效果不佳时应根据具体情况选择增加剂量或换用备选药物或联用其他药物。例如他汀类降脂药剂量翻倍仅能增加6%的降脂效果,必要时可联用胆固醇吸收抑制剂或烟酸类降脂药。溴隐亭(bromocriptine)治疗高泌乳素血症通常最大剂量为15mg/d,对溴隐亭抵抗或不耐受者可改用卡麦角林(cabergoline)。若指标明显异常可起始治疗时联用药物,以减少单药剂量、增加疗效且减少副作用。例如2型糖尿病患者首诊时糖化血红蛋白(HbA1c)≥7.5%可采用二联口服降糖药治疗。

(三)副作用

当不同药物的疗效相近时,应按照避免药物副作用的原则选择药物。告知患者服药后可能出现的不良反应能够提高依从性,减少医源性不良事件的发生。例如服用降糖药物时应注意低血糖的发生。服用抗甲亢药物要注意粒细胞缺乏、肝功能异常等。口服酚苄明应注意直立性低血压的发生。抗雄激素药物如螺内酯要注意性欲减退、男性乳房发育等。抗雌激素药物如氯米芬要注意发热、潮红等副作用。

(四)特殊情况下的用药原则

特殊生理或疾病状态下需注意药物的选择及用量。例如肝功能异常时,谨慎使用他汀类药物,急性肝衰竭或失代偿肝硬化是他汀类药物的禁忌证。肾功能异常时,经肾脏排泄的药物应减量或停用。例如二甲双胍直接以原型经肾脏排泄,当肾功能损害时易发生二甲双胍和乳酸在体内蓄积,从而增加乳酸酸中毒风险,因此在慢性肾脏病(chronic kidney disease,CKD)3a期[eGFR 45~59ml/(min·1.73m²)]患者中应减量,CKD 3b~5期[eGFR<45ml/(min·1.73m²)]患者禁用;大部分磺脲类仅用于CKD 1~2期的患者,在3期应减量或禁用,4~5期禁用;噻唑烷二酮类虽经肝脏代谢,但因有导致水钠潴留、心力衰竭、骨折的风险,在CKD患者中也应谨慎应用;α-糖苷酶抑制剂可用于CKD 1~3期患者,4~5期禁用;在CKD 4~5期患者中仅有格列奈类的瑞格列奈和DPP-4抑制剂的利格列汀可不减量使用。老年患者应选用作用时间短、副作用少、不影响功能状态、使用方便的药物,例如长效磺脲类促分泌剂格列本脲容易引起严重的低血糖,老年患者应尽量避免使用。

二、手术治疗

手术治疗切除增生的腺体组织或肿瘤,可去除病灶并减轻压迫症状,一般用于治疗具有内分泌功能的肿瘤以及服药无效或停药后复发的腺体功能亢进症,例如甲状腺、垂体瘤和肾上腺肿瘤的切除术。围术期应采取充分的措施保证手术的顺利进行和预防术后并发症的发生。例如甲亢患者行甲状腺次全切除术前口服抗甲亢药物控制症状,口服碘剂使甲状腺缩小变硬,以利于手术。肾上腺手术前控制高血压,纠正低血钾和碱中毒后方可手术。垂体瘤手术前则需要全面评估垂体功能,如有功能减退则需补充靶腺激素(尤其是糖皮质激素和甲状腺素)并维持电解质正常,以保证手术顺利实施。术后要注意可能发生的内分泌危象、腺体功能减退等,注意及时给予激素替代治疗。

三、放射治疗等其他治疗

放射治疗、放射性核素治疗、化学治疗及靶向药物治疗等更多作为内科药物治疗或手术治疗的辅助手段。例如垂体瘤术后残余肿瘤可予放射治疗,分化型甲状腺癌术后行放射性 ^{131}I 治疗,化疗药物米托坦治疗无法手术的肾上腺皮质癌,常规治疗无效且处于进展状态的晚期分化型甲状腺癌患者可使用新型靶向药物酪氨酸激酶抑制剂治疗。

四、循证治疗原则

临床指南是以最佳的临床研究证据为基础制订而成,对规范临床实践、提高医疗水平、保证医患权益具有重要意义。内分泌代谢疾病如糖尿病、甲状腺疾病、骨质疏松症、原发性醛固酮增多症、高催乳素血症等均有相关的指南,甚至在某种疾病的多个方面具有多个指南。在研读指南时应该注意证据的级别,是来自专家共识、回顾性研究,还是前瞻性观察性研究、随机对照试验(randomized controlled trials,RCT)和荟萃分析。指南提供的是原则,考虑的是群体共性,临床患者千变万化,治疗方案的最后确立,应在遵循普遍原则的基础上,根据患者的具体病情和本单位的可操作性,由医务人员和患者共同决定。

以循证医学为指引,临床上仍有许多待解难题。例如甲亢复发时选择 ^{131}I 治疗或手术治疗还是长期低剂量抗甲亢药物维持治疗,应激性高血糖能否使用口服降糖药而非胰岛素治疗等,均有待进一步研究探索。

五、整体观念与多学科诊疗

内分泌激素调控机体整体功能,也受到机体各种病理状态的反馈调节。内分泌系统疾病可引起其他系统功能紊乱并以其他系统症状作为主要表现,例如部分甲亢患者以腹泻为主要症状就诊;其他系统疾病也可引起内分泌系统紊乱,例如急性感染引起的应激性高血糖和危重疾病引起的低 T_3 综合征。需用整体思维进行临床诊治。更重要的是内分泌疾病常累及多个系统和脏器,疾病的复杂性常需要多学科协作。例如糖尿病患者可出现糖尿病肾病、视网膜病变、糖尿病足等多种并发症,以及冠心病等多种合并症,疾病晚期可能需透析治疗、经皮冠状动脉介入治疗等,应整体评估并多学科配合诊疗。内分泌肿瘤也是如此,垂体瘤术前功能的评估,围术期垂体功能及血糖、血压等一般状态的维持,外科手术的精确实施,术后的病理诊断,垂体功能低下时的激素替代治疗,病灶复发时选择再次手术、药物治疗或者放射治疗的方案决策,需要多学科紧密合作才能提供更加全面客观的诊疗方案。

六、精准医学与个体化诊疗

内分泌系统疾病种类繁多且存在明显异质性,根据不同患者的腺体功能水平、疾病定位、病因及基因异常给予个体化的精准治疗是我们学科发展的方向。近年来在糖尿病领域研究的热点之一便是糖尿病精准诊疗,包括基于糖尿病发病机制、年龄和体重指数(body mass index,BMI)为基础的糖尿病新型分类模式的探索,降糖药(二甲双胍、磺脲类)的药物基因组学研究,以及指南推荐根据患者不同临床特征(低血糖风险、心血管疾病情况等)制订个体化的 HbA1c 控制目标等。内分泌肿瘤常遇到病灶定位难等临床难题,近年来 ^{68}Ga-DOTA-NOC、^{18}F-DOPA 等核素显像的应用有助于内分泌肿瘤精确定位,对内分泌肿瘤精准治疗有重要意义。基因突变检测在内分泌肿瘤的诊疗中也具有重要作用,多发性内分泌腺瘤病 2 型(multiple endocrine neoplasia 2 type,MEN2)患者的临床表型与基因型密切相关,进行 *RET* 基因突变位点的检测并根据不同突变位点进行危险度分类,有利于临床监测和治疗。

（肖海鹏）

推荐阅读资料

［1］JAMESON L. Harrison's endocrinology. 3rd ed. New York: The McGraw-Hill Companies, 2013.

［2］GARDNER D G, SHOBACK D. Basic & clinical endocrinology. 10th ed. New York: The McGraw-Hill Companies, 2017.

［3］MELMED S, POLONSKY K S, LAESEN P R, et al. Williams textbook of endocrinology. 13th ed. Philadelphia: Elsevier Saunders, 2015.

［4］WASS J A H, STEWART P M, AMIEL S A, et al. Oxford textbook of endocrinology and diabetes. 2nd ed. Oxford: Oxford University Press, 2011.

［5］LAVIN N. Manual of endocrinology and metabolism. 4th ed. Philadelphia: Lippincott Williams & Wilkins, 2013.

［6］PAPADAKIS M, MCPHEE S J, RABOW M W. Current medical diagnosis and treatment. 53th ed. New York: McGraw-Hill Medical, 2014.

［7］RIDDLE M C, BAKRIS G, BLONDE L, et al. Standards of medical care in diabetes-2019. Diabetes Care, 2019, 42 (Suppl 1): S1-S193.

［8］AHLQVIST E, STORM P, KÄRÄJÄMÄKI A, et al. Novel subgroups of adult-onset diabetes and their association with outcomes: a data-driven cluster analysis of six variables. Lancet Diabetes Endocrinol, 2018, 6 (5): 361-369.

第四章 内分泌代谢病的预防与管理

大部分内分泌代谢疾病例如糖尿病、肥胖症与生活方式及环境因素有关,发现并对高危人群进行危险因素的干预可以预防疾病的发生。与患者建立长期、和谐的随访关系是管理好内分泌疾病的基础。

一、内分泌代谢病的预防

一级预防方面,使用碘盐是解决碘缺乏地区人群发生地方性甲状腺肿、呆小症的好办法,减重、运动等生活方式干预可以降低新发糖尿病的风险。二级预防方面,良好的血糖控制可以减少糖尿病微血管并发症的发生。

(一) 高危人群筛查

以糖尿病为例,尽管可能有高达 1/3 的糖尿病患者未被诊断,但目前并没有证据表明基于普通人群的 2 型糖尿病筛查有临床益处,因此主要针对糖尿病高危人群进行筛查。高危人群定义为成年人(>18 岁)中具有以下一项及以上:①年龄 ≥ 40 岁;②糖尿病前期史;③超重或肥胖和中心型肥胖;④静坐生活方式;⑤一级亲属有 2 型糖尿病家族史;⑥妊娠糖尿病(gestational diabetes mellitus,GDM)史;⑦高血压;⑧血脂异常;⑨动脉粥样硬化性心血管病;⑩一过性类固醇糖尿病病史;⑪多囊卵巢综合征或伴胰岛素抵抗者;⑫长期服用抗精神病药物或抗抑郁药物和他汀类药物患者。

原发性醛固酮增多症是继发性高血压中最容易漏诊的疾病,但由于高血压患者基数巨大,无法在所有高血压患者中进行筛查,一般在以下高危人群中进行筛查:①持续性血压 >160/100mmHg 或难治性高血压;②高血压合并自发性或利尿剂所致的低血钾;③高血压合并肾上腺意外瘤;④早发性高血压家族史或早发脑血管意外家族史的高血压患者;⑤原发性醛固酮增多症患者中存在高血压的一级亲属;⑥高血压合并阻塞性呼吸睡眠暂停。

(二) 生活方式

大部分内分泌代谢疾病与生活方式息息相关,因此指导患者建立健康的生活方式对疾病的预防具有重要意义。合理控制总热量、维持三大营养物质的均衡、增加膳食纤维、限制钠盐过多摄入以及每周 150min 中等强度的运动均对内分泌代谢病患者具有益处。此外,戒烟对于甲状腺功能亢进症(简称"甲亢")、甲亢眼病、糖尿病并发症、高血压都有一定的益处。为患者制订个体化的饮食和运动方案时要考虑其特定的生活习惯以及重要脏器的功能状态。

(三) 避免环境内分泌干扰物质

内分泌干扰物质(endocrine disrupting chemicals,EDC)为外源性化学物质,可干扰对生殖发育起重要作用的激素的合成、分泌、转运、代谢、结合和消除。EDC 对人体的干扰作用受暴露剂量、暴露时年龄等因素影响,可能通过表观遗传学改变而遗传。精子水平降低和其他睾丸相关疾病发生率增高可能与 EDC(杀虫剂、多氯联苯和二氧杂芑等)相关。双酚 A(bisphenol A,BPA)有类雌激素作用从而影响性分化,目前国际上已禁止婴儿用品添加 BPA。

(四) 药物

尽管有研究显示二甲双胍、阿卡波糖等可能降低糖尿病前期人群发生糖尿病的危险,但对于药物的最佳剂量、长期的疗效和卫生经济学效益尚不清楚,因此尚未推荐药物作为内分泌疾病预防的手段。

二、内分泌代谢病的管理——长期随访

多数内分泌疾病都是终身性疾病,需长期监测及治疗,随访意义在于评估疾病控制情况是否达标,是否

残存症状,是否需要调整药物或再次手术等。治疗的达标对于降低患者致残率和致死率有重要意义。随访的内容包括患者一般状态、临床及生化指标以及并发症情况,随访间隔时间因疾病情况而定。例如甲亢患者 ^{131}I 治疗后 6 个月需复查甲状腺功能,以评价疗效并决定是否进行第二次 ^{131}I 治疗。肾上腺皮质功能减退替代治疗一般随诊的时间为 1 个月到 1 年不等,如因药物过量引起骨质疏松,骨密度(bone mineral density, BMD)的变化往往需要数年的时间,因此监测 BMD 间隔一般不应短于 2 年。随访中要做好对患者及家属宣教工作尤为重要,应使其了解用药的必要性及重要性,并告知如何处理某些紧急状况。

(肖海鹏)

推荐阅读资料

［1］JAMESON J L. Harrison's endocrinology. 3rd ed. New York: The McGraw-Hill Companies, 2013.

［2］Gardner D G, SHOBACK D. Basic & clinical endocrinology. 10th ed. New York: The McGraw-Hill Companies, 2017.

［3］MELMED S, POLONSKY K, LAESEN P R, et al. Williams textbook of endocrinology. 13th ed. Philadelphia: Elsevier Saunders, 2015.

［4］WASS J A H, STEWART P M, AMIEL S A, et al. Oxford textbook of endocrinology and diabetes. 2nd ed. Oxford: Oxford University Press, 2011.

［5］LAVIN N. Manual of endocrinology and metabolism. 4th ed. Philadelphia: Lippincott Williams & Wilkins, 2013.

［6］PAPADAKIS M, MCPHEE S J, RABOW M W. Current medical diagnosis and treatment. 53th ed. New York: McGraw-Hill Medical, 2014.

［7］RIDDLE M C, BAKRIS G, BLONDE L, et al. Standards of medical care in diabetes-2019. Diabetes Care, 2019, 42 (Suppl 1): S1-S193.

第二篇
内分泌代谢疾病

第五章　低钠血症与不适当抗利尿综合征

不适当抗利尿综合征（syndrome of inappropriate antidiuresis，SIAD）是由于抗利尿激素（antidiuretic hormone，ADH）过量分泌或 ADH 受体基因活化性突变导致体内水分潴留，稀释性低血钠，体液低渗、尿钠和尿渗透压升高的一组常见的临床综合征。随着认识深入，人们逐渐发现，并非所有病例 ADH 水平均升高，部分病例并不存在 ADH 的异常分泌，系 ADH 受体突变所致。SIAD 病因复杂，可见于癌症、肺部疾病、中枢神经系统疾病、急性间歇性卟啉病和一些药物的使用。其起病和发展常隐匿，缺乏特征性临床表现，误诊率和漏诊率高，处理棘手，常常因恶性原发病和诊疗上的延误而预后不良。稀释性低钠血症及其相关症状是 SIADH 的主要临床表现，占低钠血症的 35% 左右。

知识点

低钠血症的临床表现及危害

低钠血症对机体的损害以中枢神经系统（central nervous system，CNS）最为突出。其损伤的严重性主要取决于血浆渗透压下降的速度及其严重程度，而与实际测得的血浆钠离子浓度无平行关系。血浆渗透压下降得越快，或者纠正慢性低钠血症的速度越快，CNS 损伤越重，临床的症状及体征也越明显。也就是说，低钠血症对 CNS 损伤的程度与细胞外液渗透压变化的速率密切相关，变化速率愈大，CNS 的损伤也就愈重，其临床症状与体征愈多样化。

1. 与血钠下降速度和程度，以及原发病相关。
2. 血钠在 130mmol/L 以上时，极少引起症状。
3. 血钠在 125~130mmol/L 时，常只有胃肠道症状。
4. 血钠在 110~125mmol/L，常伴有明显的临床表现，主要症状为软弱乏力、恶心呕吐、头痛嗜睡、肌肉痛性痉挛、神经精神症状和可逆性共济失调等。
5. 当血钠低于 110mmol/L，可发生抽搐或昏迷。血钠在 48h 迅速下降至 108~110mmol/L，可致神经系统永久性损伤或死亡。

临床病例

患者，女性，66 岁，因乏力伴间断性恶心、呕吐 6 个月，加重 1 周入院。患者于 6 个月前开始乏力，间有咳嗽，伴恶心呕吐，呕吐物为胃内容物，严重时可出现周身乏力、食欲缺乏、嗜睡等症状。自诉多进食咸菜等高钠食物后症状可减轻，但症状时常反复发作。患者 1 周前症状加重，伴咳嗽咳痰，痰中偶带血丝。查电解质：血钠 110.7mmol/L、血氯 78.6mmol/L。诊断为"胃炎、低钠血症、肺部感染？"，给予补充电解质、抑酸和抗感染等治疗后症状未见明显好转，为进一步诊治收住入院。

既往慢性胃炎病史 2 年，否认肝炎、结核等传染病史，否认高血压、冠心病史，否认呼吸系统疾病史，否认食物及药物过敏史。24 岁结婚，婚后育子女 3 人，无产后大出血病史，既往月经规则，14 岁初潮，月经周期规律，经期 4~6d，50 岁绝经。

【问题 1】通过上述问诊及查体，该患者最可能的诊断是什么？
根据患者的病史、临床表现及实验室检查，诊断：低钠血症原因待查。

知识点

低钠血症的定义及临床体征

低钠血症是指血清钠 <135mmol/L 的一种病理生理状态。与体内总钠量无关(可正常、增高或降低),根据血钠降低的程度可分为轻度(130~135mmol/L)、中度(125~130mmol/L)、重度(<125mmol/L)。严重高脂血症及高蛋白血症可导致假性低钠血症[与血浆中固体相显著增加有关。血浆钠仅存在于血浆的水相中,血浆水相中钠的浓度(mmol/L)是反映有生理意义的指标],需排除。直接用血气分析的电位测定法测定血钠,有助于排除假性低钠血症。假性低钠血症的血渗透压正常。低渗性低钠血症进一步分为低容量、等容量和高容量性低钠血症(表 5-1)。

表 5-1 不同低钠血症的临床表现

分类	临床表现
低容量性低钠血症	黏膜干燥、脱水、心悸、低血压(直立性)、血尿素氮升高
等容量性低钠血症	取决于原发病
高容量性低钠血症	外周水肿、腹水、静脉压升高、肺水肿、原发病表现

思路

1. 初诊印象 患者系老年女性,既往体健,病程较短,近 10 余天来出现恶心、呕吐、食欲减退等消化道症状,多次查血钠偏低(<125mmol/L),诊断为重度低钠血症。排除严重高脂血症和高蛋白血症导致的假性低钠血症,按常见病优先考虑的原则,首先应明确有无消化系统疾病的可能,其次需考虑肾上腺皮质功能减退、甲状腺功能减退症(甲减)等内分泌疾病导致的低钠血症、SIADH 及脑耗盐综合征等可能。

2. 问诊要点 先围绕消化系统疾病发病时主要症状及特点、伴随症状及治疗效果等问题展开。对于内分泌疾病及 SIAD 导致的低钠血症,在问诊中加以关注。

问诊主要内容:

(1)发病前有无诱因,消化道症状出现的时间及其与进食的关系,有无腹痛、腹泻、发热等伴随症状,呕吐物的性质如何。

(2)有无大量出汗,体重及尿量的变化。

(3)有无畏寒、乏力、体重增加、皮肤干燥、嗜睡等甲减的症状。

(4)有无发热、头痛、头晕,有无视力、视野改变,有无垂体占位病变或垂体功能异常等表现。

(5)既往史重点询问是否有消化系统疾病、脑外伤、脑卒中、脑炎、脑部手术或放疗史,是否有糖尿病、高脂血症,是否使用过利尿剂或甘露醇。

(6)生育月经史、哺乳史及绝经年龄。

3. 体格检查要点

(1)注意意识、血压及体重有无改变。

(2)有无脱水的体征。

(3)有无黏液性水肿、声音低哑及皮肤干燥粗糙等甲减的表现。

(4)有无皮肤色素沉着或体毛脱落等肾上腺皮质功能减退的表现。

(5)有无下肢凹陷性水肿、有无颈静脉怒张。

(6)认真做肺部体检。

知识点

询问女性低钠血症患者有无产后大出血病史,产后是否哺乳,何时绝经,有无眉毛及腋毛、阴毛稀疏,乳晕颜色是否减退,对于鉴别腺垂体功能减退非常关键。

【问题2】确诊低钠血症后如何进行病情评估及分类?

思路 一旦确诊低钠血症需进行病情评估,判断低钠血症发生的时间及严重程度,了解是否已造成中枢神经系统损伤,进一步检查确定其低钠血症的分类。

1. 确定低钠血症发生的时间 48h 内为急性起病,超过 48h 为慢性。如不能明确为急性低钠血症,可按慢性低钠血症考虑。

2. 判断有无脑水肿 动态观察意识、血压、血钠、体重、补液量及尿量的变化。

3. 测定血浆及尿渗透压,估计细胞外液容量状况 注意血压的变化,有无皮肤干燥、弹性差,以及实验室检查所见血细胞比容增高、尿素氮上升、肌酐轻度上升等反映血容量不足的表现;有无下肢凹陷性水肿、多浆膜腔积液等,以及实验室检查所见血细胞比容降低、血尿酸下降、尿素氮和肌酐轻度下降等血容量稀释或增加的表现,有条件者监测中心静脉压。

知识点

低钠血症的分类

1. 根据血渗透压与低钠血症的关系,将低钠血症分为三种。

(1)高渗性低钠血症:又称移位性低钠血症,局限于细胞外液中的溶质促使水从细胞内转移至细胞外液,如高血糖或使用了某些脱水药物(如甘露醇等)。

(2)等渗性假性低钠血症:见于严重高脂血症或高蛋白血症患者。

(3)低渗性低钠血症:最多见(钠丢失过多、水潴留异常和水摄取过多等)。

2. 在低渗性低钠血症中,根据临床对容量状态的评价,将低钠血症分为三种。

(1)低容量性:全身水总量不足,全身总钠量严重不足,临床表现为脱水。

(2)等容量性:水量轻度增多,不伴水肿形成,临床无水肿或脱水表现。

(3)高容量性:全身总钠量增多,总水量严重增多,临床上出现水肿。

【问题3】低钠血症的病因有哪些?

思路 临床上遇见的低钠血症常常是多因素的(表5-2)。

表5-2 低钠血症的原因

低容量性	等容量性	高容量性
肾外性钠丢失	药物	肾外原因
呕吐、腹泻	SIAD	心力衰竭
腹膜炎、肠梗阻、烧伤	内分泌疾病	肝硬化
肾性钠丢失	糖皮质激素缺乏	肾脏疾病
利尿剂	甲状腺功能减退	肾病综合征
渗透性利尿	其他原因	不同原因的肾衰竭
盐皮质激素缺乏	多饮、应激、疼痛、手术	
肾脏疾病(间质性肾炎、囊性肾病、终末期肾衰竭)		

【问题4】如何确定该患者低钠血症的原因?

思路

1. 体格检查 在对患者进行系统、全面地检查的同时,应重点注意可用于鉴别低钠血症的病因和临床表现,注意生命体征(体温、心率、血压、脉搏)、尿量、体重,有无脱水貌、贫血貌,有无黏液性水肿表现,注意甲状腺大小,心脏、肺部及腹部体征,皮肤色素及体毛改变。

第六章 尿 崩 症

尿崩症（diabetes insipidus）是由于下丘脑 - 神经垂体病变引起抗利尿激素（antidiuretic hormone，ADH），又称精氨酸加压素（arginine vasopressin，AVP）严重缺乏或部分缺乏（中枢性尿崩症，central diabetes insipidus，CDI），或肾脏病变引起肾远曲小管、集合管上皮细胞 ADH 受体和 / 或水孔蛋白（aquaporin，AQP）及受体后信息传递系统缺陷，对 ADH 不敏感（肾性尿崩症，nephrogenic diabetes insipidus，NDI）致肾小管重吸收水障碍，引起多尿（每日尿量 >30ml/kg，或 >3L）、烦渴、多饮、低比重尿和低渗尿（尿渗透压 <300mmol/L，尿比重 <1.010）为特征的一组临床综合征。

临床病例

患者，男性，58 岁，主因"多尿、口渴、多饮半年"入院。患者半年前感冒后出现多尿、口渴、多饮，尿色清亮、淡黄，无泡沫，每次尿量约 500ml，每日总尿量达 6~7L，7~8 次 / 白天，6~7 次 / 夜间。口渴明显，以晨起为著，每日饮水量达 7~8L，伴轻度烦躁，持续约 1 个月后自行好转，喜饮凉水，不伴头晕、头痛、视野缺损，不伴多食、四肢麻木、视物模糊，不伴淡漠嗜睡、性格改变、记忆力减退，不伴食欲减退、腹痛、腹胀、恶心、呕吐，未予特殊诊治。1d 前门诊查尿常规示尿比重 1.006，测空腹血糖 5.7mmol/L，门诊遂以"多尿查因"收住院。起病以来，患者精神、饮食可，夜间因多尿睡眠较差，大便正常，小便如上所述，体重近半年增加 5kg。既往史无特殊。

查体：体温 36.3℃，脉搏 50 次 /min，呼吸 18 次 /min，血压 114/67mmHg。身高 174cm，体重 67kg，体重指数 22.0kg/m²，腰围 87cm，臀围 95cm，腰臀比 0.92。全身皮肤较干燥，心肺腹查体未见异常，双下肢无水肿。

【问题 1】该患者的临床特点是什么？该患者可疑的诊断是什么？

思路　该患者为中年男性，主要临床症状是多尿、烦渴和多饮，夜间也增多，每日饮水量达 7~8L，伴轻度烦躁。查体：全身皮肤较干燥。辅助检查提示：尿比重 1.006，空腹血糖 5.7mmol/L。每日尿量超过 2 500ml，连续 3 次，可诊断为多尿。多尿根据其病理生理分为高渗性多尿和低渗性多尿。内分泌代谢疾病中引起多尿的疾病常见于糖尿病、尿崩症、原发性醛固酮增多症、原发性甲状旁腺功能亢进症和精神性多饮等。该患者的尿比重为 1.006，为低渗性多尿，考虑其空腹血糖尚在正常范围内，无高血压病史，无精神方面的诱因，尿量相对固定，故尿崩症的可能性大。

知识点

多尿的病因

可引起多尿、烦渴和多饮的疾病有①高渗性多尿：糖尿病、慢性肾上腺皮质功能减退症、尿素增高（高蛋白、高能营养时）；②低渗性多尿：精神性烦渴、肾功能不全、失钾性肾病和尿崩症等，在问诊时，应注意询问相关原发病的临床表现。

多尿诊断的流程图见图 6-1。

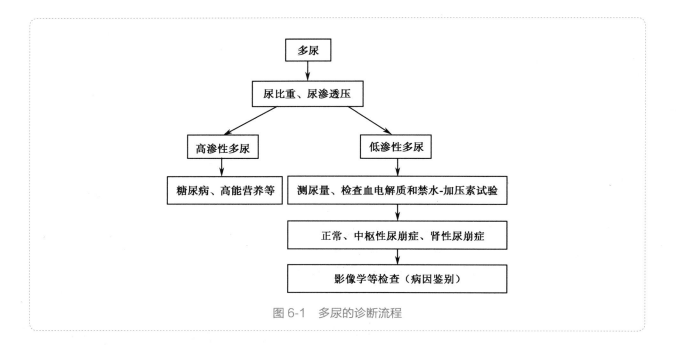

图 6-1　多尿的诊断流程

知识点

尿崩症的临床表现

尿崩症可发生于任何年龄,以青少年多见,男女比例为 2:1。尿崩症的主要临床表现为多尿 (2.5~20L/24h)、烦渴及多饮(饮水量 5~20L/24h)。部分患者有失水征、高钠血症。患者通常主诉夜尿增多,夜尿增多往往是成人尿崩症患者就诊的原因;儿童患者常常表现为夜间遗尿,生长发育迟缓。尿崩症患者白天及夜间的尿量均增加,但昼夜变化仍然存在,夜尿量约为白天尿量的 50%,因为昼夜尿量变化与溶质的排泄量有关。

妊娠时由于胎盘产生 ADH 酶,循环中的 ADH 降解增加,妊娠期肾小管对 ADH 的敏感性降低,以及肾脏产生前列腺素增加,拮抗 ADH 的作用,从而使妊娠前已有的较轻的中枢性尿崩症加重,甚至引起急性尿崩症。

脑部创伤、手术损伤垂体和下丘脑可引起颅脑外伤及颅脑手术后尿崩症。表现为:

1. 暂时性尿崩症　术后第 1 天发生,数天内恢复。

2. 持续性尿崩症　持续数周可形成永久性尿崩症。

3. 三相性尿崩症(垂体损伤,表现为多尿 - 抗利尿 - 多尿三相变化)　①急性期:尿量增加,尿渗透压下降,持续 4~5d。原因为神经源性休克(ADH 不释放)。②中间期:尿量减少,尿渗透压上升,持续 5~7d。此时,ADH 溢出损伤神经元。③持续期(永久性尿崩症):神经元损伤。

要注意:一旦尿崩症合并腺垂体功能减退时尿崩症可减轻,这是由于皮质醇缺乏导致肾脏排水障碍,从而掩盖中枢性尿崩症的临床症状,糖皮质激素替代治疗后症状再现或加重,因而要加大抗利尿药物剂量。

尿崩症患者实验室检查的特点是低比重尿和低渗尿。凡有多尿、烦渴、多饮、低比重尿和低渗尿者,均应考虑尿崩症的可能,进一步选择诊断性试验明确病因。

【问题 2】怀疑尿崩症后,应进行哪些相关问诊和检查?

思路

1. 问诊要点　注意询问患者有无多尿、夜尿增多、烦渴,以及心慌、头晕、失眠、消瘦等症状。询问每日尿量及尿量有无规律性变化,以及多尿加重和减轻的因素。询问并观察患者有无颅脑外伤及中枢性神经受损所致的症状,有无相关的脑部手术史。询问患者起病年龄、智力及生长发育状况,有无相关的家族病史。询问患者有无肾病史及相关症状。询问患者以往对本病的诊治经过,有无服用碳酸锂和抗人免疫缺陷病毒药物的经历。

2. 体格检查 重点检查有无视交叉受压、腺垂体功能减退和脱水的体征。注意皮肤湿度及体温、体重、血压、视力、神志等一般情况中能反映脱水程度的体征。注意中枢神经系统受损的体征,如头痛、视野缺损、运动及感觉障碍等。注意有无淡漠、嗜睡、肌张力增高、腱反射亢进、抽搐等高渗性脑病体征。该患者起病日期明确,突发多尿、烦渴、多饮,提示有可能是中枢性尿崩症,而下丘脑 - 垂体病变等在导致中枢性尿崩症的同时,有可能压迫视交叉和损伤腺垂体,引起视力、视野改变和腺垂体功能减退。此外,如尿崩症患者伴意识障碍或渴感减退可导致高渗性脱水。

3. 辅助检查 应进一步完善尿量、尿比重和同步血尿渗透压的检查。患者尿量常 >3 000ml/24h。尿比重 ≤ 1.010,尿渗透压常 <300mmol/L;还应完善血电解质、血糖、性激素六项、甲状腺功能三项、生长激素、ACTH 等检验项目;有条件者可检测抗利尿激素(ADH);行禁水 - 加压素试验;完善肿瘤标志物、肝肾功能等检验;垂体 MRI 等。

> 该患者入院后完善相关检验:全天尿量波动在 7~8L,尿比重 1.002；尿渗透压 230mmol/L;血钾 4.3mmol/L,血钠 144.8mmol/L,血氯 106.1mmol/L,肌酐 81μmol/L,尿素氮 4.83mmol/L,钙 2.26mmol/L,血磷 1mmol/L;血渗透压 302.7mmol/L;糖化血红蛋白(HbA1c)5.8%。口服葡萄糖耐量试验(oral glucose tolerance test,OGTT):空腹血糖 4.5mmol/L,餐后 2h 血糖 4mmol/L。

【问题 3】考虑患者诊断为尿崩症,患者是中枢性尿崩症,还是肾性尿崩症,如何定位和诊断?

思路 需进一步完善禁水 - 加压素试验、血清 ADH 等诊断性试验。中枢性尿崩症患者血清 ADH 降低或缺乏;肾性尿崩症患者血清 ADH 水平不低,甚至增高。禁水 - 加压素试验的原理:评价对 ADH 的反应。①正常人:禁水后血容量减少,下丘脑 ADH 分泌增加,致使尿量减少,尿比重和尿渗透压增加,血渗透压无改变。②中枢性尿崩症:禁水后血容量减少,下丘脑 ADH 分泌不足或缺乏,使尿量无明显减少,尿渗透压不升高,而血渗透压可升高,对加压素有反应。此外,中枢性尿崩症的患者高分辨垂体磁共振平扫加增强可发现与中枢性尿崩症有关的以下病变:神经垂体(垂体后叶)高信号消失,或可见垂体容积小;垂体柄增粗;垂体柄中断;垂体饱满上缘轻凸等;其中,神经垂体高信号消失与神经垂体功能低下、后叶 ADH 分泌颗粒减少有关,是中枢性尿崩症的磁共振特征。③肾性尿崩症:禁水后血容量减少,机体对 ADH 反应不足,尿量减少不明显,尿比重和尿渗透压不升高,血渗透压可升高,对加压素无反应。

知识点

不同类型的尿崩症临床症状有所不同

根据体内 ADH 是否分泌不足,尿崩症可分为 3 种类型:①中枢性尿崩症,下丘脑和 / 或垂体病变引起 ADH 分泌不足;②肾性尿崩症,多种原因致肾脏集合管对 ADH 不敏感或无反应而致病;③妊娠期尿崩症,妊娠期尿崩症妊娠中期开始,分娩后停止。尿崩症需要与精神性烦渴鉴别。中枢性尿崩症多急性起病,一般起病日期明确。遗传性尿崩症自幼发病,尤其是遗传性肾性尿崩症者出生时就发病。中枢性尿崩症和肾性尿崩症患者的每日尿量基本稳定,逐日尿量变化不大,而精神性烦渴症发病前临床上往往有精神疾病史和临床表现,每日的饮水量、排尿量变化较大。

入院后进一步检查情况:完善禁水 - 加压素试验,确定禁水时间从 8 点开始。具体结果见表 6-1。

表 6-1 禁水 - 加压素试验

指标	禁水阶段			垂体后叶素 5U(10 :40)	
	08 :00	09 :00	10 :00	11 :40	12 :40
尿量 /ml	300	100	100	150	50
血压 /mmHg	120/70	127/77	124/75	130/73	118/69
心率 /(次·min⁻¹)	49	51	48	38	45

续表

指标	禁水阶段			垂体后叶素 5U（10:40）	
	08:00	09:00	10:00	11:40	12:40
体重 /kg	63	62	62.5	62	62.5
尿渗透压 /(mmol·L⁻¹)	314	312	301	316	488
尿比重	1.009	1.009	1.009	1.009	1.015
血渗透压 /(mmol·L⁻¹)	287		297		289
血钠 /(mmol·L⁻¹)	146.1		145.9		146.1

结合患者上述禁水-加压素试验结果,禁水阶段:患者禁水后尿量明显减少,但尿比重未超过 1.020,尿渗透压亦未超过 800mmol/L,血渗透压有轻度的升高,血钠水平基本无变化,没有明显失水症状和体征,可鉴别精神性烦渴与尿崩症。加压阶段:注射加压素后,患者的尿渗透压明显升高,尿比重亦与之平行升高,Δ尿渗透压 =(488−301)/301=62.1%,尿渗压升高 >50%,符合完全性中枢性尿崩症,可排除部分性中枢性尿崩症和肾性尿崩症。

查鞍区增强核磁共振:垂体略饱满,信号未见异常,增强扫描强化欠均匀,左叶可见局部稍低强化区,视交叉无受压,垂体柄增粗,呈轻-中度强化,印象:垂体和垂体柄异常改变,炎症病变可能性大(图 6-2)。

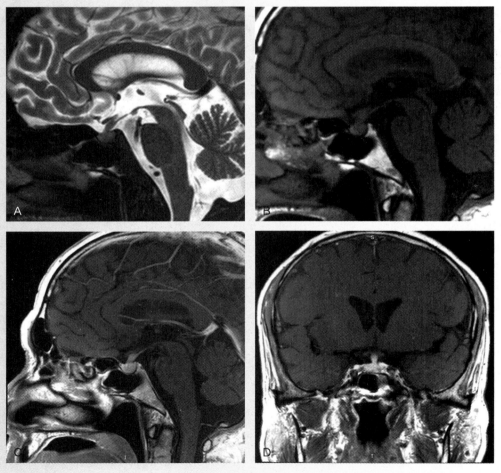

图 6-2　鞍区增强核磁共振
增强扫描强化欠均匀(A),左叶可见局部稍低强化区(B),视交叉无受压,垂体柄增粗,呈轻-中度强化(C、D)。

知识点

禁水-加压素试验

该试验的具体方法为:①禁水前:测量体重、血压、尿比重、血和尿的渗透压。②试验期间:禁止饮水,每1~2h监测患者的精神症状,测血、尿渗透压,心率,血压,尿量和体重等指标。连续2次尿渗透压差别<30mmol/L,或体重减轻3%~5%或血压下降>20mmHg,皮下注射水剂加压素5U,1h后测尿渗透压(1~2次)。

禁水-加压素试验的结果分析:①正常人,禁水后尿量减少,尿渗透压渐渐增高(>800mmol/L),血渗透压不变,可耐受18h,注射加压素后尿渗透压不变(升高<5%)。长期精神性烦渴患者可呈现不正常反应。②完全性中枢性尿崩症,血渗透压>300mmol/L,尿渗透压<血渗透压,禁水后尿渗透压升高,但<300mmol/L,注射加压素后尿渗透压升高,超过基线50%,>800mmol/L。③部分性中枢性尿崩症,血渗透压<300mmol/L,尿渗透压/血渗透压在1.0~1.5,禁水后尿渗透压升高,300~800mmol/L,注射加压素后尿渗透压较基线升高9%~50%,但<800mmol/L。④肾性尿崩症:禁水后尿液不能浓缩,注射加压素后尿渗透压升高<9%,尿渗透压<300mmol/L。

进行禁水-加压素试验应注意:①与患者充分沟通,取得患者配合;②试验过程中密切观察患者;③不禁食;④禁水过程中,如出现血压明显下降,或体重下降>3%,或有明显精神症状或至“平台期”(一般需10~12h或者更长)应终止禁水,检测血电解质及血、尿渗透压后注射加压素;⑤检测尿比重时,注意进行室温校正;⑥明显高血压或有心脏病者慎用加压素;⑦怀孕或未排除嗜铬细胞瘤者禁用加压素。

知识点

中枢性尿崩症、肾性尿崩症和精神性烦渴的鉴别要点见表6-2。

表6-2 中枢性尿崩症、肾性尿崩症和精神性烦渴的鉴别要点

鉴别点	中枢性尿崩症	肾性尿崩症	精神性烦渴
随机尿比重	降低	降低	降低
尿渗透压	降低	降低	降低
血渗透压	可升高	可升高	降低
血ADH测定	降低	正常或升高	降低
禁水后			
尿渗透压	不变	不变	升高
尿比重	<1.010	<1.010	<1.016
加压素后			
尿比重	升高	变化不大	升高
尿渗透压	升高 ≥ 9% 部分性(升高 ≥ 9%~50%) 完全性(升高 >50%)	升高 ≥ 5%~<9%	不变或升高 <5%

【问题4】确诊中枢性尿崩症后如何进行尿崩症的病因诊断?还需完善哪些检查?

思路 在明确患者的功能和定位诊断后,应明确患者尿崩症的病因诊断(表6-3)。患者垂体MRI提示垂体和垂体柄异常改变,炎症病变可能性大,完善炎症因子、免疫球蛋白及自身抗体等检查,明确炎症的性质。该患者通过禁水-加压素试验确诊为完全性中枢性尿崩症后,还需进行腺垂体功能检查,明确存在哪些并发症。

进一步检查结果:甲状腺功能、性激素、促肾上腺皮质激素、生长激素、β-绒毛膜促性腺激素、自身抗体等相关指标均未见明显异常。皮质醇节律:上午 8:00 血清皮质醇 18.3μg/dl,下午 4:00 血清皮质醇 7.5μg/dl,上午 0:00 血清皮质醇 5.1μg/dl↑;小剂量地塞米松抑制试验后:上午 8:00 血清皮质醇 1.4μg/dl;IgG4 5.51g/L↑。为明确垂体炎的性质,请神经外科协助行垂体活检穿刺,神经外科考虑病变在垂体柄,因活检风险高未行垂体活检。腹部彩超提示胰头区实性占位,行胰腺 MRI 平扫:胰头及十二指肠降段间肿块影,大小约 2.5cm×3.2cm,胰腺实质 T_1WI 上信号略减低,体尾部略肿胀。经患者及家属知情同意,在肿瘤微创中心局麻下行 CT 引导下胰腺穿刺。胰腺组织活检病理报告:少量胰腺组织呈重度慢性炎,可见多量淋巴、浆细胞浸润,并见显著纤维化,符合自身免疫性胰腺炎的表现;免疫组化:IgG(3+),IgG4(2+)。故患者的最终诊断为 IgG4 相关性疾病,IgG4 相关性垂体炎,中枢性完全性尿崩症,自身免疫性胰腺炎。

表 6-3 尿崩症的病因

疾病	病因
中枢性尿崩症	
获得性	创伤(头部外伤、下丘脑-垂体手术等)
	肿瘤(颅咽管瘤、大垂体瘤等)
	炎症状态(结节病、结核、淋巴细胞性垂体炎、韦格纳肉芽肿、朗格汉斯细胞增生症)
	感染(脑炎、脑膜炎)
	血管性(席汉综合征、休克、镰状细胞病、动脉瘤)
	先天性垂体发育不良
	化学性中毒(河豚毒素、蛇毒)
遗传性	常染色体显性(AVP-加压素原前体基因,AVP-NP Ⅱ)
	DIDMOAD 综合征(尿崩症、糖尿病、视神经萎缩、听力障碍,又称 Wolfram 综合征)
特发性	
肾性尿崩症	
获得性	药物(锂制剂、地美环素)
	电解质紊乱(高血钙、低血钾)、慢性肾盂肾炎、肾小管功能损害
遗传性	X 连锁隐性遗传:编码肾 AVP 受体基因突变(90%)、常染色体隐性遗传:编码水孔蛋白 2 基因突变(Aquaporin Ⅱ 基因)(10%)
妊娠期尿崩症	只存在于妊娠期,妊娠中期开始,分娩后消失
精神性烦渴	常见于患有精神性或神经性疾病的患者。其多饮、多尿的症状是由于患有身心疾病所致

【问题 5】该患者应如何进行治疗?

思路 AVP 替代治疗用于完全性中枢性尿崩症,部分性中枢性尿崩症在使用口服药物(如氯磺丙脲、氢氯噻嗪和卡马西平)疗效不佳者也宜用 AVP 制剂替代治疗。

本例患者为完全性中枢性尿崩症,其治疗采用 AVP 制剂。本患者予醋酸去氨加压素片口服,剂量逐渐调整为早 0.025mg,晚 0.05mg。

去氨加压素(1-去氨,8-右旋精氨酸加压素,desmopressin,DDAVP)是人工合成的 AVP 类似物,主要作用在肾脏的 V_2 受体,对血管的 V_1 受体也有轻微作用。除了比天然激素半衰期更长外,能降低升压作用,提高抗利尿效应。DDAVP 增强了抗利尿作用,其抗利尿作用为 AVP 的 3 倍,缩血管作用只有 AVP 的 1/400,升压作用仅为 AVP 的 1/750,抗利尿与升压作用之比为 400:1。作用时间 12~24h,是目前最理想的抗利尿药。皮下注射 1~2μg 或鼻内给药 10~20μg,大多数患者能保持 12~24h 的抗利尿作用。口服制剂(每片含 DDAVP 100μg),一般给予 100~200μg,2~3 次/d 口服,1h 起效,持续 6~24h。鞣酸加压素油剂作用可持续 36~72h,开始以 0.1ml 肌内注射,一周 1~2 次,以后逐步调整剂量。使用加压素制剂应严格控制剂量,剂量要个体化,患者个体间差异变化大,以防水中毒(稀释性低钠血症)。

除使用 AVP 制剂缓解尿崩症外,还要进行病因治疗。考虑患者为 IgG4 相关性疾病、IgG4 相关性垂体炎、自身免疫性胰腺炎,经患者知情同意后开始给予口服醋酸泼尼松片 30mg 治疗(1 次 /d),并给予口服碳酸钙片 750mg(2 次 /d)、阿法骨化醇软胶囊 0.25μg(1 次 /d),治疗预防糖皮质激素相关性骨质疏松症,口服奥美拉唑肠溶片 20mg(2 次 /d),抑酸治疗预防胃溃疡的发生。

知识点

AVP 制剂使用的注意事项

①从小剂量开始滴定,剂量要个体化,避免水中毒;②由于可能出现低钠血症或低渗透压,必须监测血钠和渗透压;③使用时,可以先在睡前服药,减少或消除夜尿,改善患者睡眠;④监测出入水量,每日有约 2h 稀释尿。

知识点

肾性尿崩症和妊娠期尿崩症的治疗原则

肾性尿崩症:①去除原因,停药,纠正电解质紊乱;②药物,噻嗪类、吲哚美辛(减少肾血流量和近端肾小管对水和电解质的重吸收,抑制前列腺素合成酶,25~50mg,3 次 /d)、阿米洛利(肾浓缩功能增强,减少尿量,10~20mg/d)、吲达帕胺(类似噻嗪类,2.5~5mg,1~2 次 /d,监测血钾)。

妊娠期尿崩症:去氨加压素(DDAVP),分娩后及时停药。

【问题 6】患者的预后如何?

思路　轻度脑损伤或感染引起的一过性尿崩症可完全恢复。特发性尿崩症属永久性,但在水分供应足够及抗利尿治疗下,通常可以基本维持正常生活。颅脑肿瘤或全身性疾病所致的继发性尿崩症则预后不良。该患者治疗 18d 后复查鞍区增强核磁共振垂体柄增粗程度较前减轻(图 6-3);血渗透压 294mmol/L,尿渗透压 498mmol/L;尿常规:比重 1.012,24h 入量 2 500~3 000ml,日间尿量 1 800~2 500ml,夜间尿量 800~1 000ml。患者无明显口干、多饮,无头晕、头痛,无乏力,视力无明显变化,无心慌、胸闷,睡眠可,饮食可,大便正常。体重维持在 64.5~65kg。但仍需对患者进行长期随访以评价预后。

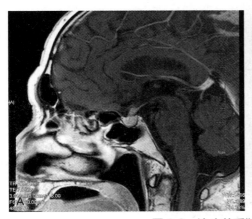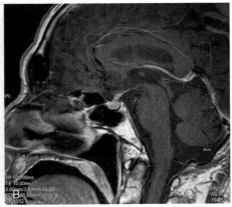

图 6-3　治疗前后鞍区增强核磁对比
A. 治疗前;B. 治疗后。

【问题 7】治疗过程中如何与患者和家属沟通?

思路　患者因"多尿"入院,为明确诊断需行禁水 - 加压素试验,试验前应向患者和家属介绍该试验的具体做法,争取患者的配合,并向患者说明应用 AVP 后可能出现的副作用,严重高血压、心力衰竭和心脏病患者慎用。在明确诊断尿崩症后患者需要应用 AVP 进行治疗,应告知患者需要定期监测出入量、血钠、血渗透压,避免水中毒的发生。该患者在病因诊断期间,需行介入操作留取病理,该操作是有创检查,应向患者详细交代该操作的方法和在诊断中的必要性,并告知该操作可能出现的并发症,在患者充分知情和理解的情况下才能更好地配合医师进行相关操作。患者因为 IgG4 相关性疾病需长期口服激素治疗,治疗前应告知应用激素的必要性,以及后期需要进行 IgG4、垂体核磁共振和腹部影像学的相关检查,以评估疗效。还要向患者详细介绍激素对血糖、血压、骨质和胃肠道等带来的不良影响,以及如何预防骨质疏松和胃溃疡等副作用的发生。

(郭立新)

推荐阅读资料

［1］LEVY M, PRENTICE M, WASS J. Diabetes insipidus. BMJ, 2019, 364: 1321.
［2］廖二元 . 内分泌代谢病学 . 3 版 . 北京 : 人民卫生出版社 , 2012.
［3］陈家伦 . 临床内分泌学 . 上海 : 上海科学技术出版社 , 2011.
［4］克荣勃 , 梅尔梅德 , 鲍伦斯基 , 等 . 威廉姆斯内分泌学 . 11 版 . 北京 : 人民军医出版社 , 2011.

第七章 垂 体 瘤

垂体瘤（pituitary tumor）是一组起源于腺垂体、神经垂体及胚胎期颅咽管囊残余鳞状上皮的肿瘤。约占颅内肿瘤的 15%。临床上有明显症状的垂体瘤约占中枢神经系统肿瘤的 30%，尸解发现的无症状性垂体瘤或微腺瘤更多。因而，垂体瘤是颅内常见肿瘤。

一、垂体瘤分类和病理

过去的垂体瘤主要是依据肿瘤组织细胞形态、细胞内的激素分泌成分和超微结构来进行分类。2017 年世界卫生组织新版分类则是依据肿瘤细胞在细胞分化上的起源进行分类（表 7-1）。

表 7-1 垂体瘤分类

分类	细胞谱系
垂体腺瘤	生长激素细胞腺瘤
	催乳素细胞腺瘤
	促甲状腺激素细胞腺瘤
	促肾上腺皮质激素细胞腺瘤
	促性腺激素细胞腺瘤
	零细胞腺瘤
	多激素和双激素细胞腺瘤
垂体癌	垂体癌
垂体母细胞瘤	垂体母细胞瘤
垂体后叶肿瘤	垂体细胞瘤
	鞍区颗粒细胞瘤
	梭形细胞嗜酸细胞瘤
	鞍区室管膜瘤
神经元和副神经元性肿瘤	神经节细胞瘤和混合性神经节细胞瘤 - 腺瘤
	神经细胞瘤
	副神经节瘤
	神经母细胞瘤
颅咽管瘤	造釉细胞型颅咽管瘤
	乳头型颅咽管瘤
间叶组织肿瘤	脑膜瘤
	神经鞘瘤
	脊索瘤
	孤立性纤维瘤 / 血管外皮细胞瘤
	其他间叶组织肿瘤

续表

分类	细胞谱系
淋巴造血系统肿瘤	淋巴造血系统肿瘤
生殖细胞肿瘤	生殖细胞肿瘤等
继发性肿瘤	继发性肿瘤

垂体腺瘤占垂体瘤的大多数。依据肿瘤大小垂体腺瘤可分为微腺瘤（直径 <10mm）、大腺瘤（直径 ≥ 10mm）（图 7-1）。垂体腺瘤手术切除标本用免疫细胞化学染色法检测发现,发生率依次为催乳素（PRL）瘤、无功能瘤、生长激素（GH）瘤、生长激素 / 催乳素（GH/PRL）瘤、促肾上腺皮质激素（ACTH）、促性腺激素细胞腺瘤、多激素细胞腺瘤、促甲状腺激素（TSH）瘤,绝大多数为微腺瘤。无功能垂体瘤（零细胞腺瘤）是指瘤体本身不分泌具有生物学活性的激素,但仍可合成和分泌糖蛋白的 α 亚单位,血中有过多 α 亚单位可作为肿瘤的标志物。

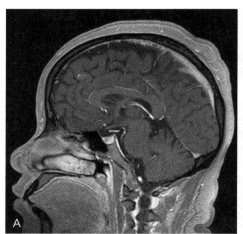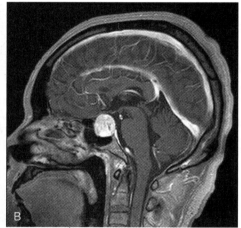

图 7-1　垂体瘤（垂体 MRI）

A. 垂体微腺瘤；B. 垂体大腺瘤。

另外,在腺垂体分化增殖过程中,一些垂体转录因子决定着腺垂体祖细胞的分化方向。因此转录因子在垂体腺瘤分型中的地位逐渐得到认可。因此,目前垂体腺瘤分型要求结合内分泌激素和分化谱系两方面对垂体腺瘤进行分型。其主要辅助技术手段仍然是免疫组化染色,首先对垂体激素如生长激素（growth hormones, GH）、催乳素（prolactin, PRL）、促肾上腺皮质激素（adrenocorticotropic hormone, ACTH）、β- 促甲状腺激素（thyroid stimulating hormone, TSH）、β- 黄体生成素（luteinizing hormone, LH）及 β- 卵泡刺激素（follicle stimulating hormone, FSH）和糖蛋白的 α 亚单位进行染色分类,即可对垂体腺瘤进行分类。在垂体激素免疫组化染色呈弱阳性、可疑阳性或完全阴性等存在疑问的情况下,可以对一些垂体转录因子及辅助因子等进行染色分类,这样可从谱系分化角度,对垂体腺瘤进行明确分类。例如,根据传统垂体瘤分类标准,垂体激素免疫组化均为阴性的促性腺激素细胞腺瘤将归于零细胞腺瘤范畴内,但根据促性腺激素细胞腺瘤起源于类固醇生成因子 -1（SF-1）细胞系的特点,结合转录因子 SF-1 免疫组化染色阳性,可将激素阴性的这部分促性腺激素细胞腺瘤与零细胞腺瘤鉴别开来。

因此,在组织细胞形态学的基础上,结合特定激素的免疫组化表达,再辅助相关转录因子的免疫组化检验,使腺垂体的神经内分泌肿瘤得到了详细而准确的分类,从而更有利于垂体瘤的精准诊疗。

二、催乳素瘤

临床病例

患者,女性,37 岁,因"停经 2 年,双乳溢液 1 年"入院。患者 2 年前分娩一女,至今无月经,1 年前停止哺乳。近 1 年来仍有双乳溢液,呈乳汁状。外院予中药治疗（具体不详）后患者仍无月经来潮,后予炔雌醇环丙孕酮片口服治疗 21d 后出现月经,停用炔雌醇环丙孕酮片后月经稀少或停经,复予炔雌醇环丙孕酮片治疗后,可再次维持月经。1个月前查催乳素 321.3μg/L。病程中双乳间断溢液。3d 前,我院查性激素六项:催乳素 292.20μg/L,余未见明显异常。病程中,患者嗅觉正常,近 1 年余无妊娠和哺乳,无听力下降,无视野缺失,无明显头痛、呕吐,无明显乏力、嗜睡、畏寒,饮食睡眠可,大小便未见异常。无家族性遗传病史,无特殊药物使用史,无糖尿病、高血压、肥胖等家族病史,无手术外伤史。已婚,月经初潮 12 岁,既往月经一直规律,周期 28~32d,经期 5~7d,无痛经,经量正常。育有 1 女,体健。

查体:体温 36.3℃,脉搏 70 次 /min,呼吸频率 18 次 /min,血压 102/62mmHg,身高 165cm,体重 58kg,体重指数 21.3kg/m²。全身皮肤黏膜无黄染、无色素沉着、无紫纹及黑棘皮,面部无痤疮,体毛分布正常。无肝掌、蜘蛛痣。视力、视野正常,眼睑无水肿。甲状腺不肿大。双侧乳房发育正常,稍按压有溢乳,呈乳白色。无颈蹼、肘外翻。腹部平坦,肝脾肋下未触及。双下肢无水肿,外生殖器未见明显异常。子宫、附件触诊未见异常。

【问题 1】该患者最可能的诊断是什么?

根据该患者的临床表现、既往史、个人史及查体,诊断首先考虑为催乳素瘤(prolactinoma,PRL 瘤)和高催乳素血症(hyperprolactinemia,HPRL)。

思路

1. 明确闭经为原发性、继发性还是生理性　患者既往月经规律,育有一女。此次停经 1 年余,使用孕酮治疗后,可恢复月经,提示该患者为"继发性闭经"。

知识点

闭经的定义及常见病因分类

1. 闭经定义及分类　①原发性闭经:年龄 >14 岁,第二性征未发育;或者年龄 >16 岁,第二性征已发育,月经还未来潮。②继发性闭经:正常月经周期建立后,月经停止 6 个月以上,或按自身原有月经周期停止 3 个周期以上。③生理性闭经:青春期前、妊娠、哺乳、绝经后。

2. 继发性闭经常见病因及分类　按生殖轴病变和功能失调的部位分为下丘脑性闭经(约 55%)、垂体性闭经(20%)、卵巢性闭经(20%)、子宫性闭经以及下生殖道发育异常性闭经(5%)。

---

2. 发病年龄　HPRL 是中年女性继发性闭经的常见原因。患者为 42 岁,应引起重视。

3. 现病史　患者具有闭经伴溢乳,实验室检查 PRL 升高,符合持续性 HPRL 的典型临床表现。因此,该患者继发性闭经首先考虑是垂体性闭经。垂体催乳素瘤是持续性 HPRL 最常见的病因。

知识点

高催乳素血症及催乳素瘤流行病学

HPRL 是年轻女性常见的下丘脑 - 垂体轴内分泌紊乱。不同检测人群 HPRL 的发生率不尽相同。在未经选择的正常人群中,约 0.4% 有 HPRL;在计划生育门诊人群中,HPRL 的发生率为 5%。在单纯性闭经患者中,约 15% 存在 HPRL。而在闭经伴有溢乳的患者中,HPRL 达 70%。15% 的无排卵妇女同时有 HPRL,43% 无排卵伴有溢乳者存在 HPRL。3%~10% 无排卵的多囊卵巢综合征患者有 HPRL,约 8% 阳痿和 5% 不育男性有 HPRL。有关 HPRL 在不孕不育症患者中发生率的报道很少。

垂体腺瘤占所有颅内肿瘤的 10%~15%。PRL 腺瘤是最常见的垂体功能性腺瘤,约占全部垂体腺瘤的 45%,是临床上病理性 HPRL 最常见的原因。PRL 腺瘤多为良性肿瘤,依照肿瘤大小可分为微腺瘤(≤ 10mm)和大腺瘤(>10mm)。女性患者中微腺瘤占 2/3,大腺瘤占 1/3,绝经后女性多为大腺瘤,男性几乎都是大腺瘤。女性发病率显著高于男性,微腺瘤男女比例 1∶20,大腺瘤男女比例 1∶1。总体来说,PRL 腺瘤的年发病率为(6~10)/100 万,患病率为(60~100)/100 万。最近的研究表明,PRL 腺瘤的患病率可能远不止此,要在此基础上增加 3~5 倍。

高催乳素血症的临床表现

1. **女性** ①月经改变和不孕不育:HPRL 可引起女性月经失调和生殖功能障碍。当 PRL 轻度升高时($<300\mu g/L$)可因引起黄体功能不足发生反复自然流产;而随着血清 PRL 水平的进一步升高,可出现排卵障碍,临床表现为功能失调性子宫出血、月经稀发或闭经及不孕症。②溢乳:HPRL 患者在非妊娠期及非哺乳期出现溢乳的比例约 27.9%。③其他:HPRL 时通常伴有体重增加。长期 HPRL 可因雌激素水平过低导致进行性骨痛、骨密度减低、骨质疏松。少数患者可出现多毛、脂溢及痤疮,这些患者可能伴有多囊卵巢综合征等其他异常。

2. **男性**

(1)男性勃起功能障碍:HPRL 是导致男性勃起功能障碍的常见原因之一。反之,勃起功能障碍常常是 HPRL 的最早临床表现之一。导致男性勃起功能障碍的机制尚未完全阐明,目前认为血睾酮水平降低为其原因之一。但不少患者血睾酮水平完全正常,却仍然表现出明显的勃起功能障碍。此外,若未能将血 PRL 水平降到正常,单纯补充睾酮治疗效果并不明显,说明 HPRL 对阴茎勃起功能可能有直接的作用。不能射精和性高潮障碍等也是 HPRL 常见的性功能障碍表现。

(2)性欲减退:HPRL 时下丘脑分泌 GnRH 的频率和幅度均明显减低,使垂体分泌 LH 与 FSH 的频率和幅度减退、睾丸合成雄激素的量明显下降,而引起性欲减退,表现为对性行为兴趣下降甚至消失。

(3)生精减退、男性不育:HPRL 可导致生精作用减退。当垂体分泌 LH 与 FSH 的频率和幅度减退时,精子生成的功能就明显下降。

(4)第二性征减退:长期明显的 HPRL 可导致男性第二性征的减退。表现为胡须生长速度变慢,发际前移,阴毛稀疏、睾丸变软、肌肉松弛等。此外,尚有不少患者出现男性乳腺发育。

(5)其他:长期 HPRL 血症导致雄激素水平减低可能会造成骨质疏松。

3. **垂体腺瘤的压迫症状** PRL 腺瘤是病理性 HPRL 最常见的原因。肿瘤压迫的临床表现包括头痛、视力下降、视野缺损和其他脑神经压迫症状、癫痫发作、脑积液鼻漏等。15%~20% 患者存在垂体腺瘤内自发出血,少数患者发生急性垂体卒中,表现为突发剧烈头痛、呕吐、视力下降、动眼神经麻痹等神经系统症状,甚至蛛网膜下腔出血、昏迷等危象。男性垂体 PRL 腺瘤患者,常因血 PRL 水平升高引起的症状轻、未能及时就诊,导致病程延长。而直到肿瘤体积较大,压迫视交叉引起视力视野障碍或垂体瘤卒中出现剧烈头痛时才就诊而获得诊断。

4. 问诊时应注意既往史、个人史、家族史的收集 包括用药史,是否有感染、肿瘤、头颅损伤、慢性肾衰竭、肝硬化、甲减、多囊卵巢等情况,便于与其他病因所致继发性闭经进行鉴别。

引起催乳素升高常见原因及分类

PRL 瘤及 HPRL 发病机制尚不明确,除催乳素释放因子(prolactin releasing factor,PRF)与催乳素释放抑制因子(prolactin release inhibiting factor,PIF)调节紊乱外,催乳素分泌细胞本身有何缺陷及其影响因素尚待阐明。临床上将 HPRL 分为四类。

1. **生理性升高** 正常人血 PRL 基础浓度一般 $<20\mu g/L$,生理增幅可至正常高值的 3 倍。常见的生理原因包括应激、睡眠、运动、哺乳、妊娠、性生活等。

2. **病理性升高** 下丘脑垂体柄损伤(炎症、肿瘤、创伤等)、垂体损伤(PRL 瘤、炎症、占位性压迫、手术、外伤等)、系统性疾病(慢性肾衰竭、肝硬化、甲减、多囊卵巢综合征等)。

3. **药理性升高** 抗抑郁药(如阿米替林)、抗组胺药(如西咪替丁)、抗高血压药(如维拉帕米)、口服避孕药、多巴胺通路药物(甲氧氯普胺、甲基多巴)、阿片类药等。

4. 特发性升高 特发性 HPRL 是指在没有可见的垂体微腺瘤或神经系统疾病及其他疾病引起 PRL 分泌的情况下,出现血 PRL 升高。血清 PRL 升高可能与抑制因子(多巴胺)的降低或 PRF 升高有关。特发性 HPRL 的垂体 PRL 细胞对多巴胺常有抵抗,可能是 PRL 细胞上多巴胺受体数目减少或亲和力降低所致。

【问题 2】本病例如何进一步检查和明确诊断?

思路 HPRL/PRL 瘤的诊断包括定性及定位诊断两方面。①定性诊断:是否具有 HPRL 的临床表现、是否存在血中 PRL 浓度升高。②定位诊断:明确 PRL 升高的来源。因此,检查应按照上述思路开展。

1. 该患者能否诊断为 HPRL(定性诊断) 该患者具有典型的闭经伴溢乳临床表现,反复测定 PRL 水平明显 >200μg/L,提示 PRL 水平非"生理性升高"(生理性升高一般不超过正常上限值的 3 倍)可诊断为 HPRL,且为病理性升高。

2. HPRL 原因(定位诊断)

(1)患者入院后头颅 MRI 结果:垂体内偏左侧 T_1W1 低信号影,大小 6.5mm × 5mm,考虑垂体微腺瘤。因此,患者高 PRL 原因首先考虑 PRL 瘤。

知识点

PRL 瘤的影像学检查

1. MRI 在诊断下丘脑垂体疾病尤其是垂体瘤时优于 CT。

2. 有数据显示,PRL 瘤的 MRI 阳性率约 80%,PRL 细胞增生或 <2.0mm 的 PRL 微腺瘤多不能查出。因此,MRI 阴性并不能排除 PRL 瘤的可能。

---

(2)患者未服用避孕药、精神病药物等特殊用药,无哺乳、妊娠,故排除药物性 HPRL 及生理性 HPRL。

(3)患者无颅脑外伤、无肿瘤、感染等病史。

(4)甲状腺功能检查正常,排除甲减所致 HPRL。

(5)查子宫附件超声未见异常,性激素六项 LH、FSH 水平基本正常,无明显高雄激素血症。患者无明显多毛、无痤疮、无男性化表现,不考虑多囊卵巢综合征。

(6)查空腹血糖及 GH 正常,口服葡萄糖耐量试验示 75g 葡萄糖负荷后 2h 血糖及 GH 水平正常,糖化血红蛋白正常。故不考虑糖尿病、GH 瘤。

(7)肝胆胰脾超声、血脂及血压检查正常。

(8)患者无头痛、视觉功能异常、癫痫发作、脑脊液鼻漏等异常。查该患者血、尿皮质醇正常,ACTH、TSH 水平正常。排除 PRL 瘤压迫症状及 PRL 瘤占位效应所致的垂体 - 甲状腺轴、垂体 - 肾上腺轴功能异常。

(9)骨密度检查示骨量减少。

(10)双侧乳房稍挤压后可有少量溢乳,呈乳白色,乳腺超声未见明显异常,故排除乳腺局部病变如炎症、肿瘤所致溢乳。

知识点

1. 研究显示,长期 HPRL 可致胰岛素抵抗进而增加糖尿病发病风险。因此,HPRL 患者需进行糖耐量的检查。

2. GH 细胞和 PRL 细胞有共同的祖细胞,PRL 和 GH 的氨基酸序列有 16% 的同源性,是分泌 PRL 多激素腺瘤中最常见类型。而 50% 的生长激素瘤可伴有 HPRL。因此,检测 PRL 时,需常规检测 GH 水平。

该患者是继发性闭经,具有典型的闭经伴溢乳,实验室检查 PRL 水平明显升高,垂体 MRI 提示垂体腺瘤。综上所述,该患者的最后诊断为 HPRL/PRL 瘤。

【临床诊断流程】(图7-2)

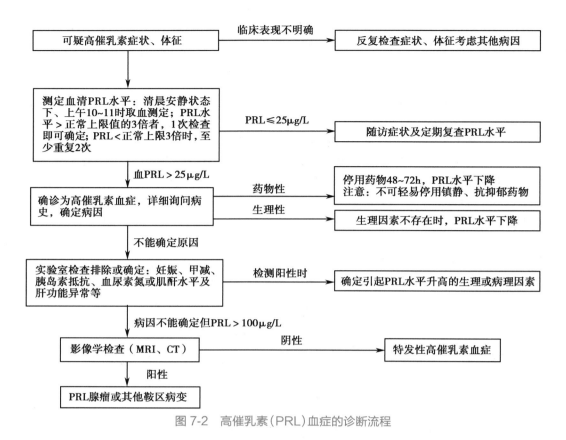

图 7-2 高催乳素(PRL)血症的诊断流程

知识扩展

1. PRL 测定的时间和要求

(1)睡眠周期影响 PRL 的分泌,一般情况下,晚上入睡后 10~60min 血 PRL 开始升高,直至睡眠结束。早晨 5~7 时血 PRL 达到高峰,醒后 1h 血 PRL 水平急剧下降,一般 9~11 点达低谷。

(2)血 PRL 水平随月经周期变化不明显,因此临床一般不强调卵泡早期测定。

(3)为避免睡眠周期的影响,一般采取早晨醒后 1~2h 开始多点采血(毋需禁食)。为避免脉冲影响,采血前半小时可先静脉置管,取 2~6 次血样检测,每次间隔 20min,取平均值。需同时测定 GH、ACTH、LH、FSH 和 TSH,必要时还需要加测相应的靶腺激素,排除 PRL/GH 混合瘤、原发性甲减、库欣综合征或多囊卵巢综合征可能。

(4)PRL 的实验室测定规范:由于 HPRL 的诊断是以血清 PRL 测定值为基础的,因而首先需要准确可靠的实验室技术。由于不同实验室使用的方法及试剂盒的差异可能会有检测值上较大的不同,每个实验室均应具有严格的质控以最大限度地提高血清 PRL 测定的可靠性,并应建立由本实验室的正常值范围及参考试剂盒提供的参数提出的本实验室界定血清高 PRL 的标准。

2. 基础 PRL 水平诊断 PRL 瘤的注意事项(避免误诊误治)

(1)血 PRL 在 20μg/L 以下可排除 HPRL,>200μg/L 时,结合临床及垂体影像学检测可诊断为 PRL 瘤。血清 PRL<100μg/L 的多数患者可能是其他原因引起的 HPRL,如原发性甲减或垂体非 PRL 瘤压迫垂体柄和垂体门脉血供而使 PRL 增高。

(2)血 PRL300~500μg/L,在排除生理妊娠及药物性因素后,即使影像学检查无异常,也可诊断为 PRL 瘤。

(3)血 PRL 在 200μg/L 以下,可以考虑采用各种兴奋/抑制试验协助诊断是否为 PRL 瘤,但这些试验临床特异性及稳定性差,因此临床上更多地依赖高分辨率的 MRI。

(4) 少数 HPRL 患者尽管基础 PRL 增高,但无明显临床症状,或 PRL 瘤患者经药物治疗后症状好转,而 PRL 下降不显著,要注意循环血液中 PRL 组分的不均一性可能。少数 PRL 瘤可产生较多的二聚体及多聚体 PRL(巨 PRL 血症),巨 PRL 分子量大,但分子生物学活性低。

(5) PRL 大腺瘤患者往往血液中 PRL 水平很高,可达每升数万微克,但在血液中能检测到的 PRL 可以不到 200μg/L,此即为"假象效应"。这种假象在抗原远大于抗体时发生,多发生于特大 PRL 腺瘤。在检查时,如果怀疑低度升高的 PRL 水平为假象,只需将血浆稀释到十到数十倍后再检查即可。

【问题3】该患者该如何治疗?

思路

1. **治疗指征** 无临床表现的微腺瘤无需治疗,但应定期随访临床表现、PRL 水平及瘤体大小。需要治疗的临床指征包括大腺瘤、逐渐增大的微腺瘤、不育、溢乳、男性乳房发育、睾酮不足、月经稀少或闭经以及痤疮和多毛。

2. **治疗目的** 把 PRL 水平降低至正常范围,缓解临床症状特别是性功能障碍。其次是对于 PRL 瘤患者特别是大腺瘤患者,要求缩小或去除肿瘤,解除局部压迫症状,缓解头痛、视野缺损等。再次是最大限度保持垂体功能,在治疗过程中尽可能避免对垂体进一步损伤;对于有其他激素分泌异常的多激素腺瘤,也应当使其他激素水平下降至正常范围;由于肿瘤压迫使患者已经有其他内分泌功能低下者,要求给予适当的替代治疗;最后还应当维持治疗,避免肿瘤或 HPRL 复发。

3. **治疗方法** 药物、手术和放射治疗。

知识点

催乳素瘤的治疗要点

1. **药物治疗** 多巴胺受体激动剂(dopaminergic agonist,DA)治疗适用于有月经紊乱、不孕不育、泌乳、骨质疏松以及头痛、视交叉或其他脑神经压迫症状的所有 HPRL 患者,包括垂体 PRL 腺瘤。常用的药物有溴隐亭(bromocriptine)、卡麦角林(cabergoline)和喹高利特(quinagolide)。

(1) 溴隐亭:溴隐亭治疗从小剂量开始渐次增加,即从睡前 1.25mg 开始,递增到需要的治疗剂量。如果反应不大,可在几天内增加到治疗量。剂量的调整依据是血 PRL 水平。达到疗效并维持一段时间后可分次减量到维持量,通常每日 1.25~2.50mg。溴隐亭治疗可以使 70%~90% 的患者获得较好疗效。应该注意的是溴隐亭只是使垂体 PRL 腺瘤可逆性缩小、抑制肿瘤细胞生长,长期治疗后肿瘤出现纤维化。但停止治疗后垂体 PRL 腺瘤会恢复生长、导致 HPRL 再现,因此需要长期治疗。只有少数患者在长期治疗后达到临床治愈。

(2) 其他药物:卡麦角林和喹高利特是具有高度选择性的多巴胺 D_2 受体激动剂,是溴隐亭的换代药物,抑制 PRL 的作用更强大而不良反应相对减少,作用时间更长。对溴隐亭抵抗(每日 15mg 溴隐亭效果不满意)或不耐受溴隐亭治疗的 PRL 腺瘤患者改用这些新型多巴胺激动剂仍有 50% 以上有效。

(3) 药物治疗后的随诊:应用多巴胺激动剂治疗 HPRL、垂体 PRL 腺瘤时,不论从降低 PRL 水平还是肿瘤体积缩小方面的作用都是可逆性的,因此需要长期服药维持治疗。在逐渐增加药量使血 PRL 水平降至正常、月经恢复后,应按此剂量继续治疗 3~6 个月。此后,微腺瘤患者可以开始减量;而大腺瘤患者需根据 MRI 复查结果,确认 PRL 肿瘤已明显缩小(通常肿瘤越大,缩小越明显)后,也可开始减量。减量应缓慢分次(2 个月左右 1 次)进行,通常每次 1.25mg。最好用能够保持血 PRL 水平正常的最小剂量为维持量。每年随诊至少查 2 次血 PRL 值以保证 PRL 水平正常。在维持治疗期间,一旦再次出现月经紊乱或 PRL 升高,应查找原因,如药物的影响、怀孕等,必要时复查垂体 MRI,根据其结果决定是否需要调整用药剂量。对于那些应用小剂量溴隐亭即能维持 PRL 水平保持正常,而且 MRI 检查肿瘤基本消失的病例,药物继续治疗 2 年后可试行停药。若停药后血 PRL 水平再次升高者,仍需长期服用药物治疗。对于 PRL 大腺瘤患者,在多巴胺激动剂治疗后血 PRL 水平虽然正常,但肿瘤体积未缩小,应重新审视诊断为 PRL 腺瘤是否正确,是否为非 PRL 腺瘤或混合性垂体腺瘤,是否需要手术治疗。治疗前已经有视野缺损的患者,治疗初期即应复查视野。视野缺损严重者每周查2次视野以观察视野改善状况(已有视神经萎缩的相应区域的视野会永久性缺损)。药物治疗满意时,通常在2周内可以观察到视力视野改善。对于药物治疗后视野缺损无改善或只有部分改善的患者,应在溴隐亭治疗后1~3周内复查MRI观察肿瘤变化以决定是否需要手术治疗,解除肿瘤对视神经视交叉的压迫。

2. 外科治疗

(1)手术适应证:①药物治疗无效或效果欠佳者;②药物治疗反应较大不能耐受者;③巨大垂体腺瘤伴有明显视力视野障碍,药物治疗一段时间后无明显改善者;④侵袭性垂体腺瘤伴有脑脊液鼻漏者;⑤拒绝长期服用药物治疗者;⑥垂体卒中。手术也可以治疗复发的垂体腺瘤。

(2)手术治疗后的随访和处理:手术后均需要进行全面的垂体功能评估。存在垂体功能低下的患者需要给予相应的内分泌激素替代治疗。手术后3个月应行影像学检查,结合内分泌学变化,了解肿瘤切除程度。每半年或1年再复查1次。手术后仍有肿瘤残余的患者,需要进一步采用药物或放射治疗。

3. 放射治疗

(1)放射治疗适应证放射治疗主要适用于大的侵袭性肿瘤、术后残留或复发的肿瘤;药物治疗无效或不能耐受药物治疗副作用的患者;有手术禁忌或拒绝手术的患者以及部分不愿长期服药的患者。多巴胺激动剂可能具有放射保护作用。因此,建议在放射治疗PRL肿瘤的同时最好停用多巴胺激动剂。

(2)疗效评价:应包括肿瘤局部控制以及异常增高的PRL下降的情况。通常肿瘤局部控制率较高,而PRL恢复至正常则较为缓慢。文献报道,即使采用立体定向放射外科治疗后,2年内也仅有25%~29%的患者PRL恢复正常,其余患者可能需要更长时间随访或需加用药物治疗。

(3)并发症:传统放射治疗后2~10年,有12%~100%的患者出现垂体功能低下,此外,1%~2%的患者可能出现视力障碍或放射性颞叶坏死。放射外科治疗后也有可能出现视力障碍和垂体功能低下。放射治疗还需特别注意可能出现对生育的影响。

该患者PRL微腺瘤诊断明确。治疗上首选多巴胺受体激动剂治疗。医嘱予溴隐亭1.25mg每晚1次开始,嘱1个月后门诊复查PRL,调整溴隐亭剂量,维持PRL至正常低限水平。

【临床治疗路径】(图7-3)

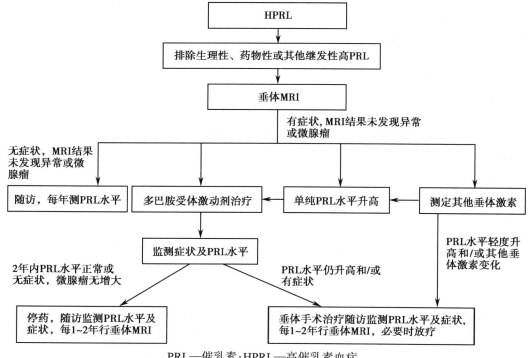

PRL—催乳素;HPRL—高催乳素血症。

图7-3　HPRL的治疗路径

知识扩展

高催乳素血症或垂体催乳素瘤患者妊娠后如何处理?

1. 处理的基本原则是将胎儿对药物的暴露限制在尽可能少的时间内。

2. 未治疗者,PRL 微腺瘤患者怀孕后约 5% 的患者会发生视交叉压迫,而大腺瘤患者妊娠后出现这种危险的可能性达 25% 以上。

3. PRL 微腺瘤的患者在明确妊娠后应停用溴隐亭治疗,因为肿瘤增大的风险较小。停药后应定期测定血 PRL 水平和视野检查。正常人妊娠后 PRL 水平可以升高 10 倍左右,患者血 PRL 水平显著超过治疗前的 PRL 水平时要密切监测血 PRL 及增加视野检查频度。一旦发现视野缺损或海绵窦综合征,立即加用溴隐亭,可望在 1 周内改善缓解。若不见好转,应考虑手术治疗。

4. 对于有生育要求的 PRL 大腺瘤妇女,需在溴隐亭治疗腺瘤缩小后方可允许妊娠;所有垂体 PRL 腺瘤的妊娠患者,在妊娠期需要每 2 个月评估 1 次。妊娠期间肿瘤再次增大者给予溴隐亭仍能抑制肿瘤生长,但整个孕期须持续用药直至分娩。药物对母亲和胎儿的影响可能比手术小。药物治疗需要严密的监测。对溴隐亭没有反应及视力视野进行性恶化时应该经蝶鞍手术治疗并尽早终止妊娠(妊娠接近足月时)。HPRL、垂体 PRL 腺瘤妇女应用溴隐亭治疗,妊娠后自发流产、胎死宫内、胎儿畸形等发生率在 14% 左右,与正常妇女妊娠的产科异常相近。没有证据支持哺乳会刺激肿瘤生长。对于有哺乳意愿的妇女,除非妊娠诱导的肿瘤生长需要治疗,一般要到患者想结束哺乳时再使用多巴胺受体激动剂。尽管妊娠前的放疗(随后用溴隐亭)将肿瘤增大的危险降到只有 4.5%,但放疗很少能够治愈。放疗还可以导致长期的垂体功能低下,所以这种治疗方法的可接受性较小,不建议使用。

【问题 4】有哪些医患沟通要点及随访注意事项?

思路

1. 沟通要点 ①告知患者 PRL 瘤的诊断及其临床危害。② PRL 瘤各种治疗方法的利弊,患者选择药物治疗的依据及可能存在的药物不良反应。③考虑到停药后 PRL 瘤及 HPRL 复发,告诉患者药物治疗依从性及随访的重要性,不能随意自行停药、减药。

2. 随访注意事项 ①告知患者出院后 1 个月至门诊复查 PRL 水平,根据 PRL 水平调整多巴胺受体激动剂剂量。②在逐渐增加药量使 PRL 水平降至正常、月经恢复,应按照此剂量继续治疗 3~6 个月后,对于微腺瘤患者可考虑逐渐减少多巴胺受体激动剂剂量,而大腺瘤患者需根据 MRI 复查结果,确认 PRL 肿瘤已明显缩小(通常肿瘤越大,缩小越明显)后,也可开始逐渐缓慢减量。③保持 PRL 水平正常的最小剂量为多巴胺受体激动剂维持量。④每年至少复查 2 次 PRL,以保证 PRL 水平正常。⑤对于小剂量溴隐亭即能维持 PRL 水平正常,而且 MRI 检查肿瘤消失的患者,药物治疗 2 年后可考虑停药。⑥对于 PRL 大腺瘤患者,在多巴胺激动剂治疗后血 PRL 水平虽然正常,但肿瘤体积未缩小,应重新审视诊断为 PRL 腺瘤是否正确,是否为非 PRL 腺瘤或混合性垂体腺瘤,是否需要手术治疗。

三、生长激素瘤

临床病例

患者,男性,40 岁,因"手足肥大、面容改变 5 年余"入院。患者 5 年前无明显诱因下自觉手足逐渐增大,鞋码增大约 2 码,双指/趾粗大,手掌、足背增厚增宽。眉弓突出,鼻部、嘴唇、舌增大伴睡眠打鼾,下颌前突,声音变低沉伴多汗。3 年前因睡眠打鼾在外院行相关手术(具体不详),术前测定空腹血糖 8.06mmol/L,予饮食及运动干预。半年前自觉体重下降,半年体重下降约 6kg,伴口干、多饮、多尿,遂就诊。病程中无明显头痛,偶有头晕,无明显淡漠、乏力、嗜睡。查生长激素 5.85μg/L,空腹血糖 17.74mmol/L,促肾上腺皮质激素、皮质醇、甲状腺功能等实验室检查无明显异常。病程中,患者无视物模糊、视野改变,无心悸、手抖,无胸闷、胸痛,无恶心、呕吐,无腹痛、腹胀,无便秘、腹泻,无肢体麻木,无肢体活动障碍,饮食睡眠可,睡眠时伴打鼾,大小便正常。既往否认"高血压病、糖尿病、冠心病"等慢性病病史,否认"肝炎、结核、伤寒"等传染病病史,否认有化学物品、毒物接触史,否认家族性遗传性及传染性疾病史。

查体:体温 37.3℃,脉搏 90 次 /min,呼吸频率 18 次 /min,血压 150/102mmHg,身高 179cm,体重 96kg,体重指数 29.96kg/m²。全身皮肤黏膜无黄染、无紫纹及黑棘皮,鼻大唇厚、手足增大、皮肤增厚、眉弓突出、前额斜长、下颌前突、有齿疏和反咬合、舌肥大、枕骨粗隆增大后突。口唇无发绀、咽部无充血、扁桃体无肿大、面部无痤疮,体毛分布正常。无肝掌、蜘蛛痣。视力、视野正常,眼睑无水肿。甲状腺不肿大。两肺呼吸音清。肝脾肋下未触及。手指粗大,手掌、足背增厚增宽。腹部平坦,肝脾肋下未触及。双下肢无水肿,四肢肌力、肌张力正常。生理反射存在、病理反射未引出。

【问题 1】该患者最可能的诊断是什么?

根据该患者的临床表现、既往史、个人史及查体,诊断考虑肢端肥大症(acromegaly)和生长激素瘤、糖尿病及原发性高血压。

思路

1. 依据现病史初步明确诊断 有手足进行性增大,双指 / 趾粗大,手掌、足背增厚增宽,伴面容改变、睡眠打鼾、多汗。上述情况符合肢端肥大症的表现,患者门诊查 GH 水平符合肢端肥大症标准。注意询问患者头痛、视野改变、视力障碍等颅内占位效应,注意询问患者是否有骨关节疼痛、体重变化、饮食习惯及体力活动改变等情况。

2. 发病年龄 肢端肥大症可发生于任何年龄,好发年龄 30~50 岁。该患者 40 岁,为本病的好发年龄。

知识点

肢端肥大症的流行病学

肢端肥大症和巨人症一般是因 GH 过度分泌所引起的内分泌代谢性疾病。发生于青春期前、骨骺未融合者表现为巨人症,在垂体生长激素瘤中约占 5%;发生在青春期后、骨骺融合者表现为肢端肥大症。青春期前骨骺未融合时发病,病情一直进展至成年后,既有巨人症又有肢端肥大症的表现,称为肢端肥大性巨人症。GH 分泌过多的原因主要为垂体生长激素瘤或垂体生长激素细胞增生,发病年龄以中青年多见,无明显性别差异。95%~98% 的肢端肥大症来自垂体生长激素瘤,其他与肢端肥大症相关的病因:下丘脑原位、垂体部位、异位生长激素释放激素瘤、异位生长激素瘤、无症状垂体生长激素瘤及生长激素细胞癌等(表 7-2)。

国外报道的肢端肥大症患病率为 0.3/ 万 ~0.8/ 万,年发病率约为 0.03/ 万。我国的一组人群调查发现,本病患病率可高达 2.25/ 万。由于肢端肥大症的起病隐匿,发病过程缓慢,不少患者不能获得早期诊断,所以实际患病率可能比登记的患病率要高出许多。

表 7-2 肢端肥大症和巨人症的病因

原发性垂体功能异常	继发性垂体功能异常 (下丘脑或异源性 GHRH 分泌)	体质性巨人症
生长激素 H 瘤	下丘脑神经元错构瘤	青春期发育提前或性早熟
生长激素 / 催乳素混合瘤	神经节细胞瘤	性腺功能减退症
泌乳生长细胞腺瘤	类癌	先天性肾上腺皮质增生
嗜酸性干细胞腺瘤	小细胞肺癌	Sotos 综合征
多激素分泌腺瘤	肾上腺腺瘤	Weaver 综合征
生长激素细胞增生	嗜铬细胞瘤	Beckwith-Wiedemann 综合征
生长激素细胞癌	卵巢癌	催乳素瘤
淋巴细胞性垂体炎		McCune-Albright 综合征
		Simpson-Golabi-Behmel 综合征
		Carney 综合征
		肌肉腺苷脱氨酸缺陷 - 心肌肥厚 - 巨人症
		Wilms 瘤

3. 体格检查 注意观察患者是否有肢端肥大症特征性外貌,如面容丑陋、鼻大唇厚、手足增大、皮肤增厚、多汗和皮脂腺分泌过多,随着病程延长更有头形变长、眉弓突出、前额斜长、下颚前突、有齿疏和反咬合、枕骨粗隆增大后突、前额和头皮多皱褶、桶状胸和驼背等。

4. 询问是否存在共患疾病 如糖尿病、睡眠呼吸暂停、高血压、心脑血管疾病等。患者半年前出现明显多饮、多尿、体重下降,本次入院空腹血糖 17.74mmol/L,故糖尿病诊断可明确。患者面容改变 5 年,3 年前空腹血糖轻度升高,为 8.06mmol/L,在饮食与运动基础上,而 3 年后空腹血糖仍升高至 17.74mmol/L,考虑为肢端肥大症继发糖尿病的可能。患者血压测定结果符合高血压诊断标准。

知识点

肢端肥大症的临床表现

肢端肥大症临床表现包括两方面:GH 过度分泌的临床表现、肿瘤占位效应。

1. 起病及病史 肢端肥大症往往起病隐匿,病程迁延,半数病程在 5 年以上,最长者可达 30 年以上,因为外貌改变、功能异常或者肿瘤压迫症状后才寻求诊疗。

2. GH 过度分泌的临床表现

(1)骨骼及皮肤:唇肥厚、鼻唇沟隆起、鼻宽舌大,眉弓和颧骨高突,下颌增大前突,齿间隙增宽咬合困难。声带粗厚发音低沉,手脚粗大肥厚,皮肤粗厚,皮脂腺和汗腺分泌亢进(油质感和多汗),可有皮肤色素沉着、黑棘皮病和多毛。骨关节病和关节痛,关节活动障碍和僵硬。足跟垫可增厚,肌软弱无力甚至肌痛。

(2)糖代谢:胰岛素抵抗和高胰岛素血症,糖耐量减低(29%~45%)乃至糖尿病(10%~20%),可伴高甘油三酯血症。

(3)骨代谢:肠钙吸收增加致高尿钙和尿结石增加,骨转换增加促进骨质疏松发生。

(4)心血管系统:心肌肥厚、间质纤维化、心脏扩大、左室功能减退、心力衰竭、冠心病和动脉粥样硬化。

(5)生殖系统:如伴有 PRL 分泌过多,女性表现为月经紊乱、溢乳、不育,男性则有性欲减退和阳痿表现。

(6)呼吸系统:可有呼吸道感染、睡眠呼吸暂停综合征、喘鸣和呼吸困难。

(7)神经肌肉系统:易怒、多汗、精神紧张、神经肌肉疼痛及腕管综合征等。

(8)致肿瘤作用:结肠息肉、结肠癌、甲状腺癌、肺癌等疾病发生率可能增加。

3. 肿瘤占位效应 垂体来源的生长激素瘤如果达到一定程度,特别是大腺瘤或巨大腺瘤(直径大于 30mm),都可以产生占位效应。75%~95% 的生长激素瘤为大腺瘤,对周围组织产生压迫引起相应症状,包括头痛、视觉功能障碍、颅内压增高、腺垂体功能进行性减退等,甚至随着生长激素瘤的迅速生长可引起垂体卒中。

【问题2】为明确诊断应进一步实施哪些检查?

思路 肢端肥大症/巨人症的诊断主要是依据临床线索、定性和定位诊断及并发症诊断三方面。因此相关检查也是围绕这三方面开展。

1. 根据临床线索筛查肢端肥大症/巨人症 该患者存在典型肢端肥大症临床特征,包括手足逐渐增大,双指(趾)粗大,手掌、足背增厚增宽,眉弓突出、下颚前突,睡眠时伴有打鼾,有多汗。符合肢端肥大症临床特征。

知识点

肢端肥大症的诊断

详细询问病史和体格检查是诊断本病的基本依据。当患者没有典型的前述肢端肥大症特征性表现,而出现 2 个或 2 个以上的下述症状时,需考虑肢端肥大症的可能并进行筛查:包括新发糖尿病、多发关节疼痛、新发或难以控制的高血压、心室肥大或收缩舒张功能障碍等心脏疾病、乏力、头痛、腕管综合征、睡眠呼吸暂停综合征、多汗、视力下降、结肠息肉和进展性下颌突。偶尔,垂体 GH 细胞增生或生长激素瘤可见于多发性内分泌腺肿瘤综合征、Carney 综合征或 McCune-Albright 综合征。因为这些遗传综合征均有各自的特殊临床表现,故诊断一般无困难。

2. 定性及定位诊断

（1）定性诊断（确定 GH 是否过度分泌、确定是否合并其他垂体前叶激素分泌异常）

1）血清 GH 测定：病情活动期的肢端肥大症患者血清 GH 持续升高且不被高血糖所抑制。因此肢端肥大症患者的诊断，不仅要看空腹或随机的 GH 水平，主要还是通过用葡萄糖负荷后观察血清 GH 是否被抑制到正常来判断。空腹或随机血清 GH<2.5μg/L 时可判断为 GH 正常；若 ≥ 2.5μg/L 时需要进行口服葡萄糖耐量试验（oral glucose tolerance test，OGTT）确定诊断。通常使用口服 75g 葡萄糖进行 OGTT，在 0、30、60、90 及 120min 分别取血测定血糖及 GH，如果 OGTT 试验中 GH 谷值 <1μg/L，判断为被正常抑制。已确诊糖尿病的患者可用 75g 馒头餐替代 OGTT。建议选用灵敏度 ≤ 0.05μg/L 的 GH 检测方法。

2）血清胰岛素样生长因子 -1（insulin-like growth factor，IGF-1）的测定：GH 的作用主要经 IGF-1 介导来完成，血清 IGF-1 水平与肢端肥大症患者病情活动的相关性较血清 GH 更密切。活动期肢端肥大症患者血清 IGF-1 水平升高。由于 IGF-1 水平的正常范围与年龄和性别显著相关，因此测定结果应与年龄和性别相匹配的正常值范围（正常均值 ± 2 个标准差）对照。当患者血清 IGF-1 水平高于与年龄和性别相匹配的正常值范围时，判断为血清 IGF-1 水平升高。

3）其他垂体功能的评估：应行血 PRL、FSH、LH、TSH、ACTH 水平及其相应靶腺功能测定。如患者有显著的多尿、烦渴、多饮等症状，要评估神经垂体功能。

（2）定位诊断（确定 GH 来源）

垂体 MRI 和 CT：扫描可了解垂体生长激素腺瘤大小及腺瘤与邻近组织的关系，MRI 优于 CT。高分辨薄层、增强扫描及动态增强 MRI 扫描等技术可提高垂体微腺瘤的检出率。对大腺瘤采用这些技术可了解腺瘤有无侵袭性生长，是否压迫和累及视交叉（鞍旁或鞍下等）。垂体生长激素微腺瘤影像学诊断较为困难，其结果不能作为诊断或排除诊断的依据；如果血 GH 明显升高，即使 MRI 或 CT 阴性，在排除了非垂体组织来源的异位 GHRH/GH 分泌肿瘤后，肢端肥大症诊断亦基本成立。需要注意的是，对于 MRI 未发现垂体腺瘤或术后垂体病理检查为垂体 GH 细胞增生时，应检查是否存在下丘脑、胸部、腹部或盆腔的分泌 GHRH 的肿瘤，有条件时可检测血清 GHRH 水平。采用核素标记的奥曲肽显像有助于诊断分泌 GHRH 的肿瘤。

3. 并发症诊断　肢端肥大症患者定性、定位诊断后应进行相关并发症包括血压、血脂、血糖、心电图、心脏彩超、呼吸睡眠功能的检测；根据临床表现可以选择甲状腺超声、肠镜等检查。进行视力、视野检查，观察治疗前视力、视野改变，同时作为治疗效果的评价指标之一。

该患者入院后完善上述相关检查结果如下：

1. 血清 GH 13.91μg/L，IGF-1 710ng/ml，血糖控制平稳后行 OGTT，结果：血糖（0、30、60、120、180min，mmol/L）为 7.28、9.26、11.97、13.59、10.55，GH（0、30、60、120、180min，μg/L）为 9.18、10.05、8.67、7.98、7.85。患者血 GH 基础水平 >2.5μg/L，OGTT 谷值水平高于 1μg/L，IGF-1 水平明显高于同年龄同性别人群水平。故上述定性检验结果，符合肢端肥大症 / 巨人症的生化改变，也符合糖尿病诊断标准。

2. 促肾上腺皮质激素与皮质醇水平及节律均正常。患者无高血压、满月脸、紫纹、痤疮等临床表现，排除皮质醇增多症的诊断。

3. 甲状腺功能测定结果正常，患者无畏寒少汗、无反应迟钝、无腹胀便秘、无颜面及四肢水肿，不考虑甲状腺功能减退症。

4. 睾酮、孕酮、雌二醇、LH、FSH、PRL 未见异常，无明显乳房发育、溢乳，不考虑 HPRL。

5. 心电图、心脏彩超、视力与视野检查、双手正位 X 线片、眼压等未见明显异常；呼吸睡眠功能检测结果提示睡眠呼吸暂停。

6. 垂体 MRI 检查示右侧垂体窝下陷，垂体右侧见一 T_1W1 低信号异常影，大约 9mm×13mm。诊断考虑垂体腺瘤。故 GH 分泌来源定位于垂体 GH 瘤。

该患者是 40 岁发病，临床表现（手足肥大、容貌改变等）、定性（GH/IGF-1）及定位（垂体 MRI）结果均符合肢端肥大症。故最后诊断为肢端肥大症（垂体 GH 瘤）。

不同患者病情不一，应该根据临床线索决定合并症与并发症的相应检查，如其他心脑血管病、骨关节病，甚至胃肠道息肉及肿瘤筛查等。

【临床诊断路径】(图 7-4)

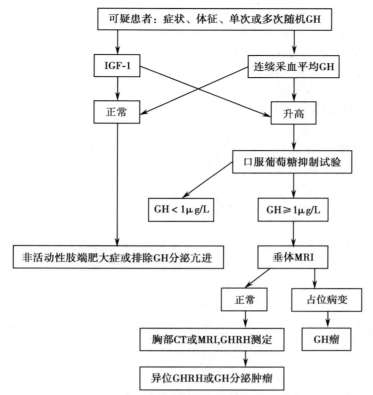

GH—生长激素；GHRH—生长激素释放激素；IGF-1—胰岛素样生长因子。

图 7-4 GH 分泌功能异常的诊断流程

【问题 3】该患者该如何治疗？

思路

1. 肢端肥大症 /GH 瘤的治疗目标 ①血清 GH 水平控制在随机 GH <2.5μg/L，口服葡萄糖负荷后血清 GH 水平 <1μg/L；②血清 IGF-1 水平下降至与年龄和性别相匹配的正常范围内；③消除或者缩小垂体肿瘤并防止其复发；④消除或减轻临床症状及并发症，特别是心脑血管、呼吸系统和代谢方面的紊乱；⑤尽可能保留垂体内分泌功能，已有腺垂体功能减低的患者应做相应靶腺激素的替代治疗。

2. 治疗方法 手术、药物和放射治疗。

知识点

肢端肥大症生长激素瘤的治疗要点

1. 手术治疗 应作为首选，经蝶显微外科操作下将肿瘤完全切除。蝶鞍内微腺瘤（<10mm）最适宜手术切除，微腺瘤切除后痊愈率可达 90%。而大腺瘤（>10mm）尤其向鞍上发展或伸向海绵窦者手术治愈率降低 50%。内镜下手术是我国近年来出现的方法，适合切除中小垂体瘤，也可用于大腺瘤，部分患者可在术前使用生长抑素类似物治疗，提高手术切除疗效。手术并发症有尿崩症、脑脊液鼻漏、脑膜炎、腺垂体功能减退等。

2. 药物治疗 药物治疗一般仅作为生长激素瘤的辅助方法，主要适用于：①不能手术或不愿手术者；②不能放疗或不愿放疗者；③手术或放疗效果不佳者或复发者；④辅助治疗。目前用于生长激素瘤的药物均存在药物靶位多，特异性低和不良反应大等缺点。特别是生长激素 / 催乳素混合瘤和恶性生长激素瘤对药物的反应性差。药物治疗包括生长抑素受体配基（SRL）即生长抑素类似物（SSA）、多巴胺激动剂、GH 受体拮抗剂。生长抑素类似物目前是药物治疗中的首选。

（1）生长抑素类似物：长效奥曲肽每 4 周肌内注射 20~30mg，1 周后 GH 迅速下降，可明显改善多汗、头痛、乏力、感觉异常等临床症状。也可合用多巴胺受体激动剂溴隐亭、培高利特或卡麦角林。术前使用 SSA 3~6 个月可以降低 GH、IGF-1 水平，缩小肿瘤体积，减轻心肺合并症及麻醉风险，提高术后缓解率。适合术前 SSA 治疗的人群有：尚未出现严重视路压迫症状的垂体大腺瘤、术前存在因肿瘤引起的全身合并症而无法即刻接受手术、术前 GH 和 IGF-1 明显升高。术后 OGTT GH 谷值 >1.0μg/L，或 IGF-1 升高，或仍有明显肢端肥大症症状，应接受 SSA 辅助治疗至少 3~6 个月，然后根据 GH、IGF-1 的变化决定是否长期治疗。SSA 治疗的副作用为恶心、腹部不适、腹泻、脂肪泻和胆石症等。

（2）GH 受体拮抗剂：如已上市的培维索孟（pegvisomant）是相对较新的一类药物，可与天然 GH 竞争性结合 GH 受体，直接阻断 GH 的作用，导致 IGF-1 的合成减少。此药在阻断 GH 的作用和降低血清 IGF-1 水平的作用上有效率高、起效快的优点，缺点是 GH 不降低且有升高，部分患者肿瘤增大及肝酶增高，其临床长期使用的安全性尚未得到全面证实。

（3）多巴胺受体激动剂：多巴胺受体激动剂可以通过下丘脑的多巴胺受体而抑制 GH 的释放。常用的多巴胺受体激动剂包括麦角衍生物溴隐亭、卡麦角林等，以及非麦角衍生物如喹高利特等。这类药物在 GH 水平轻中度升高的患者中，有 10%~20% 的患者 GH 和 IGF-1 水平降至满意水平，其剂量是治疗催乳素瘤的 2~4 倍。目前国内仅有第一代多巴胺受体激动剂溴隐亭。国内使用经验表明，该药降低 GH 至满意水平的很少。

3. 放疗　考虑到血清 GH 水平下降缓慢及垂体功能低下等并发症，放疗通常不作为垂体生长激素瘤的首选治疗方案，而最常用于术后病情缓解不全和中小直径肿瘤残留、复发肿瘤以及不能耐受或拒绝手术的患者。放疗最常见的并发症为垂体前叶功能受损，发生率 30% 左右，通常需要激素替代治疗。

【临床治疗流程】（图 7-5）

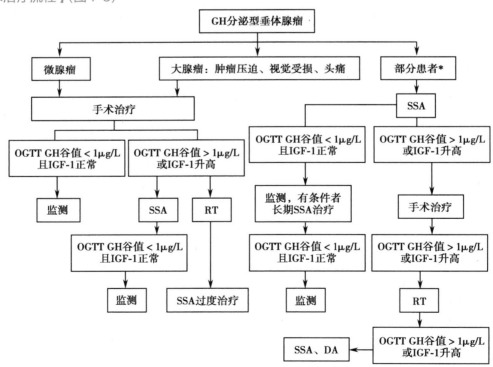

GH—生长激素；DA—多巴胺受体激动剂；IGF-1—胰岛素样生长因子 -1 ；
SSA—生长抑素类似物；RT—放疗。

图 7-5　垂体 GH 瘤推荐治疗流程

*：指预期手术无法完全切除的大腺瘤且无肿瘤压迫症状的患者，不适合接受手术的患者或不愿意做手术的患者；对术后有残留病灶的患者，药物治疗是首选，若选择放疗，则应考虑患者的年龄、生育状态、垂体功能、接受长期药物治疗的意愿等因素。

1. 由于肢端肥大症是一种比较少见的慢性疾病,涉及多个学科、领域。因此肢端肥大症的治疗方案最好由一个专家小组制订,根据每例患者的具体情况,权衡利弊,制订个体化治疗方案,以达到最理想的治疗效果。这个治疗小组应包括内分泌学、神经外科学、放射治疗学、放射诊断学和病理学等方面的专家。结合我国的实际情况,尽可能规范和提高肢端肥大症的诊治水平,提高治愈率,降低并发症和病死率,这是一项非常重要的工作,需要多学科的专家协作完成。

2. 所有治疗方案应以力争将 GH 分泌控制在正常水平为最终目的。在争取获得生化指标的控制和缓解肿瘤压迫效应的同时,治疗小组应该为每位患者权衡风险和利益、治疗禁忌证和不良反应。需考虑的因素包括疾病的严重程度、肿瘤对周围结构的压迫效应、潜在的远期垂体损害,特别是对于年轻的生育期患者,应充分考虑垂体功能的保全。流程图(图 7-5)中多数患者将手术作为一线治疗,如果手术未能治愈,则可接受药物治疗。如果最大剂量的 SSA 或 DA 仍不能充分地控制病情,则应根据疾病的临床活动性和生化指标,考虑进行放疗,或者再次手术。在选择手术的部分患者中,如果需要缩小肿瘤体积以降低手术难度,提高手术全切除机会,或者改善肢端肥大症并发症,尤其是心脏和呼吸系统的严重合并症,可以提前使用 SSA 治疗12~24 周,创造手术条件。也有部分患者可首先使用 SSA 药物治疗,如果血清 GH 和 IGF-1 生化指标仍异常,联合使用 DA 治疗。

3. 垂体生长激素瘤的并发症可由肿瘤局部压迫、血清 GH 和 IGF-1 水平过高以及其他垂体激素分泌减少引起。为了降低心血管疾病、呼吸系统疾病和恶性肿瘤导致的病死率,应积极控制危险因素和早期筛查,使肢端肥大症并发症的管理规范化。生长激素瘤治疗流程见图 7-5。

该患者生长激素瘤诊断明确,无手术禁忌,首选经蝶手术治疗。针对患者糖尿病及高血压需进行降糖及降压治疗,针对患者并发症如睡眠呼吸暂停,呼吸科协助进一步诊治。

【问题 4】实验室检查为何可能导致漏诊或误诊?

思路 生长激素瘤的实验室定性诊断主要依赖于 IGF-1 和 GH 水平。经典的肢端肥大症患者 IGF-1 水平升高,OGTT 后 GH 值不能被抑制到 1μg/L 以下。也有一些肢端肥大症患者,IGF-1 水平达到肢端肥大症诊断标准,但 OGTT 后 GH 谷值能被抑制到 1μg/L 以下。这种情况下,如果以 OGTT 结果为依据,则不符合肢端肥大症的实验室诊断标准,从而导致漏诊或误诊。

【问题 5】并发症治疗有哪些?

思路 所有肢端肥大症或巨人症患者在病程中都需要对一些可能的并发症如高血压、糖尿病、心血管疾病、骨关节炎、睡眠呼吸暂停等进行长期的随访评估与治疗。肢端肥大症患者,如果存在严重的咽部肥厚、严重的睡眠呼吸暂停或高排血量性心力衰竭,建议术前予以生长抑素类似物进行药物干预以减少后期手术风险。

【问题 6】如何做好患者的沟通及随访工作?

思路

1. 沟通要点 ①告知患者肢端肥大症 / 生长激素瘤的危害。②生长激素瘤各种治疗方法的利弊与风险。

2. 术后监测与长期随访 ①术后 1d 及出院时,测定血 GH。②患者出院时,强调健康宣教,嘱长期随访对其病情控制及提高生存质量的重要性,并给予随访卡,告知随访流程,患者每年将接受随访问卷调查,若有地址电话变动时及时告知随访医师。③术后第 6~12 周进行垂体激素检测,以评估垂体功能和激素替代治疗的需要,对于有并发症的患者随访相应的检查项目。④术后 3 个月复查 OGTT GH 试验、IGF-1,并复查垂体增强 MRI。⑤根据术后 3 个月随访结果,在术后 6 个月选择性复查 OGTT GH、IGF-1 和垂体 MRI 等。⑥对于控制良好的患者,术后每年复查 1 次 OGTT GH 试验及 IGF-1,术后每年根据患者病情控制的程度复查鞍区 MRI;对于有并发症的患者应每年进行 1 次并发症的评估(表 7-3)。

表 7-3　肢端肥大症术后不同时间随访项目

时间	临床评估	血清 GH	血 IGF-1	垂体 MRI	并发症评估
3~6 个月	√	√	√	√	√
1 年	√	√	√	√	√

续表

时间	临床评估	血清 GH	血 IGF-1	垂体 MRI	并发症评估
2 年	√	√	√	√	√
3 年	√	√	√	√	√
4 年	√	√	√	√	√
5 年	√	√	√	√	√
终身随诊	√	√	√	√	√

（杨　涛）

推荐阅读资料

［1］廖二元.内分泌代谢病学.3版.北京：人民卫生出版社，2011.

［2］LOUIS D N, OHGAKI H, WIESTLER O D, et al. WHO classification of tumours of the central nervous system. 4th ed. WHO, 2016.

［3］陈家伦.临床内分泌学.上海：上海科学技术出版社，2011.

［4］RAVEROT G, BURMAN P, MCCORMACK A, et al. Eur J Endocrinol, 2018, 178 (1): G1-24.

［5］MELMED S, CASANUEVA F F, HOFFMAN A R, et al. Diagnosis and treatment of hyperprolactinemia: an Endocrine Society clinical practice guideline. J Clin Endocrinol Metab, 2011, 96: 273-288.

［6］SERRI O, CHIK C L, UR E, et al. Diagnosis and management of hyperprolactinemia. CMAJ, 2003, 169: 575-581.

［7］中华医学会神经外科学分会，中华医学会妇产科学分会，中华医学会内分泌学分会.高催乳素血症诊疗共识.中华医学杂志，2011, 91 (3): 147-154.

［8］朱鋐达，陈名道.高催乳素血症的诊治：介绍美国内分泌学会临床应用指南.中华内分泌代谢杂志，2011, 27 (11): 875-879.

［9］中华医学会内分泌学分会，中华医学会神经外科学分会，中国垂体腺瘤协助组.中国肢端肥大症诊治指南.中国实用内科杂志，2013, 33 (7): 519-524.

［10］KATZNELSON L, ATKINSON J L, COOK D M, et al. American Association of Clinical Endocrinologists medical guidelines for clinical practice for the diagnosis and treatment of acromegaly-2011 update. Endocr Pract, 2011, 17 (Suppl 4): 1-44.

［11］GIUSTINA A, CHANSON P, BRONSTEIN M D, et al. A consensus on criteria for cure of acromegaly. J Clin Endocrinol Metab, 2010, 95: 3141-3148.

［12］MELMED S, COLAO A, BARKAN A, et al. Guidelines for acromegaly management: an update. J Clin Endocrinol Metab, 2009, 94: 1509-1517.

［13］ZAHR R, FLESERIU M. Updates in diagnosis and treatment of acromegaly. Eur Endocrinol, 2018, 14 (2): 57-61.

［14］KATZNELSON L, LAWS ER JR, MELMED S, et al. Acromegaly: an endocrine society clinical practice guideline. J Clin Endocrinol Metab, 2014, 99 (11): 3933-3951.

第八章　腺垂体功能减退症

垂体因各种原因被全部或绝大部分毁坏后,可产生一系列的内分泌腺功能减退的表现,主要累及的腺体为性腺、甲状腺及肾上腺皮质,临床上称为腺垂体功能减退症(hypopituitarism),又称垂体前叶功能减退症。其临床表现多种多样,视垂体损伤程度、不同病因、发展速度而定,大多是多种垂体激素缺乏所致的复合征群,也可是单个激素缺乏的表现。腺垂体功能减退的严重度与垂体被毁的程度有关。腺垂体多种激素分泌不足的现象大多逐渐出现,最常见的激素受累顺序是先出现生长激素低,然后是促性腺激素、促甲状腺激素、促肾上腺皮质激素,但也有一些例外(例如垂体炎)。因为有多个垂体激素轴受累的混合的症状体征,有时比较难区分单一轴的临床表现。

任何原因导致的垂体前叶功能不全在感染、创伤、腹泻、脱水、饥饿、寒冷、应用镇静催眠药物和垂体卒中等诱因作用下均可导致垂体危象,临床工作中垂体危象的一些症状、体征易与其他严重疾病状态相互重叠,造成识别困难而致严重后果,因此及时识别垂体功能不全,避免诱因至关重要。

临床病例

患者,男性,46岁,因"食欲下降、乏力8个月,加重伴头晕、头痛、恶心2个月,嗜睡、淡漠4d"就诊。患者8个月前无明显诱因出现食欲下降、全身不适、乏力和不能耐受饥冷,体重下降约5kg,且活动耐力下降。无明显腹痛、排便习惯改变、吞咽困难、刺激性干咳等。2月余前,就诊外院查血尿便常规、电解质和肝肾功能未见异常。甲状腺功能检测:促甲状腺激素(thyrotropin,thyroid stimulating hormone,TSH)1.91mIU/L(0.34~5.6mIU/L),FT$_3$ 3.02pmol/L↓(3.8~6.0pmol/L),FT$_4$ 8.08pmol/L(7.9~14.4pmol/L)。

行冠状动脉造影提示右冠状动脉狭窄80%,遂植入药物涂层支架1枚,术后规律冠心病二级预防治疗。但术后患者自觉乏力不适症状较前加重,且出现头晕、恶心,立位时加重,卧位休息可缓解,自测卧位血压正常,血糖6~10mmol/L。后逐渐出现易疲劳、记忆力减退、反应迟钝和情绪淡漠,间断头痛,曾呕吐胃内容物2次,为喷射性,呕吐物中无血块及咖啡渣样物。胸腹部毛发较前减少,无水肿和视力下降。4日前夜间服用艾司唑仑1片,次晨出现神志淡漠加重,嗜睡,伴口唇发绀和言语不清,急诊查电解质:血钠105mmol/L,血钾4.2mmol/L,头颅MRI(图8-1):垂体占位,垂体瘤伴出血。

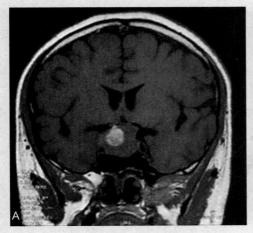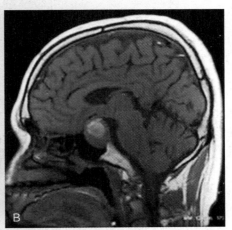

图 8-1　头颅 MRI
A. 矢状位;B. 冠状位。

考虑存在垂体危象,遂予甲泼尼龙 500mg 静脉滴注、补钠治疗后症状略好转,神志恢复,其后出现咳嗽、咳黄痰。急诊查血钠 117mmol/L;血气分析:pH 7.39,氧分压 53mmHg,二氧化碳分压 25mmHg。胸片:肺部感染。查甲状腺功能:FT_3 1.99pmol/L↓、FT_4 11pmol/L↓、TSH 0.21μIU/L↓、生长激素 <0.05μg/L↓、黄体生成素 0.5mIU/L↓(参考值:0.8~7.6IU/L),睾酮 <0.01μg/L↓。予吸氧、抗感染、补钠后为进一步诊治入院。

既往发现糖尿病 3 年,口服药物控制尚可,近 1 个月停止用药,血糖无明显升高。发现左眼视野缩小 2 年余,曾于外院查眼底未见异常,未行其他检查。无外伤、手术、输血史,偶吸烟、饮酒,性欲减退、勃起功能障碍 2 年余,家族史无特殊。查体:体温 36.4℃,心率 85 次/min,血压 130/80mmHg。体重指数 22.4kg/m²,平车入病房,发育、营养尚可,表情淡漠,面色潮红,无黏液性水肿面容,头发、眉毛密度尚可,腋毛、阴毛稀少,全身皮肤干燥,双眼粗测视野正常。甲状腺未触及肿大。颈无抵抗,布鲁津斯基(Brudzinski)征(−),双肺呼吸音粗,双下肺可闻及湿啰音。心律齐,腹软无压痛,四肢肌力正常,双下肢无水肿,巴宾斯基(Babinski)征(−)。男性外生殖器发育尚可。

【问题 1】通过上述问诊及查体,该患者最可能的诊断是什么?

根据患者的临床表现、既往史和个人史及查体,考虑垂体腺瘤伴出血、腺垂体功能减退,垂体危象。

思路

1. 患者为中年男性,以乏力、消瘦、头晕、消化道症状、可疑直立性低血压为表现,在微创手术、服用催眠药物、感染后症状加重,出现神志异常,发现低钠、高钾等电解质紊乱,检查多种垂体前叶激素及靶腺激素水平降低,需警惕腺垂体功能不全可能,问诊需关注头颅外伤、手术史、感染疾病史,若为女性则生产史、产后哺乳、月经情况需详询,还需询问有关垂体占位效应相关症状,如头痛、视野或视力改变等。

2. 本病可见于任何年龄和性别,发病年龄、性别不同可影响本病的临床表现。

知识点

腺垂体功能减退症常见的临床表现

腺垂体功能减退症,常有明确的原发病因,如产后大出血、垂体肿瘤、垂体手术或放射治疗、颅脑外伤、感染或炎症(结核、梅毒、脑膜脑炎)、全身性疾病(白血病、淋巴瘤、脑动脉硬化、营养不良)以及免疫性垂体炎等。

腺垂体功能减退症的严重度与垂体被毁的程度有关。腺垂体多种激素分泌不足的现象大多逐渐出现,一般先出现泌乳素、生长激素、促性腺激素不足的症状,继而出现促甲状腺激素分泌不足的症状,最后为促肾上腺皮质激素分泌不足症状,若累及垂体后叶还会出现抗利尿激素不足的表现。

1. 泌乳素分泌不足 在分娩后表现为乳房不胀,无乳汁分泌。

2. 生长激素分泌不足 在成人主要表现为容易发生低血糖。

3. 促性腺激素分泌不足 女性患者,表现为闭经、性欲减退或消失、乳腺及生殖器明显萎缩,丧失生育能力。男性患者表现为第二性征退化,如阴毛稀少、声音柔和、皮下脂肪增多,以及睾丸萎缩,外生殖器、前列腺缩小,性欲减退等。

4. 促甲状腺激素分泌不足 面色苍白,眉发稀疏,腋毛、阴毛脱落,皮肤干燥、细薄而萎缩;表情淡漠,反应迟钝,音调低沉,智力减退,蜷缩畏寒,懒言少动。

5. 促肾上腺皮质激素分泌不足 虚弱、乏力,食欲减退,恶心呕吐,上腹痛,体重降低,心音微弱,心率缓慢,血压降低,不耐饥饿,易出现低血糖表现,机体抵抗力差,易发生感染,感染后容易发生休克、昏迷。

6. 黑素细胞刺激激素分泌不足 肤色较淡,即使暴露于阳光之下亦不会使皮肤色素明显加深。正常色素较深部位,如乳晕、腹中线的颜色变淡更为显著。

除上述激素水平相关症状外,腺垂体功能不全因病因不同还可有全身症状、颅内局部占位病变表现。如垂体瘤患者,其临床表现为:肿瘤占位效应对周围组织的压迫引起的症状;功能性垂体瘤引起激素分泌增多症状;垂体其他细胞继发于直接受压迫和/或垂体柄受压引起的激素分泌功能异常;下丘脑受压相关的下丘脑综合征。

3. 判断是否存在垂体危象,并寻找诱因。

知识点

垂 体 危 象

腺垂体功能不全患者如未获得及时诊断和治疗,发展至后期,往往可因各种诱因如感染、创伤、腹泻、脱水、饥饿、寒冷、应用镇静催眠药物和垂体卒中等而发生危象,出现神志昏迷,为本病最严重的并发症。垂体危象的临床类型有多种,其临床表现如下。

1. 低血糖性昏迷　其原因可能是自发性的,即由于进食过少或不进食,特别是有感染时易于发生。此种类型的昏迷最为常见。发生低血糖时患者软弱、头晕、出汗、心慌、面色苍白,可有头痛、呕吐、恶心。血压一般较低,严重者陷入昏迷。

2. 感染诱发昏迷　本病患者因缺乏促肾上腺皮质激素和皮质醇,故机体抵抗力低下,易发生感染。在并发感染、高热后,易发生意识不清以致昏迷、血压过低及休克。

3. 镇静、麻醉剂所致昏迷　本病患者对镇静、麻醉剂甚为敏感,一般常用的剂量即可使患者陷入长时期昏睡,以致昏迷。戊巴比妥钠或硫喷妥钠、吗啡、苯巴比妥及哌替啶等均可产生昏迷。

4. 失钠性昏迷　胃肠紊乱、手术、感染等所致的钠丧失,可促发如同原发性肾上腺皮质功能减退症中的危象。此型危象昏迷的周围循环衰竭特别显著。

5. 低温性昏迷　部分患者在冬季即感到神志模糊,当暴露于寒冷时,可诱发昏迷,或使已发生的昏迷更加延长。此类危象常发生于冬季,起病缓慢,逐渐进入昏迷,体温很低,用普通体温计测体温不升,须用实验室所用温度计测量肛温,才知其低温程度,可低达近30℃。

6. 垂体卒中　起病急骤,头痛、眩晕、呕吐,继而可进入昏迷,系由于垂体肿瘤内发生急性出血,下丘脑及其他生命中枢被压迫所致。

---

4. 问诊时应注意既往史、个人史、生产史、放射线接触史、外伤、手术、家族史的收集,以及系统性疾病的线索问询。

知识点

腺垂体功能减退症的病因

1. 原发性　①先天性(孤立性、联合性垂体激素缺乏)。②垂体肿瘤:垂体腺瘤、其他垂体肿瘤(颅咽管瘤、Rathke 囊肿、皮样囊肿等)。③垂体卒中:垂体肿瘤、产后、动脉硬化、其他(放射、创伤等)。④感染:细菌、病毒、真菌、结核、梅毒。⑤浸润性病变:血色病、淋巴细胞性腺垂体炎、结节病、肉芽肿性疾病。⑥垂体外伤。⑦其他:空泡蝶鞍综合征、颈内动脉瘤、海绵状血管瘤、海绵窦血栓等。⑧特发性。

2. 继发性　①垂体柄受损:创伤、手术、肿瘤。②下丘脑及其邻近部位疾病:肿瘤、感染、浸润性病变、放射损伤、外伤、手术。

3. 功能性　营养不良、运动过度、神经性厌食、精神应激、危重病、长期应用糖皮质激素。

获得性成人垂体功能减退症的原因见表 8-1。

表 8-1　获得性成人垂体功能减退症的原因

分类	病因
肿瘤性	垂体腺瘤、颅咽管瘤、脑膜瘤、囊肿、生殖细胞瘤、神经胶质瘤、星形细胞瘤、神经节瘤、副神经节瘤、畸胎瘤、脊索瘤、室管膜瘤、垂体瘤、转移瘤
蝶鞍、鞍旁和下丘脑疾病	外科手术、放射治疗
浸润性/炎症性疾病	自身免疫(淋巴细胞性垂体炎、垂体和、POUF-1 抗体)、血色素沉着症、肉芽肿(多血管炎或结节病的肉芽肿病)、朗格汉斯组织细胞增生症、巨细胞肉芽瘤、黄瘤性垂体炎

续表

分类	病因
感染性	细菌、真菌、寄生虫、结核、梅毒
血管性	垂体瘤卒中、希恩综合征、蝶鞍内颈动脉瘤、蛛网膜下出血
创伤性	头部外伤
药物	
空泡蝶鞍综合征	
特发性	

5. 腺垂体功能减退症的检测指标包括临床指标以及检验指标(普通实验室检查及内分泌功能检查)。

临床指标:患者的生命体征,精神状态、血压、体温等。

普通实验室检查:血常规、电解质水平、血糖等常规指标。

内分泌功能检查:垂体甲状腺轴:甲状腺功能。垂体性腺轴:促性腺激素及性激素。垂体肾上腺轴:皮质醇 +ACTH 节律、24h 尿游离皮质醇。生长激素及泌乳素。

影像学:垂体 MRI 等协助评价病因。

腺垂体功能减退的临床表现为非特异性,易与多种疾病的一般表现相混淆,临床中及时识别至关重要。

【问题 2】本病例如何进一步检查和明确诊断?

思路

1. 是否能诊断为腺垂体功能减退症　该患者以乏力、消化道症状起病并呈逐渐进展伴精神神经症状、毛发脱落、可疑直立性低血压、血糖降低以及头痛、视野缩小症状出现,结合临床检验发现低钠、高钾的电解质紊乱伴多项垂体激素水平异常降低,进一步行影像学检查提示垂体占位,故该患者可诊断腺垂体功能低下。

2. 该患者有哪些内分泌功能受累

(1)患者存在乏力、畏寒、食欲减退、毛发减少,神志淡漠,查甲状腺功能提示 FT$_3$ 降低,TSH 无升高,考虑存在继发性甲状腺功能减退症,存在下丘脑 - 垂体 - 甲状腺轴受累。

(2)患者出现乏力、食欲减退、恶心、呕吐、毛发脱落、神志异常、血压或血糖下降及低钠、高钾的电解质紊乱,冠脉造影手术应激事件后症状加重,查促肾上腺皮质激素(corticotropin, adrenocorticotrophic hormone, ACTH)及皮质醇水平降低,故存在继发性肾上腺皮质功能减退,为下丘脑 - 垂体 - 肾上腺轴受累。

(3)患者近 2 年来出现性欲减退、勃起功能障碍,查 FSH、LH、雄激素均降低,存在继发性性腺功能减退,为下丘脑 - 垂体 - 性腺轴受累。

(4)患者生长过程顺利,身高尚可,但查生长激素水平明显降低,存在生长激素分泌减少。

(5)患者无多饮、多尿表现,暂不支持尿崩症。

3. 尚需与何种疾病鉴别

(1)慢性消耗性疾病:如肿瘤与结核均可表现为乏力、消化道症状伴消瘦,但慢性消耗性疾病多有原发病的表现,该患者无结核病史,无低热、盗汗等结核中毒症状,且低血压、电解质紊乱难用结核解释,不支持。患者中年男性,乏力、消化道症状、消瘦需警惕消化系统肿瘤,头痛、恶心、喷射性呕吐、视野异常需警惕颅内肿瘤,但后续辅助检查不支持消化道肿瘤,仅见垂体腺瘤。需注意严重的消耗性疾病所致的营养不良也可导致腺垂体功能减退,但程度多不重,且随营养状态改善后可纠正。

(2)神经性厌食:该患者出现食欲下降、恶心、呕吐、消瘦需警惕神经性厌食,但该病多见于青年女性,有精神刺激史,消瘦明显,此患者无类似病史,不支持。

(3)原发性内分泌靶腺受累:原发性靶腺(甲状腺、肾上腺、性腺)临床表现最易与腺垂体功能减退混消。原发性靶腺功能减退多为单一腺体功能不足,而腺垂体功能不全常为多个靶腺受累。两者在临床表现上亦存在不同。原发性甲减者黏液性水肿外貌常较腺垂体功能减退显著;原发性肾上腺皮质功能减退者皮肤、黏膜颜色加深,而腺垂体功能减退者皮肤、黏膜颜色变浅。垂体激素的测定最具鉴别意义,原发性靶腺功能减退相应的垂体激素水平显著升高,而腺垂体功能减退症垂体激素水平均有不同程度的降低。

4. 腺垂体功能减退的原因 该患者腺垂体功能减退症诊断明确,患者无头颅外伤、手术、颅内感染、放射线接触等病史,结合其影像学提示垂体腺瘤伴出血,垂体卒中可能为腺垂体功能低下的原因。

5. 患者是否存在垂体危象 腺垂体功能减退未经有效治疗,在应激因素如感染、手术、创伤、劳累、寒冷、精神应激、镇静药物等作用下会发生垂体危象,重者可出现昏迷乃至死亡,常表现为低血糖型、循环衰竭型、水中毒型、低温型和混合型。该患者出现腺垂体功能低下症状后在冠状动脉手术、服用镇静催眠药物多种诱因下出现直立性低血压、嗜睡、严重电解质紊乱,考虑存在混合型垂体危象。

【问题3】该患者如何治疗?

思路 腺垂体功能减退症的治疗包括一般治疗、病因治疗、内分泌治疗和危象治疗。及时明确诊断、予以内分泌激素补充,针对诱因的预防措施,避免危象出现。其中内分泌激素补充的剂量及顺序很有讲究。一旦出现垂体危象,及时、准确的治疗是挽救患者生命的关键。

知识点

腺垂体功能减退症的治疗要点

1. **一般治疗** 包括加强营养、注意保暖,尽量避免感染、应激、创伤、劳累、寒冷、镇静药物口服等诱因。该患者起病之初因未能诊断明确,而后期出现手术及服用镇静药物后导致垂体危象出现。因此及时诊断并避免诱因至关重要。出现腺垂体功能减退症时,评价激素水平后应及时行内分泌激素补充治疗。

2. **病因治疗** 如果是肿瘤引起的腺垂体功能减退症,可通过手术、放疗或药物等措施,对肿瘤进行处理。但很多情况下,腺垂体功能减退一经形成就无从做病因治疗(如产时或产后大出血以及垂体手术引起的腺垂体功能减退)。

3. **激素替代治疗** 主要是补充靶腺激素。

(1)ACTH不足的治疗:腺垂体功能减退首先应纠正肾上腺皮质功能减退。因ACTH不能口服,补给不易,故目前一般通过肾上腺皮质激素的替代来纠正ACTH不足引起的症状。以往首选氢化可的松25~50mg/d,也可选用泼尼松5~10mg/d。清晨和午后2次服用,清晨予总剂量的2/3,下午给总剂量的1/3。近年认为传统给药频次不足,剂量超过生理需要,而采用早上、下午早些时候、傍晚,3次/d给药,剂量递减的方式效果更佳。2016年美国内分泌学会成人垂体功能减退症激素补充治疗指南推荐:使用氢化可的松,通常每日总剂量为15~20mg,清晨睡醒后用1次,剂量最大,次剂量是下午给药(若两次给药);或午餐时、傍晚的时间给第2次和第3次给药(若3次给药)。例如予氢化可的松起始剂量:上午10mg,中午5mg,傍晚2.5mg。该指南中建议除了使用氢化可的松,部分患者可以用长效糖皮质激素,例如买不到药、依从性差者、为了方便等。对于糖皮质激素替代治疗如遇到应激(发热、感染、创伤等),应酌情加大剂量。若服用氢化可的松、泼尼松可采用尿游离皮质醇水平及血糖、血压、电解质等临床指标评价替代程度,若服用地塞米松则需依赖前述临床指标协助评价。

(2)TSH不足的治疗:采用甲状腺激素替代的方法来纠正TSH不足引起的症状。甲状腺激素替代治疗应从小剂量开始,逐渐增加剂量。常用左甲状腺素钠,从25~50μg/d开始,在数周内渐增至每日100~200μg。一般需要量不超过200~300μg/d。药量可根据季节调整,冬季气候寒冷,剂量宜稍大,夏季可略小。如单用甲状腺激素可加重肾上腺皮质功能不足,故在用甲状腺激素之前或至少同时,合用肾上腺皮质激素。应采用监测甲状腺激素水平以评价替代程度,而非TSH水平。

(3)LH/FSH不足的治疗:LH/FSH不足的治疗比较复杂,其治疗方案应根据年龄(少年还是成年)、性别、有无生育要求而确定。青春期前起病者,无论男女其治疗的目标都是让患者获得正常的性发育并保持有效的性能力和生育能力。

青春期前发病者,应补充促性腺激素,在患者完成性发育及生育后可改用性激素治疗。青春期后起病且有生育要求者,也应补充促性腺激素。青春期后起病无生育要求者可予性激素,男性给予雄激素制剂,年轻女性给予雌激素和孕激素以获得人工月经周期。

1)促性腺激素治疗:目前常用的为人绒毛膜促性腺素(human chorionic gonadotropinhCG)和尿促性素(menotrophin,HMG)。促性腺激素治疗的对象主要为那些希望生育的患者。

2)性激素治疗:对于没有生育要求的患者,可直接补给性激素以改善症状。

男性患者的性激素治疗:目前,使用较多的为十一酸睾酮,可口服,剂量为80~160mg/d,该药半衰期短,故每日药量应分2~3次口服。目前已有微粒化制剂,每日给药1次即可。

女性患者的性激素治疗:患者的年龄对选择治疗模式很重要,对育龄妇女应予周期序贯治疗。周期序贯疗法:每月用雌激素25d,在用药的后10d加用孕激素,停药后出现子宫内膜出血,即人工月经。

4. 垂体危象的处理 对垂体危象昏迷患者,应立即进行抢救。同时根据病史和体检,判断昏迷的病因和类型,以加强治疗的针对性。

(1)补充葡萄糖:静脉滴注50%葡萄糖40~60ml。

(2)补充氢化可的松:100mg氢化可的松加入500ml葡萄糖液中静脉滴注,第一个24h用量200~300mg,有严重感染者,必要时还可增加。

(3)有失钠病史及血容量不足表现者,应静脉滴注5%葡萄糖生理盐水,需用量视体液损失量及血容量不足严重程度而定。

(4)有发热、合并感染者,应积极应用有效抗生素及其他对症支持治疗。

该患者首先要针对垂体危象积极治疗,对其进行保暖、补充足量氢化可的松,抗感染治疗,其后序贯为氢化可的松或泼尼松生理剂量口服,待肾上腺皮质激素补充完全后方可考虑由小剂量起始补充甲状腺素(12.5μg起始逐渐加量)。待患者一般情况好转后可考虑手术切除垂体腺瘤。

【问题4】如何做好患者的随访工作?

思路 腺垂体功能减退症患者的随访工作(6~12个月)需评价患者各内分泌靶腺激素补充是否足量,有无过量,并及时调整,并根据患者的特殊情况如发生感染、创伤、手术、应激等诱因时予特殊指导,避免其出现垂体危象。在治疗过程中若出现乏力、食欲下降、恶心、呕吐等不适需提高警惕,及时就诊。

【问题5】医患沟通要点是什么?

思路 告知患者腺垂体功能低下对其生活的影响,按时、按量服药的重要性,注意避免多种应激因素,如出现感染、劳累、手术等需在医师指导下更改服药剂量,因各种疾病就诊时应告知医师所患疾病。指导患者随身携带急救卡,标识疾病相关信息。即使目前仅有一种内分泌靶腺受损,仍需定期监测其他内分泌靶腺的激素水平,以便及时干预。

【问题6】容易发生的错误是什么?

思路 首诊时因多项不典型表现如头晕、疲劳、乏力、消化系统症状易误诊为常见疾病如神经系统疾病、肿瘤、感染等消耗性疾病,而造成诊治不及时;因片面读取化验单评价内分泌靶腺受累不全面造成激素补充种类错误导致病情加重;在明确诊断的腺垂体功能减退症患者出现感染、拟行手术治疗等情况下未及时调整补充激素剂量;判断靶腺激素补充程度不良而导致医源性皮质醇增多或甲亢。

【问题7】住院患者出院医嘱中应注意的事项有哪些?

思路 坚持内分泌靶腺药物治疗,切勿自行停药,避免感染、应激、创伤、劳累、寒冷、镇静药物口服等诱因,若出现前述情况及时就诊调整用药剂量,就诊时应主动告知医师所患疾病,定期检测内分泌靶腺激素水平及时干预。

腺垂体功能低下诊治流程见图8-2。

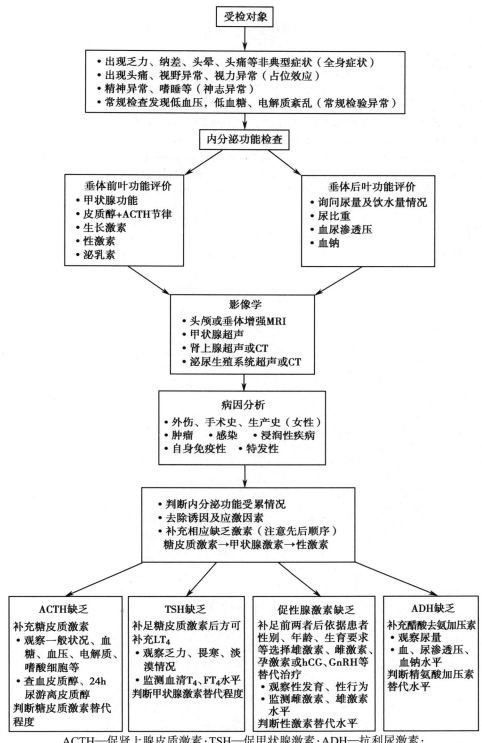

ACTH—促肾上腺皮质激素；TSH—促甲状腺激素；ADH—抗利尿激素；
hCG—人绒毛膜促性腺激素；GnRH—促性腺激素释放激素。

图 8-2　腺垂体功能低下诊治流程

（张俊清）

推荐阅读资料

［1］陈家伦, 宁光, 潘长玉, 等. 临床内分泌学. 上海: 上海科学技术出版社, 2011.

［2］葛均波, 徐永健, 王辰. 内科学. 9 版. 北京: 人民卫生出版社, 2018.

［3］顾峰. 垂体危象及垂体卒中. 国际内分泌代谢杂志, 2005, 25 (6): 433-435.

［4］LARSEN PR K H, MELMED S, POLONSKY K S, et al. Hypothalamus & Pituitary//MELMED S, KLEINBERG D. Williams Textbook of Endocrinology. 11th ed. Philadelphia: Elsevier Saunders, 2008.

［5］FLESERIU M, HASHIM I A, KARAVITAKI N, et al. Hormonal replacement in hypopituitarism in adults: an endocrine society clinical practice guideline. J Clin Endocrinol Metab, 2016, 101 (11): 3888-3921.

第九章 甲状腺功能亢进症 与毒性弥漫性甲状腺肿

甲状腺功能亢进症（hyperthyroidism），简称"甲亢"，是由于甲状腺合成和释放过多的甲状腺激素，造成神经、循环、消化等系统兴奋性增高和机体代谢亢进，引起心悸、出汗、进食及排便次数增多和体重减轻为主要表现的一组临床综合征。血中甲状腺激素过多伴高代谢综合征称为甲状腺毒症，因此甲亢是甲状腺毒症中的一类（伴合成增加）。甲亢病因包括毒性弥漫性甲状腺肿（也称 Graves 病）、毒性甲状腺腺瘤、毒性结节性甲状腺肿、人绒毛膜促性腺素相关性甲亢、垂体促甲状腺激素瘤甲亢等。临床上 70% 以上的甲亢是 Graves 病引起的，Graves 病患者常合并突眼、甲状腺弥漫性肿大，偶可合并胫前黏液水肿等症状。Graves 病的病因目前尚不清楚，公认本病的发生与自身免疫有关，可检出促甲状腺激素受体自身抗体（thyrotropin receptor autoantibody，TRAb），并可合并其他自身免疫病，如系统性红斑狼疮、类风湿关节炎、系统性血管炎、重症肌无力、白癜风、1 型糖尿病等。

临床病例

患者，女性，19 岁，大学生，因"多汗、易饥多食、心悸、体重下降 4 个月"入院。患者 4 个月前无明显诱因出现怕热多汗、易饥多食、消瘦，体重减轻约 9kg，有失眠、注意力不集中、脾气暴躁等，且有心悸、气短，活动后明显，为进一步诊治来院就诊，门诊以"消瘦原因待查"收入院。患者自发病以来，精神、体力差，排便次数增多，6 次 /d，为稀糊状便，尿正常，停经半年余。既往史：否认肝炎、结核病史。

查体：体温 36.8℃，脉搏 117 次 /min，呼吸 19 次 /min，血压 136/61mmHg，浅表淋巴结不大，头颅无畸形，双眼球轻度突出，Stellwag 征（+），von Graefe 征（+），Joffroy 征（−），Mobius 征（+），双侧甲状腺Ⅱ度肿大，质软，可触及震颤，听诊可闻及血管杂音。双肺呼吸音清，未闻及明显啰音，心率 117 次 /min，律齐，心音有力，未闻及明显杂音，心界无扩大，腹软，肝、脾肋下未及，双下肢无水肿，双手细震颤（+）。血常规：白细胞计数 6.3×10^9/L，中性粒细胞占比 61%，淋巴细胞占比 32%，血红蛋白 119g/L，血小板计数 138×10^9/L；尿常规：正常；粪便常规：粪便稀、软，潜血阴性；肝功能：丙氨酸氨基转移酶 63U/L，余正常；心电图：窦性心动过速；胸片：心肺正常。

【问题 1】患者的诊断及鉴别诊断是什么？

根据患者的临床表现、查体和辅助检查，考虑毒性弥漫性甲状腺肿（Graves 病）。

鉴别诊断：

（1）心脏疾病：如心肌病、心脏瓣膜病、风湿性心脏病、先天性心脏病等。

（2）感染、消耗疾病：如结核、肿瘤等。

（3）血液系统疾病：如再生障碍性贫血、白血病等。

（4）肝脏疾病：如肝炎等。

（5）腹泻应与慢性结肠炎等鉴别。

思路

1. 现病史 青年女性，出现全身多系统临床综合征。如怕热、多汗高代谢症状；消化系统：多食、消瘦、排便次数增多；神经系统：易怒、失眠、思想不集中，记忆力减退；循环系统：心悸、胸闷、气短；生殖系统：停经半年余。甲状腺：双侧甲状腺Ⅱ度肿大，质软，可闻及血管杂音；眼征：双眼球轻度突出。注意询问患者有无应激因素、体重变化、饮食排便，以及代谢、精神神经系统改变，查体需要仔细观察甲状腺、眼征、胫前皮肤改变。

Graves 病是甲状腺功能亢进症的最常见原因。在美国，甲状腺功能亢进症的患病率约为 1.2%（0.5% 显性和 0.7% 亚临床型),国内报道相似。近年来由于生活节奏加快、工作压力增大等因素,我国甲状腺疾病人群逐渐增加。

2. 发病年龄、性别 常见于 20~50 岁,女性显著高发。

知识点

Graves 病的常见、特殊临床表现及类型

Graves 病的临床表现主要由血液循环中甲状腺激素过多引起,其症状和体征的严重程度与病史长短、激素升高的程度和患者年龄等因素相关。常见临床表现:易激动、烦躁、失眠、心悸、乏力、怕热、多汗、消瘦、食欲亢进、排便次数增多或腹泻、女性月经稀少。可伴发周期性瘫痪(亚洲、青壮年男性多见)和近端肌肉进行性无力、萎缩,后者称为甲亢性肌病,以肩胛带和骨盆带肌群受累为主。

特殊临床表现和类型:

1. 甲状腺危象(thyroid storm) 甲状腺危象也称"甲亢危象",表现为甲亢症状的急骤加重和恶化,多发生于较重甲亢未予治疗或治疗不充分的患者。常见诱因有感染、手术、创伤、精神刺激等。临床表现:高热或过高热,大汗,心动过速(心率 140 次 /min 以上),烦躁,焦虑不安,谵妄,恶心,呕吐,腹泻,严重患者可有心力衰竭、休克及昏迷。甲亢危象的诊断主要靠临床表现,目前多采用 Burch-Wartofsky 评分综合判断(表 9-1)。≥ 45 分提示甲亢危象;25~44 分提示甲亢危象前期;<25 分一般不提示甲亢危象。临床高度疑似本症及有危象前兆者应按甲亢危象处理。甲亢危象的死亡率为 20% 以上。

表 9-1 甲亢危象的 Burch-Wartofsky 评分

诊断参数	评分 / 分
体温调节障碍	
体温 /℃	
37.2~37.7	5
37.8~38.2	10
38.3~38.8	15
38.9~39.2	20
39.3~39.9	25
≥ 40	30
中枢神经系统症状	
无	0
轻度(激动)	10
中度(谵妄,精神错乱,极度倦怠)	20
胃肠 - 肝功能异常症状	
无	0
中度(腹泻,恶心 / 呕吐,腹痛)	10
心血管系统异常	
心率 /(次 /min)	
90~109	5
110~119	10
120~129	15
≥ 140	25

续表

诊断参数	评分/分
充血性心力衰竭	
无	0
轻度(足、面部水肿)	5
中度(双肺底湿啰音)	10
重度(肺水肿)	15
心房颤动	
无	0
有	10
诱因	
无	0
有	10

2. 甲状腺毒症性心脏病(thyrotoxic heart disease) 甲状腺毒症对心脏有三个作用:①增强心脏 β 受体对儿茶酚胺的敏感性;②直接作用于心肌收缩蛋白,增强心肌的正性肌力作用;③继发于甲状腺激素的外周血管扩张,阻力下降,心排血量代偿性增加。上述作用导致心动过速、心排血量增加、心房颤动和心力衰竭。心力衰竭分为两种类型:一类是心动过速和心排血量增加导致的心力衰竭。主要发生在年轻甲亢患者。此类心力衰竭非心脏泵衰竭所致,而是由于心脏高排血量后失代偿引起,称为"高心脏排血量型心力衰竭"。常随着甲亢被控制,心力衰竭恢复;另一类是诱发和加重已有的或潜在的缺血性心脏病发生的心力衰竭,多发生在老年患者。此类心力衰竭是心脏泵衰竭。心房颤动也是影响心脏功能的因素之一。甲亢患者中 10%~15% 发生心房颤动。甲亢患者发生心力衰竭时,30%~50% 与心房颤动并存。

3. 淡漠型甲亢(apathetic hyperthyroidism) 少数老年患者高代谢的症状不典型,相反表现为乏力、心悸、厌食、抑郁、嗜睡等。

4. T_3 型甲亢、T_4 型甲亢 甲状腺功能亢进时,产生 T_3 和 T_4 的比例失调,T_3 产生量显著多于 T_4,形成 T_3 型甲亢。发生机制尚不清楚。Graves 病、毒性多结节性甲状腺肿和自主高功能性腺瘤都可以发生 T_3 型甲亢。碘缺乏地区甲亢的 12% 为 T_3 型甲亢,老年人多见。T_4 型甲亢见于两种情况。一种情况是发生在碘甲亢,约有 1/3 碘甲亢患者的 T_3 是正常的;另一种情况发生在甲亢伴其他严重性疾病。此时由于外周组织 5'-脱碘酶活性减低或者缺乏,T_4 转换为 T_3 减少,所以仅表现为 T_4 升高。

5. 亚临床甲状腺功能亢进症(subclinical hyperthyroidism) 简称亚临床甲亢,是指血清 TSH 水平低于正常值下限,而 TT_3、TT_4 在正常范围,不伴或伴有轻微的甲亢症状。

6. 妊娠与甲亢 妊娠一过性甲状腺毒症(gestational transient thyrotoxicosis,GTT)。GTT 在妊娠妇女的发生率为 2%~3%。本病发生与 hCG 的浓度增高有关,故最常见的发生时间为妊娠 9~13 周。hCG 与 TSH 的 α 亚单位基本相同。所以 hCG 与 TSH 受体有一定的亲和力,对甲状腺细胞 TSH 受体有轻度的刺激作用。本症血清 TSH 水平减低、FT_4 或 FT_3 增高。临床表现为甲状腺毒症症状,病情的程度与血清 hCG 水平增高程度相关,但是无突眼,甲状腺自身抗体阴性。严重病例出现剧烈恶心、呕吐,体重下降 5% 以上,严重时出现脱水和酮症。所以也称为妊娠剧吐—过性甲状腺功能亢进症(transient hyperthyroidism of hyperemesis gravidarum,THHG)。多数病例仅需对症治疗,严重病例需要短时抗甲状腺药物治疗。

妊娠 Graves 病的诊断:妊娠期表现出高代谢综合征和生理性甲状腺肿,均与 Graves 病十分相似。由于甲状腺结合球蛋白(thyroxine binding globulin,TBG)升高,血 TT_3、TT_4 亦相应升高,这些均给甲亢的诊断带来困难。如果体重不随着妊娠月数而相应增加、四肢近端肌肉消瘦、休息时心率在 100 次/min 以上应考虑甲亢。如血清 TSH 降低,FT_3 或 FT_4 升高可诊断为甲亢。如果同时伴有浸润性突眼、弥漫性甲状腺肿、甲状腺区震颤或血管杂音、血清 TRAb 或 TSAb 阳性,可诊断为 Graves 病。

7. Graves 眼病(Graves'ophthalmopathy,GO)　也称为甲状腺相关性眼病(thyroid-associated ophthalmopathy,TAO)。患者自诉眼内异物感、胀痛、畏光、流泪、复视、斜视、视力下降;检查见突眼,眼睑肿胀,结膜充血水肿,眼球活动受限。严重者眼球固定,眼睑闭合不全、角膜外露而形成角膜溃疡、全眼炎,甚至失明。眼眶 CT 发现眼外肌肿胀增粗。国际四个甲状腺学会联合提出了判断 GO 活动的评分方法(clinical activity score,CAS)。以下 7 项表现各为 1 分:①自发性球后疼痛;②眼球运动时疼痛;③眼睑充血;④结膜充血;⑤眼睑水肿;⑥眼部炎性反应;⑦结膜水肿。CAS 积分达到 3 分判断为疾病活动。积分越高,活动度越高。2016 年 GO 欧洲研究组(EUGOGO)提出新的 GO 病情严重度评估标准(表 9-2)。

表 9-2　Graves 眼病病情严重度评估标准(EUGOGO,2016 年)

类型	定义	标准
轻度	对日常生活影响轻微,一般不需要免疫抑制剂治疗或手术	具备以下 1 项或 1 项以上:眼睑回缩 <2mm;轻度软组织损害;眼球突出 < 正常上限的 3mm;无复视或间歇性复视(疲劳或醒来时);角膜暴露对润滑型眼药水有效
中重度	眼部症状影响生活,但不影响视力,需要免疫抑制剂治疗或手术	具备以下 2 项或 2 项以上:眼睑回缩 ≥ 2mm;中度或重度软组织损害;眼球突出 ≥ 正常上限的 3mm;非持续性复视(凝视时)或持续性复视(平时或阅读时)
极重度	威胁视力	视神经病变和 / 或角膜溃疡

知识点

Graves 病常合并多种体征

1. 甲状腺　Graves 病大多数患者有程度不等的甲状腺肿大。甲状腺肿为弥漫性,质地偏软或中等(病史较久或食用含碘食物较多者可坚韧),无压痛。甲状腺上下极可以触及震颤,闻及血管杂音。也有少数病例甲状腺不肿大;结节性甲状腺肿伴甲亢可触及呈结节性肿大的甲状腺;甲状腺自主性高功能腺瘤可扪及孤立结节。

2. 眼征　一类为单纯性突眼,病因与甲状腺毒症所致的交感神经兴奋性增高有关;另一类为浸润性突眼,病因与眶周组织的自身免疫炎症反应有关。单纯性突眼包括下述表现:①轻度突眼:突眼度不超过 18mm;② Stellwag 征:瞬目减少,炯炯发亮;③上睑挛缩,睑裂增宽;④ von Graefe 征:双眼向下看时,由于上眼睑不能随眼球下落,出现白色巩膜;⑤ Joffroy 征:眼球向上看时,前额皮肤不能皱起;⑥ Mobius 征:双眼看近物时,眼球辐辏不良。这些体征与甲状腺毒症导致的交感神经兴奋性增高有关。

3. 心血管系统　心率增快、心脏扩大、心律失常、心房颤动、脉压增大等。

4. 消化系统　可出现肠鸣音活跃等。

5. 皮肤　少数病例胫骨前皮肤可见黏液性水肿,也可合并白癜风。

3. **问诊的其他注意事项**　问诊时应注意既往史、个人史、家族史的收集。包括既往用药情况,是否有共患疾病,如垂体疾病、重症肌无力、白癜风、脱发、糖尿病等。Graves 病发病机制尚不明确,认为是遗传、自身免疫和环境因素共同致病。

4. **查体**　仔细查体,详细检查患者合并体征。

知识点

Graves 病的病因

Graves 病常合并多种自身免疫性疾病,病史采集时需要详尽追问。

1. 遗传免疫因素　与人白细胞抗原(human leukocyte antigen,HLA)异常表达有关,如 HLA-DR3。Graves 病患者或其家属常同时或先后发生其他自身免疫性甲状腺疾病,发生其他自身免疫性疾病者也较多见,如重症肌无力、1 型糖尿病、恶性贫血、萎缩性胃炎等。

2. 免疫系统异常　在遗传及外界环境共同作用下,自身免疫监视系统发生紊乱。免疫耐受、调节及识别功能减退,抑制性 T 淋巴细胞(Ts 细胞)功能缺陷,辅助性 T 淋巴细胞(Th 细胞)由于缺乏抑制作用而功能相对增强,刺激 B 淋巴细胞合成针对自身甲状腺抗原的抗体,最重要的是促甲状腺激素受体自身抗体(thyrotropin receptor autoantibody,TRAb)。TRAb 分为刺激性及抑制性两大类。①刺激性:促甲状腺激素受体刺激性抗体(thyroid stimulating hormone receptor-stimulating antibody,TSAb)或称甲状腺刺激免疫球蛋白(thyroid stimulus immunoglobulin,TSI),直接作用于甲状腺细胞膜上的 TSH 受体,通过腺苷酸环化酶信号系统和/或磷脂酰肌醇 -Ca^{2+} 级联反应通路刺激甲状腺细胞增生,分泌亢进,是 Graves 病的主要病因;②抑制性:甲状腺阻断抗体(TBAb):抑制 TSH 与其受体结合,并阻断 TSH 的作用。TSAb 与 TBAb 以其存在水平的差异、消长及其相互作用共同影响 Graves 病及其他甲状腺自身免疫病的临床及预后。

3. 其他　环境因素可能参与了 Graves 病的发生,细菌或病毒感染、精神创伤、应激等也与本病的发生发展密切相关。

5. 实验室检查

(1)血清 TSH 和甲状腺激素:敏感 TSH(sensitive TSH,sTSH)是国际上公认的诊断甲亢的首选指标,可作为单一指标进行甲亢筛查。一般甲亢患者 TSH<0.1mIU/L。但垂体性甲亢 TSH 不降低或升高。血清游离 T_4(FT_4)和游离 T_3(FT_3)水平不受甲状腺激素结合蛋白的影响,较总 T_4(TT_4)、总 T_3(TT_3)测定能更准确地反映甲状腺的功能状态。但是在不存在甲状腺结合蛋白影响因素情况下,仍然推荐测定 TT_3、TT_4。因为 TT_3、TT_4 指标稳定,可重复性好。目前测定 FT_3、FT_4 的方法都不是直接测定游离激素的水平。临床有影响甲状腺激素结合蛋白的因素存在时应测定 FT_3、FT_4,如妊娠、服用雌激素、肝病、肾病、低蛋白血症、使用糖皮质激素等。

(2)甲状腺自身抗体:TSAb 是 Graves 病的致病性抗体,该抗体阳性说明甲亢病因是 Graves 病。但是因为 TSAb 测定条件复杂,未能在临床广泛使用。一般都把 TRAb 阳性视为 TSAb 阳性。TSAb 也被作为判断 Graves 病预后和抗甲状腺药物停药的指标。TSAb 可以通过胎盘导致新生儿甲亢,所以对新生儿甲亢有预测作用。甲状腺过氧化物酶抗体(thyroid peroxidase antibody,TPOAb)和甲状腺球蛋白抗体(thyroglobulin antibody,TgAb)的阳性率在 Graves 病患者显著升高,是自身免疫病因的佐证。

(3)甲状腺摄 ^{131}I 功能试验:甲状腺 ^{131}I 摄取率已经被 sTSH 测定技术所取代,已不作为甲亢诊断的常规指标。甲状腺 ^{131}I 摄取率对甲状腺毒症的原因仍有鉴别意义。甲状腺功能本身亢进时,^{131}I 摄取率增高,摄取高峰前移(如 Graves 病、多结节性甲状腺肿伴甲亢等);破坏性甲状腺毒症时(如亚急性肉芽肿性甲状腺炎、静息性甲状腺炎等)^{131}I 摄取率降低。采取 ^{131}I 治疗甲亢时,计算 ^{131}I 放射剂量需要做本试验。

(4)甲状腺放射性核素扫描(ECT):主要用于对可触及的甲状腺结节性质的判定,对多结节性甲状腺肿伴甲亢和自主高功能腺瘤的诊断意义较大。

【问题 2】本病例如何进一步检查和明确诊断?

思路　该患者出现甲状腺功能亢进的临床表现和体征,进一步检查包括血 FT_3、FT_4、sTSH、TRAb 等。结果提示血 FT_3、FT_4 升高,sTSH 降低,TRAb 升高,可诊断为 Graves 病。

甲状腺毒症的诊断和鉴别诊断

甲状腺毒症的诊断:①临床高代谢的症状和体征。②甲状腺体征:甲状腺肿和/或甲状腺结节。少数病例无甲状腺体征。③血清激素:TT_4、FT_4、TT_3、FT_3增高,TSH降低,一般<0.1mIU/L。T_3型甲亢时仅有TT_3、FT_3升高。

Graves病的诊断标准:①甲状腺毒症的临床表现;②甲状腺弥漫性肿大(触诊和超声证实),少数病例可以无甲状腺肿大;③血清TSH浓度降低,甲状腺激素浓度升高;④眼球突出和其他浸润性眼征;⑤胫前黏液性水肿;⑥甲状腺TSH受体抗体(TRAb或TSAb)阳性。以上标准中,①②③项为诊断必备条件,④⑤⑥项为诊断辅助条件。临床也存在Graves病引起的亚临床甲亢。

鉴别诊断:有甲状腺毒症表现而^{131}I摄取率降低者是破坏性甲状腺毒症(例如亚急性肉芽肿性甲状腺炎)、碘甲亢和伪甲亢(外源性甲状腺激素摄入过多所致甲亢)的特征。典型亚急性肉芽肿性甲状腺炎患者常有发热、颈部疼痛,为自限性,早期血中TT_3、TT_4水平升高,^{131}I摄取率明显降低,即血清甲状腺激素升高与^{131}I摄取率减低的分离现象。在甲状腺毒症期过后可有一过性甲状腺功能减退症,然后甲状腺功能恢复正常。静息性甲状腺炎是自身免疫性甲状腺炎的一个亚型,大部分患者要经历一个由甲状腺毒症至甲减的过程,然后甲状腺功能恢复正常,甲状腺肿大不伴疼痛。如果怀疑服用过多甲状腺激素引起的甲状腺毒症时,则有使用甲状腺激素的病史,并可通过测定血中甲状腺球蛋白(thyroglobulin,Tg)进一步鉴别,外源甲状腺激素引起的甲状腺毒症Tg水平很低或测不出,而甲状腺炎时Tg水平明显升高。

少数Graves甲亢可以和桥本甲状腺炎并存,可称为桥本甲状腺炎合并Graves病,有典型甲亢的临床表现和实验室检查结果,血清TgAb和TPOAb高效价。甲状腺穿刺活检可见两种病变同时存在。当TSAb占优势时表现为Graves病;当TPOAb占优势时表现为桥本甲状腺炎和/或甲减。既往曾有桥本一过性甲状腺毒症的说法,指的是少数桥本甲状腺炎患者在早期因炎症破坏滤泡、甲状腺激素漏出而引起一过性甲状腺毒症,甲状腺毒症症状通常在短期内消失,但目前认为这类TPOAb升高的一过性甲状腺毒症实际为亚急性淋巴细胞性甲状腺炎。

【问题3】该患者如何治疗?

思路　一旦确诊甲亢和Graves病为其病因时,患者和医师面临着以下3种相对安全的初始治疗选择:^{131}I治疗(放射碘)、抗甲状腺药物(antithyroid drug,ATDs)或甲状腺切除术。在美国,医师最常选择放射碘治疗,但是近些年来选择该疗法的医师有所下降。而在我国、日本和英国等,更多医师倾向于ATD。Graves病患者随机使用上述三种方法治疗的长期获益是等同的。诊断一旦确立,医师和患者间需对治疗选择进行讨论,包括护理、获益、恢复的速度、缺点、潜在副作用和费用。医师要做的是基于良好临床判断为患者提供建议,而最后决定则需结合患者的个人价值观和偏好。

Graves甲状腺功能亢进症各种治疗方法适应证的特点

1. ATDs　患者缓解可能性较大(尤其是病情较轻的女性,甲状腺体积较小和TRAb阴性或低效价);老年患者有合并症手术风险增加或期望寿命有限;既往颈部手术或外照射治疗;无法行甲状腺大部分切除术患者;中到重度活动性GO;期望快速控制甲状腺功能者。

2. ^{131}I　计划妊娠的女性患者(假如甲状腺激素水平正常,放射碘治疗后4~6个月);外科手术风险较高患者;既往曾手术治疗或颈部外照射治疗;无经验丰富的甲状腺外科医师;ATD使用禁忌或ATD无法控制甲状腺功能到正常水平的患者。甲亢合并周期性麻痹、右心衰竭、肺动脉高压、充血性心力衰竭的患者也优先选择放射性碘治疗(radioiodine therapy,RAI)。

3. 外科手术　有压迫症状或甲状腺肿大明显的(≥80g);放射碘相对低摄取;证实或怀疑有甲状

腺恶性肿瘤(如细胞学检查怀疑或不能定性);大的无功能或低功能结节;合并甲状旁腺功能亢进需要手术治疗的;女性患者 4~6 个月内计划怀孕的(如在选择放射碘治疗后 4~6 个月内甲状腺激素无法恢复正常);中到重度活动性 GO。

知识点

Graves 甲状腺功能亢进症各种治疗方法禁忌证的特点

1. ATDs　存在长期 ATDs 治疗禁忌,如已知既往对 ATDs 有严重不良反应的。

2. ^{131}I 治疗　明确的禁忌证包括妊娠、哺乳期、合并或怀疑甲状腺癌、不能遵循放射安全指引的患者,计划在 4~6 个月内怀孕的女性患者。

3. 外科手术　那些能减低手术可能的实质性共存病如心肺疾病、晚期肿瘤或严重虚弱的患者,妊娠作为相对禁忌证,在需要快速控制甲状腺功能亢进症和抗甲状腺药物不能使用的情况下可行手术治疗。在早孕和晚孕期应避免甲状腺切除术,因为在早孕期麻醉药物可致胎儿畸形,晚孕期能增加早产风险;相对地,甲状腺切除术在中孕期后段相对安全(4.5%~5.5% 的早产可能)。

4. 影响患者治疗选择的因素

(1)ATDs:Graves 病患者选择 ATD 治疗因为缓解可能性较高或为避免终身使用甲状腺激素替代治疗、避免手术和放射线暴露,而在对 ATD 副作用及持续监测甲状腺功能、疾病复发可能方面要求较低。

(2)^{131}I 治疗:Graves 病患者会选择 ^{131}I 治疗可能是对甲亢的控制要求较高且为避免手术和抗甲状腺药物的副作用,而对终身使用甲状腺激素替代治疗、快速控制甲状腺功能亢进和 GO 恶化或进展的可能方面要求相对较低。

(3)外科手术:Graves 病患者选择手术治疗在快速和完全控制甲亢、避免放射线暴露和 ATDs 副作用方面要求较高,而在手术风险或终身使用甲状腺激素替代治疗方面要求较低。

Graves 病基础治疗包括注意休息,减少碘摄入量,补充足够热量和营养,包括糖、蛋白质和 B 族维生素。失眠可给镇静药。各种并发症及伴随病应给予相应处理。

1. **保守治疗**　①抗甲状腺药物;②锂制剂;③碘剂;④糖皮质激素;⑤β 受体阻滞剂。

(1)抗甲状腺药物:主要药物有甲巯咪唑(methimazole,MMI)、丙基硫氧嘧啶(propylthiouracil,PTU)。ATDs 治疗 Graves 病的缓解率为 30%~70%,平均 50%。Graves 病的 ATDs 治疗中应首选 MMI,但在妊娠前 16 周、甲状腺危象、对 MMI 治疗反应小且拒绝行放射碘或手术治疗的患者应考虑使用 PTU。MMI 与 PTU 的剂量换算一般为 1:(10~20)。MMI 建议每日单次给药,对症状较重、甲状腺功能指标较高的要求尽快控制生化指标的患者,每日 2 次可能会更有效。PTU 起始治疗时,要求每日 3 次,但是在维持量阶段,可以每日 2 次。建议根据患者诊断时的 FT_4 水平选择起始剂量(表 9-3)。

表 9-3　甲巯咪唑起始剂量推荐

FT_4 水平	甲巯咪唑剂量 /mg
正常上限 1~1.5 倍	5~10
正常上限 1.5~2 倍	10~20
正常上限 2 倍以上	30~40

当症状消失,血中甲状腺激素水平接近正常后逐渐减量。由于 T_4 的血浆半衰期 7d,加之甲状腺内储存的甲状腺激素释放约需要 2 周,所以 ATDs 开始发挥作用多在 4 周以后。减量时每 2~4 周减药一次,每次 MMI 减量 5~10mg/d、PTU 减量 50~100mg/d),减至最低有效剂量时维持治疗,MMI 为 5~10mg/d,PTU 为 50~100mg/d,总疗程一般为 1.0~1.5 年。儿童 Graves 病患者总疗程为 3 年。起始剂量、减量速度、维持剂量和总疗程均有个体差异,需要根据临床实际掌握。治疗中应当监测甲状腺激素的水平,不能用 TSH 作为治

疗目标。因为 TSH 的变化滞后于甲状腺激素水平。阻断-替代服药法（block-and-replace regimens）是指启动治疗时即采用足量 ATDs 和左甲状腺素并用。其优点是左甲状腺素维持循环甲状腺激素的足够浓度，同时使得足量 ATDs 发挥其免疫抑制作用。该疗法是否可以提高 ATDs 治疗的缓解率还有争议，且由于 ATDs 用量较大，带来副作用的风险也相对较高，故该服药法未被常规推荐使用。

停药时甲状腺明显缩小及 TSAb 阴性者，停药后复发率低；停药时甲状腺仍肿大或 TSAb 阳性者停药后复发率高。复发多发生在停药后 1 年内。在治疗过程中出现甲状腺功能低下或甲状腺明显增大时可酌情加用左甲状腺素或甲状腺片。

抗甲状腺药物的副作用是皮疹、皮肤瘙痒、白细胞减少症、粒细胞减少症、肝损害和血管炎等。MMI 的副作用是剂量依赖性的；PTU 的副作用则是非剂量依赖性的。两药的交叉反应发生率为 50%。皮疹和瘙痒的发生率为 10%。抗甲状腺药物导致的轻微皮肤反应可联用抗组胺药物，持续的轻微副作用则需考虑停用该药，并换成放射碘或手术治疗，或者在放射碘或手术治疗不可行时，可考虑改成另一种药物。出现严重的变态反应后不主张更换另一种药物。

发生白细胞减少（<4.0×10^9/L），通常不需要停药，减少抗甲状腺药物剂量，加用一般升白细胞药物，如维生素 B_4、鲨肝醇等。注意甲亢在病情还未被控制时也可以引起白细胞减少，所以应当在用药前常规检查白细胞数目作为对照。粒细胞缺乏症（外周血中性粒细胞绝对计数 <0.5×10^9/L）是 ATDs 的严重并发症。服用 MMI 和 PTU 发生的概率相等（约 0.3%）。老年患者发生本症的危险性增加。多数病例发生在 ATD 最初治疗的 2~3 个月或再次用药的 1~2 个月内，但也可发生在服药的任何时间。患者的主要临床表现是发热、咽痛、全身不适等，严重者出现败血症，死亡率较高。治疗中出现发热、咽痛均要立即检查白细胞，以及时发现粒细胞缺乏的发生。建议在治疗中应定期检查白细胞，若中性粒细胞计数 <1.5×10^9/L 应当立即停药。粒细胞集落刺激因子（granulocyte colony stimulating factor，G-CSF）可以促进骨髓恢复，但是对骨髓造血功能损伤严重的病例效果不佳。在一些情况下，糖皮质激素在粒细胞缺乏症时也可以使用。PTU 和 MMI 都可以引起本症，两者有交叉反应。所以其中一种药物引起本症，不要换用另外一种药物继续治疗。

在肝损害方面，MMI 主要引起胆汁淤积，肝细胞疾病较少见。PTU 主要导致肝细胞破坏，可引起致命性的暴发性肝坏死。2010 年 FDA 发布安全警告，指出有 32 例严重肝损害与 PTU 的使用有关，儿童较成人更容易出现暴发性肝坏死。肝转氨酶升高大于正常高限的 5 倍是选用 ATDs 治疗的禁忌证。在 ATDs 使用过程中，出现皮肤反应、黄疸、粪便颜色变浅、尿色加深、关节痛、腹痛或腹胀、食欲减退、恶心或疲乏时，应明确患者的肝功能和肝细胞完整性。常规的监测肝功能并不能预防严重肝毒性的发生，因此不推荐也不反对常规的肝功能检测。如转氨酶水平达到正常上限 3 倍（无论是在治疗初期、偶然发现或临床检查），需停用 PTU。在停药后，应每周监测肝功能。除了发生严重的 PTU 诱导的肝毒性，可考虑改用 MMI 以控制甲状腺毒症。

血管炎的副作用罕见。由 PTU 引起的多于 MMI。血清学检查符合药物性狼疮。抗中性粒细胞胞质抗体（antineutrophil cytoplasmic antibodies，ANCA）阳性的血管炎主要发生在亚洲患者，与服用 PTU 有关。多数患者无血管炎的临床表现。故有条件者在使用 PTU 治疗前应检查 ANCA，对长期使用 PTU 治疗者定期监测尿常规和 ANCA。

（2）锂制剂：碳酸锂（lithium carbonate）可以抑制甲状腺激素释放，也有抑制甲状腺激素合成的作用。与碘剂不同的是它不干扰甲状腺对放射碘的摄取。主要用于对 ATDs 和碘剂都过敏的患者，临时控制患者的甲状腺毒症。碳酸锂的这种抑制作用随时间延长而逐渐消失。剂量是 300~500mg，每 8h 1 次。锂制剂的不良反应较大，仅适用于短期治疗。

（3）碘剂：碘剂的主要作用是抑制甲状腺激素从甲状腺释放。适应证：①甲状腺次全切除的准备；②甲状腺危象；③严重的甲状腺毒症心脏病；④甲亢患者接受急诊外科手术。近来也有研究将碘剂联合 MMI 用于 Graves 病的常规治疗，结果发现 38mg 碘化钾联合 MMI 15mg 比单纯使用 30mg 具有更快地控制甲状腺功能的效果，且副作用更小。

（4）糖皮质激素：可以抑制甲状腺激素分泌和外周组织 T_4 转换为 T_3。PTU、碘剂和糖皮质激素三者同时给予严重的甲状腺毒症患者，可以使其血清 T_4 的水平在 24~48h 内恢复正常。本药主要用于甲状腺危象的抢救。

（5）β 受体阻滞剂：甲状腺激素可以增加肾上腺能受体的敏感性。本药的作用：①从受体部位阻断儿茶酚胺的作用,减轻甲状腺毒症的症状,在 ATDs 作用完全发挥以前控制甲状腺毒症的症状;②较大剂量的普萘洛尔具有抑制外周组织 T_4 转换为 T_3 的作用;③β 受体阻滞剂还可以通过独立的机制(非肾上腺能受体途径)阻断甲状腺激素对心肌的直接作用;④对严重心动过速导致的心功能不全有效。β 受体阻滞剂推荐在所有有症状的甲亢患者中使用,尤其是老年、静息心率在 90 次 /min 以上或伴有心血管疾病的患者。如果无法耐受或有明确 β 受体阻滞剂禁忌证,但又必须控制心率者,可以使用维拉帕米和地尔硫䓬。目前使用最广泛的β 受体阻滞剂是普萘洛尔,20~80mg/d,每 6~8h 1 次。哮喘和慢性阻塞性肺疾病禁用;甲亢妊娠女性患者慎用;心脏传导阻滞和充血性心力衰竭患者禁用。但是严重心动过速导致的心力衰竭可以使用。

2. 损毁性治疗

(1) ^{131}I 治疗: ^{131}I 治疗甲亢已有 60 多年的历史,现已是美国等治疗成人甲亢的首选疗法。^{131}I 治疗甲亢后的主要并发症是甲减。国外报道甲减的发生率每年增加 5%,5 年达到 30%,10 年达到 40%~70%。国内报道早期甲减发生率约 10%,晚期达 59.8%。核医学和内分泌学专家都一致认为,甲减是 ^{131}I 治疗甲亢难以避免的结果,选择 ^{131}I 治疗主要是要权衡甲亢与甲减后果的利弊关系。发生甲减后,可以用左甲状腺素(L-T_4)替代治疗,可使患者的甲状腺功能维持正常,患者可以正常生活、工作和学习,育龄期妇女可以妊娠和分娩。由于甲减并发症的发生率较高,在用 ^{131}I 治疗前需要患者知情并签字同意。医师应同时告知患者 ^{131}I 治疗后有关辐射防护的注意事项。

(2)甲状腺外科手术:手术治疗的治愈率 95% 左右,复发率为 0.6%~9.8%。手术的并发症:①永久性甲减;②甲状旁腺功能减退症;③喉返神经损伤。手术治疗一定要在患者的甲亢病情被控制的情况下进行。

3. 特殊伴发病或并发症治疗

(1)甲状腺危象治疗:β 受体阻滞剂、抗甲状腺药物、无机碘、激素、使用对乙酰氨基酚和冷却毯积极降温、容量复苏、呼吸支持和重症监护治疗病房的监护。

具体治疗:去除诱因。注意保证足够热量及液体补充,每日补充液体 3 000~6 000ml。高热者积极降温,必要时进行人工冬眠。有心力衰竭者使用洋地黄及利尿剂。优先使用 PTU,因为该药可以阻断外周组织中 T_4 向 T_3 转换。首剂 600mg 口服或经胃管注入,继之 200mg,每 8h 1 次;或 MMI 首剂 60mg 口服,继之 20mg,每 8h 1 次。使用抗甲状腺药物 1h 后使用碘剂,复方碘溶液(Lugol 液)5 滴,每 6h 1 次,或碘化钠 1.0g,溶于 500ml 液体中静脉滴注,第一个 24h 可用 1~3g。糖皮质激素如地塞米松 2mg,每 6~8h 静脉滴注 1 次;或氢化可的松 50~100mg,每 6~8h 静脉滴注 1 次。无心力衰竭者或者心脏泵衰竭被控制后可使用普萘洛尔 20~40mg,每 6h 1 次,有心脏泵衰竭者禁用。经上述治疗有效者病情在 1~2d 内明显改善,1 周内恢复,此后碘剂和糖皮质激素逐渐减量,直至停药。在上述常规治疗效果不满意时,可选用腹膜透析、血液透析或血浆置换等措施迅速降低血浆甲状腺激素浓度。

(2) GO 的治疗:GO 治疗的基础措施包括强制性戒烟;控制甲状腺功能并保持稳定;进行眼睛表面状况评估;使用具有保护性的人工泪液,必要时使用凝胶或眼膏等。

其次区分 GO 的严重程度。既往认为轻度 GO 不需要特殊治疗,但 2016 年 EUGOGO 指南提出对轻度、病程短的患者,给予 6 个月的硒制剂补充治疗。当硒制剂补充治疗无效或者疾病 QoL 评分恶化时,可考虑免疫抑制剂如糖皮质激素治疗。

中度和重度 GO 在上述治疗基础上强化治疗。治疗的效果要取决于疾病的活动程度。对于处于活动期的病例,例如疾病的急性期或新近发生的炎症、眼外肌障碍等,治疗效果尚可。相反对于长期病例、慢性突眼、稳定的复视治疗效果不佳。大剂量的静脉注射糖皮质激素可作为治疗中重度活动性 GO 的一线治疗方案。静脉注射甲泼尼龙初始剂量为每周 0.5g,6 周;然后每周 0.25g,6 周;总量为 4.5g。在更严重的情况下,可采用高剂量方案:初始剂量每周 0.75g,6 周;然后每周 0.5g,6 周,总量 7.5g。

在糖皮质激素使用期间,需要全面权衡药物的治疗作用和副作用,当副作用超过药物的治疗作用,临床医师应考虑选择其他治疗方案。①眶放射治疗:适应证与糖皮质激素治疗基本相同。有效率在 60%,对近期的软组织炎症和近期发生的眼肌功能障碍效果较好。糖尿病和高血压视网膜病变者是眶照射的禁忌证。②眶减压手术:目的是切除眶壁和 / 或球后纤维脂肪组织,增加眶容积。适应证包括视神经病变可能引起视力丧失;复发性眼球半脱位导致牵拉视神经可能引起视力丧失;严重眼球突出引起角膜损伤。并发症是手术可能引起复视或者加重复视,尤其在手术切除范围扩大者。③利妥昔单抗。④而眶周注射曲安奈德、其他免疫抑制剂(如环孢素)及免疫球蛋白也可作为某些特定情况下的治疗方案。

（3）妊娠期 Graves 病治疗：如在早孕期开始使用 ATDs，应选择 PTU，早孕期以后的药物选择应使用 MMI。ATDs 治疗妊娠期甲亢的目标是使用最小有效剂量的 ATDs，在尽可能短的时间内达到和维持血清 FT_4 在正常值的上限，避免 ATDs 通过胎盘影响胎儿的脑发育。起始剂量 MMI 10~20mg、每日 1 次或 PTU 50~100mg、3 次 /d 口服，监测甲状腺功能，及时减少药物剂量。治疗初期每 2~4 周检查甲状腺功能，以后延长至 4~6 周。由于合并左甲状腺素（L-T_4）后，控制甲亢 ATDs 的剂量需要增加，所以妊娠期间不主张合并使用 L-T_4。如果 ATDs 治疗效果不佳、对 ATDs 过敏，或者甲状腺肿大明显，需要大剂量 ATDs 才能控制甲亢时可以考虑手术治疗。手术时机一般选择在妊娠 4~6 个月。MMI 和 PTU 均通过乳汁低浓度排泌，欧美指南认为两种哺乳期均可使用且首选 MMI。但是 2018 年国家药品监督管理局（NMPA）明确禁止 MMI 用于哺乳期女性，因此哺乳期女性只能选用辅料中不含砷元素的 PTU。

（4）甲状腺毒症性心脏病治疗：① ATDs 治疗。立即给予足量抗甲状腺药物，控制甲状腺功能至正常。② ^{131}I 治疗。经 ATDs 控制甲状腺毒症症状后，尽早给予大剂量的 ^{131}I 破坏甲状腺组织。③ β 受体阻滞剂。普萘洛尔可以控制心动过速，也可以用于由于心动过速导致的心力衰竭；为了克服普萘洛尔引起的抑制心肌收缩的副作用，需要同时使用洋地黄制剂。④处理甲亢合并的充血性心力衰竭的措施与未合并甲亢者相同，但是纠正的难度加大，洋地黄的用量也要增加。⑤心房颤动可以被普萘洛尔和 / 或洋地黄制剂控制。控制甲亢后心房颤动仍持续存在，可施行电转律。

本例患者的治疗首先进行健康教育，嘱其规律饮食、避免暴饮暴食、减少辛辣食物、忌高碘饮食、规律就医用药，定期随访调整治疗方案。MMI 10mg，3 次 /d；盐酸普萘洛尔 10mg，3 次 /d。开始 3 个月每月坚持随访复查甲状腺功能、血常规，后根据甲状腺功能稳定程度由诊治医师决定随访间隔时间。若出现发热、过敏等不适症状应立即就诊。

【问题 4】如何做好患者的随访工作和并发症处置？

思路　告知患者甲亢及其并发症的危害性，治疗药物的副作用，必须坚持定期随访，调整用药。

1. ATDs 治疗随访监测

（1）ATDs 治疗期间如有发热和咽炎，应进行白细胞分类计数。

（2）由于两类药物存在交叉反应，ATDs 治疗期间若发生严重副作用，禁止进行药物间互换治疗。

（3）服用 PTU 的患者若出现皮疹、黄疸、浅色便或深色尿、关节疼痛、腹痛或腹胀、厌食、恶心、疲乏等症状需检测肝功能和肝细胞完整性。

（4）常规监测肝功能有助于防止严重肝脏毒性。转氨酶超过正常值上限 2~3 倍且 1 周内复查没有改善者应停用 PTU，其后每周监测肝功能，无明显好转者尽快转消化科或肝病科诊治。

（5）变态反应的处理：轻微的皮肤反应可以加用抗组胺药物处理，而不必停用 ATDs。若该皮肤反应持续存在，应停止 ATDs 治疗，改用 ^{131}I、手术或另一种 ATDs 治疗。严重变态反应者，不建议 ATDs 转换治疗。

2. ^{131}I 治疗随访监测

（1）^{131}I 治疗后 1~2 个月的随访应包括 FT_4 和 FT_3 的测定。若患者甲状腺毒症持续，应每隔 4~6 周进行生化监测。

（2）应根据甲状腺功能决定甲状腺素替代的时机和剂量，以避免显性甲减（尤其是活动性 GO 患者）。甲状腺功能达到正常后，建议终身检测甲状腺功能（每年 1 次）。

（3）谨慎解释 TSH，建议与 FT_4 和 TT_3 联合测定。

3. 再次选择 ^{131}I 治疗

（1）在 ^{131}I 治疗 6 个月后甲亢持续存在或治疗 3 个月后治疗反应微弱，建议再次进行 ^{131}I 治疗。

（2）治疗反应可以通过临床症状和体征、甲状腺大小和功能等进行评估。

（3）少数经多次 ^{131}I 治疗无效的患者可以考虑手术治疗。

【问题 5】医患沟通要点是什么？

思路　告知患者甲亢及其并发症的危害；强调生活方式改变对治疗的重要性；详细交代不同治疗措施的利弊，根据患者意愿及自身情况选择治疗方案；叮嘱定期随访和治疗方案的重要性。

【问题 6】住院患者出院医嘱中应注意的事项？

思路

1. 忌高碘饮食，避免剧烈运动及暴饮暴食。

2. 坚持规律用药,定期随访。

3. 定期监测血常规、甲状腺功能、TRAb 等指标。

【问题 7】口服药物治疗 Graves 病患者,停药后复发该如何处理?

思路

1. 放射碘治疗或手术治疗。

2. 长时间的小剂量 MMI 治疗。

(陈　兵)

推荐阅读资料

[1] 葛均波,徐永健.内科学.8 版.北京:人民卫生出版社,2013.

[2] 刘志民,冯晓云,邹俊杰.甲状腺功能亢进症.北京:中国医药科技出版社,2013.

[3] 向光大.临床甲状腺病学.北京:人民卫生出版社,2013.

[4] ROSS D S, BURCH H B, COOPER D S, et al. 2016 American Thyroid Association Guidelines for diagnosis and management of hyperthyroidism and other causes of thyrotoxicosis. Thyroid, 2016, 26 (10): 1343-1421.

[5] 宁光.内分泌学高级教程.北京:中华医学电子音像出版社,2016.

[6] ALEXANDER E K, PEARCE E N, BRENT G A, et al. 2017 Guidelines of the American Thyroid Association for the diagnosis and management of thyroid disease during pregnancy and the postpartum. Thyroid, 2017, 27 (3): 315-389.

[7] 中华医学会内分泌学分会,中华医学会围产医学分会.妊娠和产后甲状腺疾病诊治指南.中华内分泌代谢杂志,2012, 28 (5): 354-371.

[8] BARTALENA L, BALDESCHI L, BOBORIDIS K, et al. The 2016 European Thyroid Association/European Group on Graves' Orbitopathy Guidelines for the Management of Graves' Orbitopathy. Eur Thyroid J, 2016, 5 (1): 9-26.

[9] KAHALY G J, BARTALENA L, HEGEDÜS L, et al. 2018 European Thyroid Association Guideline for the Management of Graves' Hyperthyroidism. Eur Thyroid J, 2018, 7 (4): 167-186.

第十章 甲状腺功能减退症

甲状腺功能减退症(hypothyroidism),简称甲减,是由于甲状腺激素合成和分泌减少或组织作用减弱导致的全身代谢减低综合征。按起病年龄可分为 3 型:功能减退始于胎儿或新生儿者,称克汀病或呆小症;起病于青春期发育前儿童者,称幼年型甲减;起病于成人者,为成人甲减,病情严重者可引起黏液性水肿,进一步发展可引起黏液性水肿昏迷(myxedema coma)。按发病部位可分为原发性(甲状腺性)甲减;继发性(中枢性)甲减;下丘脑性甲减;消耗性甲减和甲状腺激素不敏感综合征(RTH)。临床上主要分为显性甲减(overt hypothyroidism)和亚临床甲减(subclinical hypothyroidism)。随着第三代促甲状腺激素(thyrotropin,thyroid stimulating hormone,TSH)检测方法的普及,亚临床甲减的检出率得到很大程度的提高,其特点是血清甲状腺激素水平正常而 TSH 水平升高。

临床病例

患者,女性,63 岁,农民,已婚,因"渐进性畏寒、乏力 3 年,食欲不振伴颜面水肿 1 个月"就诊。患者于 3 年前无明显诱因出现畏寒、乏力,尤以体力活动时明显,此症状逐渐加重,渐出现反应迟缓,记忆力减退,皮肤少汗、粗糙、脱屑等。近 1 个月来,患者自觉症状较前加重,并出现颜面水肿、嗜睡、食欲不振,间断心悸、气短等不适。

既往体健,2-0-0-2,产后有乳汁分泌和月经来潮,48 岁绝经。家族中无遗传性疾病史。

查体:体温 36.5℃,心率 67 次/min,呼吸 19 次/min,血压 112/75mmHg,颜面水肿,面色苍白,表情淡漠,言语缓慢,声音嘶哑,皮肤粗糙、无汗、弹性较差,有脱屑,睑结膜苍白,甲状腺Ⅱ度肿大,未闻及血管杂音,双肺未闻及干湿啰音,心率 67 次/min,节律规整,心音低钝,腹部检查无阳性体征,双下肢非指凹性水肿。

辅助检查:血常规,红细胞计数 4.57×10^{12}/L,血红蛋白 93g/L。甲状腺功能检查,FT_3 2.16pmol/L(正常值 2.76~6.45pmol/L),FT_4 4.70pmol/L(正常值 8.75~22.00pmol/L),TT_3 1.1nmol/L(正常值 1.5~3.2nmol/L),TT_4 40nmol/L(正常值 69~146nmol/L),TSH 18mIU/L(正常值 0.35~4.31mIU/L),甲状腺过氧化物酶抗体(thyroid peroxidase antibody,TPOAb)70IU/ml(0~35IU/ml),甲状腺球蛋白抗体 37IU/ml(0~40IU/ml)。血脂测定:总胆固醇 6.20mmol/L(正常值 3.1~5.2mmol/L),低密度脂蛋白 4.62mmol/L(正常值 2.07~3.37mmol/L),甘油三酯 8.62mmol/L(正常值 0.56~1.7mmol/L)。

【问题 1】通过上述病史、体格检查及实验室检查,该患者最可能的诊断是什么?

根据患者的临床表现、查体及辅助检查 FT_3、FT_4、TT_3、TT_4 下降,TSH、TPOAb 和血脂增高,考虑桥本甲状腺炎甲状腺功能减退症。

思路

1. **现病史** 老年女性,起病隐匿,病程迁延,初期缺少特异性症状,逐渐进展可出现低代谢综合征的表现:畏寒、倦怠、乏力、行动迟缓、嗜睡、健忘等,随着疾病进展,可出现黏液性水肿面容,同时可出现各脏器改变:①皮肤苍白、粗糙、少光泽、多鳞屑和角化,指甲生长迟缓、厚脆、表面常有裂纹、毛发稀少、干枯、无光泽、眉毛稀疏,男性胡须生长缓慢,腋毛和阴毛脱落;②肌肉松弛无力或暂时性强直、痉挛、疼痛,关节疼痛;③心血管系统:心动过缓,心音低钝,血压偏低,脉压减小;④消化系统:食欲减退,腹胀,便秘;⑤生殖系统:性欲减退,男性勃起功能障碍,育龄期女性月经紊乱,不孕。该患者具有多种上述临床表现。

原发性甲状腺功能减退症的流行病学

甲减的患病率与 TSH 诊断切点值、年龄、性别、种族、地域等因素有关。国外报告甲减的患病率在 5%~10%，亚临床甲减患病率高于临床甲减。根据 2010 年我国十城市甲状腺疾病患病率调查，以 TSH>4.2mIU/L 为诊断切点，甲减的患病率为 17.8%，其中亚临床甲减患病率为 16.7%，临床甲减患病率为 1.1%。女性患病率高于男性，随年龄增长患病率升高。我国甲减年发病率为 2.9‰。

2. 病因及诱因　甲减病因复杂，以原发性甲减最多见，约占全部甲减的 99%，其中自身免疫、甲状腺手术和甲亢 ^{131}I 治疗三大原因占 90% 以上。该患者甲状腺激素（FT_3、FT_4、TT_3、TT_4）水平下降，TSH 和 TPOAb 水平升高，考虑桥本甲状腺炎引起的原发性甲减。

甲状腺功能减退症的临床表现

症状表现主要以代谢率减低和交感神经兴奋性下降为主，还可影响到皮肤及其附件、眼部、口咽部、甲状腺、呼吸系统、血液系统、泌尿系统、神经系统、心血管系统、消化系统、生殖系统、骨骼肌系统及代谢异常，如低血糖、高脂血症。

3. 通过询问病史，查体及辅助检查，明确是否存在甲减的特殊临床表现，如甲状腺功能减退性心脏病、阻塞型睡眠呼吸暂停低通气综合征（obstructive sleep apnea hypopnea syndrome，OSAHS）、浆膜腔积液、腺垂体增生肥大、黏液性水肿昏迷等。

甲状腺功能减退症的特殊临床表现

1. 甲状腺功能减退性心脏病　甲减患者可伴有心脏病变或心包积液。患者心脏增大，射血分数下降，临床表现为心率缓慢，心音低钝，心界扩大。合并大量心包积液者心脏听诊有明显的心音低钝，心电图可见肢体导联低电压，窦性心动过缓，ST-T 改变，期前收缩，房室传导阻滞及左束支传导阻滞等。

2. 阻塞型睡眠呼吸暂停低通气综合征　多发生于较严重的甲减患者，由于黏液性水肿使得上呼吸道阻塞、气道狭窄而发生，经替代治疗纠正甲减后，多数睡眠呼吸暂停患者可显著改善或消失。

3. 浆膜腔积液　甲减患者可出现浆膜腔积液，以腹腔积液（腹水）最多见。还可见于心包腔、胸腔及关节腔。可单发，也可表现为多浆膜腔积液。因甲减患者浆膜腔积液中有较高的蛋白质、胆固醇等成分，故常规利尿治疗效果差，吸收缓慢。在甲状腺激素治疗使患者甲状腺功能恢复正常后，浆膜腔积液可逐渐吸收。

4. 垂体增大　甲状腺功能低下时，外周血中 T_3、T_4 水平降低，可反馈性兴奋腺垂体合成和分泌 TSH 的细胞，使其代偿性增生肥大，另外，由于甲状腺功能减退时，刺激下丘脑分泌 TRH 增多，TRH 使垂体细胞增生，从而出现垂体增大，增生明显时可压迫视神经造成视野缺损。经有效的甲状腺激素替代治疗后，增大的垂体可以明显缩小或恢复正常。

5. 黏液性水肿昏迷　又称甲减危象（hypothyroid crisis），是甲减患者严重的并发症，病死率可达 20% 以上，常见的诱因有各种感染、应激状态、使用麻醉、镇静剂及低温、寒冷环境等。在原有甲减症状的基础上，出现低体温、低血压、低血糖，甚至昏迷，可伴有低血钠及水中毒，呼吸抑制。一旦明确诊断，应立即给予紧急抢救措施。在常规治疗的基础上，尽快补充甲状腺激素及糖皮质激素，根据病情需要，还可静脉注射 L- 三碘甲腺原氨酸钠盐（L-T_3）。

4. 注意询问病史、查体及相关检查,作出相应的鉴别诊断,包括低 T_3 综合征,甲减病因的鉴别等。

知识点

甲状腺功能减退症的鉴别诊断

1. **低 T_3 综合征**　也称为甲状腺功能正常的病态综合征(euthyroid sick syndrome,ESS),指非甲状腺疾病原因引起的低 T_3 血症。在严重的全身性疾病时常有血清 TT_3、FT_3 水平减低,血清反 T_3(rT_3)增高,血清 TT_4、FT_4、TSH 水平正常。

2. **原发性肾上腺皮质功能减退症**　可有乏力、淡漠等临床表现,低钠症状,血清皮质醇水平降低,促肾上腺皮质激素(corticotropin,adrenocorticotrophic hormone,ACTH)增高。

3. **甲状腺功能减退症的病因鉴别**

(1) 原发性甲减:主要原因包括桥本甲状腺炎、抗甲状腺药物治疗、亚急性甲状腺炎、纤维性甲状腺炎(Riedle 病)、产后甲状腺炎、碘缺乏或碘过多、甲状腺切除术后、甲状腺放射性碘治疗后、甲状腺部位外照射治疗后等。

(2) 继发性甲减:又称中枢性甲减,多见于腺垂体功能减退症,如西蒙及席汉氏综合征,垂体的炎症性疾病及垂体肿瘤。

(3) 下丘脑性甲减:多由下丘脑肿瘤、慢性炎症、嗜酸性肉芽肿、头部放疗或颅脑手术引起。

(4) 消耗性甲减:因 D3 代偿性活性增加而致甲状腺素(T_4)灭活过多所致,如:血管瘤、血管内皮瘤病等。

(5) 甲状腺激素不敏感综合征(RTH):包括全身型(GRTH)及选择性外周型(perRTH)。

4. **甲减**　常见症状的鉴别主要包括水肿、贫血、高血压及浆膜腔积液等。

5. **检测指标**　原发性甲减除详细询问病史及查体外,甲状腺功能的测定不可或缺。

(1) 甲状腺激素的测定:血清总 T_3(TT_3)、总 T_4(TT_4)、游离 T_3(FT_3)、游离 T_4(FT_4)及反 T_3(rT_3)水平降低,其中以 FT_4 变化最敏感,其次是 TT_4 变化。

(2) TSH 测定:原发性甲减患者 TSH 升高为最早的改变,随着第三代 TSH 检测技术的普及,TSH 测定已成为原发性甲减特别是亚临床甲减最灵敏、最特异的检测手段。

【问题 2】该患者是否能明确诊断? 还需要进行哪些相关检查? 是否能明确诊断为甲状腺功能减退症?

思路　该患者有较为典型的临床症状及体征,甲状腺功能检查 TT_3、FT_3、TT_4、FT_4 水平下降,TSH升高,可明确原发性甲减的诊断;TPOAb 明显升高,考虑由桥本甲状腺炎引起。可参考甲减诊治流程(图 10-1)。

患者还需进行如下相关检查:

1. **血常规**　甲减患者血红蛋白和红细胞多有不同程度的降低,由于甲状腺激素不足,影响促红细胞生成素合成,骨髓造血功能减低,可致轻、中度正细胞正色素性贫血。

2. **血生化检查**　血糖正常或偏低,心肌酶 AST、LDH、CPK、CK-MB 等均可升高。血脂成分中,甘油三酯、总胆固醇、低密度脂蛋白胆固醇及载脂蛋白均可升高。

3. **甲状腺摄碘功能测定**　一般均有不同程度的降低。

4. **心电图及超声心动图**　心电图表现为低电压、窦性心动过缓、PR 间期延长、T 波低平,可有房室传导阻滞及束支传导阻滞。超声心动图示室间隔不对称性肥厚,心脏收缩间期,尤其射血前间期明显延长,并可显示心包积液及其程度。

5. **影像学检查**　①甲状腺超声:如发现甲状腺结节,可以辨别囊实性结节,一般无病因诊断意义;②甲状腺核素扫描:可较好的观察甲状腺核素分布情况,对异位甲状腺有确诊价值;③ CT 或 MRI:原发性甲减不需常规检查,对继发性甲减及下丘脑性甲减有明确病因诊断的价值。

6. **甲状腺穿刺病理学**　通过组织学和细胞学检查,对甲减的诊断有一定的参考价值,尤其是诊断桥本甲状腺炎和亚急性甲状腺炎有较大价值。

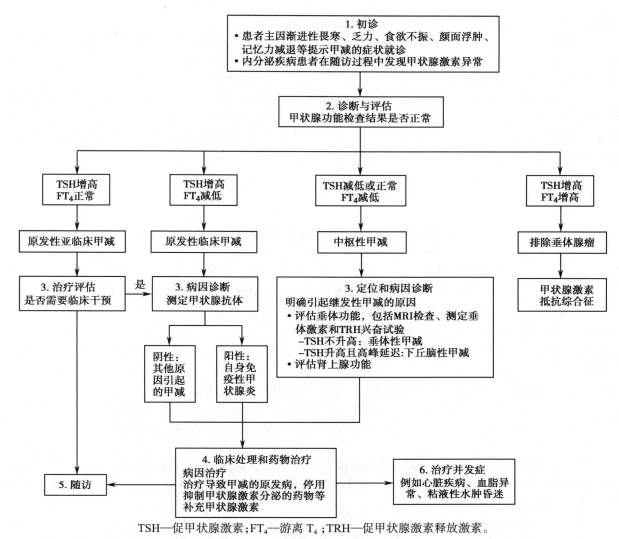

TSH—促甲状腺激素;FT$_4$—游离 T$_4$;TRH—促甲状腺激素释放激素。

图 10-1　甲状腺功能减退症诊治流程

知识点

亚临床甲减

2010 年中国 10 个城市流行病学调查显示,我国成人亚临床甲减患病率为 16.7%,女性多见,且患病率随年龄增长而增高。亚临床甲减通常缺乏明显的临床症状和体征。诊断主要依赖实验室检查。需 2~3 个月重复测定血清 TSH 及 FT$_4$、TT$_4$ 水平,TSH 升高且 FT$_4$、TT$_4$ 正常,方可诊断亚临床甲减。

亚临床甲减的主要危害:①发展为临床甲减;②血脂代谢异常及其导致的动脉粥样硬化;③妊娠期亚临床甲减可能影响后代的神经智力。根据 TSH 水平,亚临床甲减可分为两类:轻度亚临床甲减(TSH<10mIU/L)和重度亚临床甲减(TSH ≥ 10mIU/L)。轻度亚临床甲减患者,如果伴甲减症状、TPOAb 阳性、血脂异常或动脉粥样硬化性疾病,应予左甲状腺素(L-T$_4$)治疗。重度亚临床甲减患者,主张给予 L-T$_4$ 替代治疗。治疗的目标和方法与临床甲减一致。

【问题3】该患者应如何治疗?

思路　原发性甲减的治疗包括:

1. 一般治疗及对症治疗　甲减患者应注意休息,避免过度紧张、劳累,给予高蛋白、高热量饮食,有贫血的患者应抗贫血治疗,给予补充铁剂、叶酸及维生素 B_{12} 等。

2. 病因治疗　大多数甲减缺乏有效的针对病因治疗方法。对于缺碘引发的甲减需要及时补充碘制剂,药物所致者宜停用相关药品,对甲亢治疗过程中抗甲状腺药物所致甲减,应及时减量,甚至暂时停用抗甲状腺药物,必要时加用左甲状腺素。

3. 甲状腺激素的替代治疗　$L-T_4$ 是甲减的主要替代治疗药物。成年甲减患者的 $L-T_4$ 替代剂量为每日 $50\sim200\mu g$,平均每日 $125\mu g$,或每日每千克体重 $1.6\sim1.8\mu g$;儿童需要较高的剂量,约每日每千克体重 $2.0\mu g$;老年患者则需较低的剂量,约每日每千克体重 $1.0\mu g$;妊娠时的替代剂量需要增 $30\%\sim50\%$;甲状腺癌术后的患者需要剂量约每日每千克体重 $2.2\mu g$,以抑制 TSH 到防止肿瘤复发需要的水平。

知识点

原发性甲状腺功能减退症甲状腺激素治疗要点

1. 甲状腺激素替代治疗起始及随后增加剂量均有可能诱发心脏病,故应从小剂量开始,伴有甲状腺功能减退性心脏病的高龄患者更应慎重,以免发生心律失常、心绞痛,甚至心肌梗死。

2. $L-T_4$ 的起始剂量和达到完全替代剂量所需的时间要根据病情、年龄、体重及心脏功能状态确定,要个体化。<50 岁、既往无心脏病史患者可以尽快达到完全替代剂量;>50 岁患者服用 $L-T_4$ 前要常规检查心脏功能状态,一般从每日 $25\sim50\mu g$ 开始,每日 1 次口服,每 $1\sim2$ 周复查,每次增加 $25\mu g$,直至达到治疗目标。患缺血性心脏病者起始剂量宜小,调整剂量宜慢,防止诱发和加重心脏病。

3. 替代治疗的目标是甲减的症状和体征消失,血清 TSH 和 TT_4、FT_4 水平维持在正常范围。

4. $L-T_4$ 的服药方法首选早饭前 1h,与其他药物和某些食物的服用间隔应当在 4h 以上。因为有些药物和食物会影响 T_4 的吸收和代谢,如氢氧化铝、碳酸钙、苯巴比妥、卡马西平、胺碘酮等。

该患者明确诊断后,嘱其休息静养,避免重体力活动,预防各种感染与应激状态,进食高蛋白质、高热量饮食。替代药物选用 $L-T_4$,一次 $25\mu g$,1 次 /d,首选早饭前 1h 服用,根据临床症状缓解情况及血清 TSH 和 TT_4、FT_4 水平决定药物剂量调整。

【问题 4】如何做好患者的随访工作?

思路　该患者应于开始 L-T4 替代治疗后,每 $2\sim4$ 周门诊复诊,根据临床症状缓解情况及血清 TSH 和 TT_4、FT_4 水平,适时、适量调整 $L-T_4$ 用量。直至临床症状缓解及甲状腺功能恢复正常后以该剂量长期维持替代治疗,每年复诊 $1\sim2$ 次,根据 TSH 水平微调 $L-T_4$ 用量。

【问题 5】医患沟通要点是什么?

思路　向患者详细介绍甲减的特点及生活方式,$L-T_4$ 替代治疗的必要性及注意事项。同时避免患者出现悲观情绪,甲减虽有可能是终生疾病,需长期药物治疗,但如按时就诊、规律服药,几乎不影响患者的预期寿命和生活质量,医患的良好配合,将使疾病得到良好的控制。

知识点

妊娠期甲状腺功能减退症的诊断和治疗

妊娠期临床甲减损害后代的神经智力发育,增加早产、流产、低体重儿、死胎和妊娠高血压等风险,必须给予治疗。需要根据妊娠特异性 TSH 和 FT_4 参考范围诊断妊娠期甲减和亚临床甲减,$L-T_4$ 是首选替代药物。妊娠期诊断的临床甲减应立即 $L-T_4$ 足量治疗,使 TSH 尽快达标。

既往患有甲减或亚临床甲减的育龄期妇女计划妊娠,需要调整 $L-T_4$ 剂量,使 TSH 在正常范围、最好 TSH<2.5mIU/L 再妊娠。既往患有甲减的妇女一旦怀孕,应立即就诊检测甲状腺功能和自身抗体,根据 TSH 水平调整 $L-T_4$ 剂量。如果不能就诊,可以自行增加原有 $L-T_4$ 剂量的 $25\%\sim30\%$,以使妊娠早期 TSH $0.1\sim2.5mIU/L$、妊娠中期 TSH $0.2\sim3.0mIU/L$、妊娠晚期 $0.3\sim3.0mIU/L$ 及血清 FT_4、TT_4 处于妊

娠期特异正常值范围。妊娠期诊断的临床甲减,L-T$_4$替代剂量要高于非妊娠妇女,为每日每千克体重2.0~2.4μg,足量起始或尽快达到治疗剂量。妊娠期诊断的亚临床甲减,TSH> 正常参考范围上限,不考虑 TPOAb 是否阳性,应开始使用 L-T$_4$ 治疗。

临床甲减患者产后 L-T$_4$ 剂量恢复到妊娠前水平,妊娠期诊断的亚临床甲减患者产后可以停用 L-T$_4$,均需在产后 6 周复查甲状腺功能及抗体各项指标,以调整 L-T$_4$ 剂量。产后哺乳的甲减和亚临床甲减的患者可以服用 L-T$_4$,根据一般人群 TSH 和 FT$_4$ 参考范围调整 L-T$_4$ 剂量。

【问题6】容易发生的错误是什么?

思路

1. 甲减因起病隐匿,病程迁延,初期缺少特异性症状易被漏诊或误诊为其他疾病。

2. 在甲状腺激素替代治疗的过程中,患者可能因临床症状消失误认为该疾病已治愈,而自行停药。

3. 甲减患者合并其他疾病如各种感染时,自行减药或停药。

【问题7】住院患者出院医嘱中应注意的事项有哪些?

思路　如患者出现低体温、意识淡漠、电解质紊乱、甲减性心脏病或黏液性水肿昏迷时需要住院治疗。经综合治疗病情平稳出院后,嘱其注意休息、避免过度劳累,进食高蛋白、高热量饮食,预防各种感染,定时服用甲状腺激素长期替代治疗。每年坚持复诊 1~2 次。

(张力辉)

推荐阅读资料

[1] 葛均波,徐永健,王辰.内科学.9 版.北京:人民卫生出版社,2018.

[2] 向红丁.威廉姆斯内分泌学.11 版.北京:人民军医出版社,2011.

[3] 陈家伦.临床内分泌学.上海:上海科学技术出版社,2011.

[4] 潘长玉.Joslin 糖尿病学.14 版.北京:人民卫生出版社,2007.

[5] 林果为,王吉耀,葛均波.实用内科学.15 版.北京:人民卫生出版社.2017.

[6] 中华医学会内分泌学分会编写组.成人甲状腺功能减退症诊治指南.中华内分泌代谢杂志,2017, 33 (2): 168-180.

[7] SHAN Z, CHEN L, LIAN X, et al. Iodine status and prevalence of thyroid disorders after introduction of mandatory universal salt iodization for 16 years in China: A cross-sectional study in 10 cities. Thyroid, 2016, 26 (8): 1125-1130.

[8] JONKLAAS J, BIANCO A C, BAUER A J, et al. Guidelines for the treatment of hypothyroidism: prepared by the american thyroid association task force on thyroid hormone replacement. Thyroid, 2014, 24 (12): 1670-1751.

[9] MARAKA S, OSPINA N M, O'KEEFFE D T, et al. Subclinical hypothyroidism in pregnancy: A systematic review and meta-analysis. Thyroid, 2016, 26 (4): 580-590.

第十一章 甲状腺炎

甲状腺炎（thyroiditis）是由于不同的病因和病理改变而导致甲状腺组织发生的暴发性、急性、亚急性及慢性炎症。暴发性甲状腺炎常见于外伤等；急性甲状腺炎多因化脓性细菌经血行或邻近感染蔓延至甲状腺或因放射性治疗后造成的物理损伤所致；亚急性甲状腺炎又称亚急性肉芽肿性甲状腺炎，是一种与病毒感染有关的自限性甲状腺炎；自身免疫性甲状腺炎是与甲状腺自身免疫有关，但目前病因尚未完全明了的一组甲状腺炎症疾病，主要包括亚急性淋巴细胞性甲状腺炎及慢性淋巴细胞性甲状腺炎。

临床病例

患者，女性，33岁。因"间断颈部疼痛、肿胀2个月"就诊。

患者2个月前"感冒"后出现颈部疼痛、肿胀，疼痛可向耳部、下颌部放射，吞咽时疼痛加剧，伴心悸、多汗，就诊于当地医院，行甲状腺功能检查提示：游离T_3（FT_3）7.76ng/L（正常值1.8~4.2pg/ml），FT_4 2.72ng/dl（正常值0.89~1.76ng/dl），促甲状腺激素（thyrotropin，thyroid stimulating hormone，TSH）0.019μIU/ml（正常值0.4~4μIU/ml），甲状腺过氧化物酶抗体（thyroid peroxidase antibody，TPOAb）92.33IU/ml（正常值0~34IU/ml），血沉81mm/h（正常值0~20mm/h）。血细胞分析提示：白细胞计数8.4×10^9/L（正常值4×10^9/L~10×10^9/L），中性粒细胞百分比56.4%（正常值50%~70%）。甲状腺超声提示双侧甲状腺增大，局部呈片状低回声。考虑诊断为"亚急性甲状腺炎"。

给予口服"泼尼松片10mg/次，3次/d"，用药3d后自觉颈部不适症状明显减轻，2周后复查甲状腺功能FT_3 3ng/L，FT_4 1.86ng/dl，TSH 0.010μIU/ml，TPOAb 87.59IU/ml，血沉8mm/h。期间患者未遵医嘱规律服药，并于服药2周后自行停药。半月前再次出现颈部疼痛、肿胀，为求进一步诊治就诊于本院门诊。

自发病以来，精神、食欲、睡眠欠佳，大小便正常，体重未见明显变化。既往3年前孕10周时自然流产。个人史、家族史无异常。查体：体温36.8℃，脉搏90次/min，呼吸21次/min，血压118/76mmHg。甲状腺左叶Ⅱ度肿大，有压痛，质中。甲状腺右叶Ⅰ度肿大，无压痛，质中。双侧甲状腺未及震颤及血管杂音。

【问题1】根据上述问诊及查体，该患者最可能的诊断是什么？

根据该患者现病史、既往史、查体及辅助检查，初步诊断是亚急性甲状腺炎。

思路

1. **现病史** 育龄女性，颈部疼痛，甲状腺毒症，血沉明显增快，糖皮质激素治疗显效。

2. **病因及诱因** 亚急性甲状腺炎目前认为是由病毒感染或与病毒有关的自身免疫性疾病所引发。该患者在患病前有上呼吸道感染症状。

知识点

亚急性甲状腺炎的病因

1. **病毒感染** 为亚急性甲状腺炎最主要的病因，在发病前1~3周常有病毒感染史，患病期间血清中某些病毒（包括柯萨奇病毒、腮腺炎病毒、流感病毒、腺病毒等）抗体的效价升高。

2. **遗传因素** 遗传因素可能参与发病，多项报道显示人类白细胞抗原（human leucocyte antigen，HLA）-B35阳性者易感性高。

3. **免疫因素** 各种抗甲状腺自身抗体在疾病活动期可以增高，疾病缓解后这些抗体消失，可能继发于甲状腺滤泡破坏后的抗原释放。

3. 临床表现 了解起病情况与患病时间,全身症状及局部症状的特点,有无伴随症状。

知识点

亚急性甲状腺炎的临床表现

典型者整个病期可分为早期伴甲状腺毒症,中期伴甲状腺功能减退症以及恢复期三期。

1. 早期 起病多急骤,有发热,伴畏寒、寒战、疲乏无力和食欲不振。最为特征性的表现为甲状腺部位的疼痛和压痛,常向颌下、耳后或颈部等处放射,咀嚼和吞咽时疼痛加重。甲状腺病变范围不一,可先从一叶开始,逐渐扩大或转移到另一叶,或始终限于一叶。病变腺体肿大,压痛显著。病变广泛时,甲状腺滤泡内的甲状腺激素以及非激素碘化蛋白质一过性大量释放入血,因而可伴有甲亢的常见表现,但因为甲状腺破坏,所以摄碘率降低(分离现象)。

2. 中期 当甲状腺滤泡内甲状腺激素由于感染破坏而发生耗竭,甲状腺实质细胞尚未修复前,血清甲状腺激素浓度可降至甲状腺功能减退水平,临床上也可转变为甲状腺功能减退(简称甲减)表现。

3. 恢复期 症状渐好转,甲状腺肿和/或结节渐消失,也有不少病例,遗留小结节以后缓慢吸收。如果治疗及时,患者大多可完全恢复,变成永久性甲状腺功能减退症的患者占极少数。

在轻症或不典型病例中,甲状腺仅略增大,疼痛和压痛轻微,不发热,全身症状轻微,临床上也未必有甲亢或甲减表现。本病病程长短不一,可自数星期至半年以上,一般为2~3个月,故称亚急性甲状腺炎。病情缓解后,尚可能复发。

4. 该疾病早期可出现甲亢症状,因此,需与Graves病鉴别。另外,还需要与其他甲状腺炎症疾病相鉴别,如急性化脓性甲状腺炎、桥本甲状腺炎、无痛性甲状腺炎。颈部疼痛与肿胀,还可见于甲状腺囊肿或腺瘤样结节急性出血,也需注意鉴别。

知识点

亚急性甲状腺炎的鉴别诊断要点

1. Graves病 本病以高代谢综合征、甲状腺肿大、甲状腺相关性眼病(TAO)等为特点,肿大的甲状腺质地较软,可闻及震颤及血管杂音。甲状腺功能检查除可出现T_3、T_4升高,TSH降低外,尚可出现TSH受体抗体(thyrotropin receptor autoantibody,TRAb)、甲状腺球蛋白抗体(thyroglobulin antibody,TgAb)、TPOAb阳性,甲状腺摄^{131}I率升高,多普勒彩色血流超声可见甲状腺腺体血流弥漫性分布,血流量明显增多。

2. 急性化脓性甲状腺炎 全身症状重,甲状腺局部或邻近组织红、肿、热、痛,实验室检查可见白细胞及中性粒细胞百分比明显增高,甲状腺超声可见包块多为混合性回声,有时可见液平,提示局部化脓性改变,甲状腺穿刺病检结果有大量中性粒细胞浸润,血培养检查有时可找到致病菌,甲状腺功能及摄碘率正常,甲状腺自身抗体阴性。

3. 桥本甲状腺炎 多数患者无甲状腺疼痛症状,无全身症状,本病为慢性病程,其间可出现短暂的甲状腺毒症及摄^{131}I率可轻度增高,正常或降低。甲状腺呈弥漫性对称性肿大,质硬。实验室检查可见TgAb、TPOAb效价明显升高,且持续较长时间,血沉不升高。

4. 亚急性淋巴细胞性甲状腺炎 本病与自身免疫有关。甲状腺功能变化及摄^{131}I率与亚急性甲状腺炎类似,但本病甲状腺不痛,亦无触痛,呈轻度肿大,无全身症状,血沉正常或轻度升高,TPOAb升高。必要时可通过甲状腺穿刺细胞学检查来鉴别。

5. 甲状腺囊肿或腺瘤样结节急性出血 甲状腺囊肿或腺瘤样结节急性出血,可出现甲状腺疼痛,触诊可及波动感。无全身症状,血沉升高不明显。甲状腺超声可见甲状腺肿大区域有与囊肿或腺瘤内容量不等的液性暗区。

知识点

自身免疫性甲状腺炎

自身免疫性甲状腺炎(autoimmune thyroiditis)是最常见的甲状腺疾病之一,此处指狭义定义。不同的类型起病过程和临床表现不同。按照甲状腺组织病理表现的不同,分为淋巴细胞性及甲状腺萎缩型。按照临床病程分为亚急性及慢性。其中,亚急性淋巴细胞性甲状腺炎(subacute lymphocytic thyroiditis)又称无痛性甲状腺炎(painless thyroiditis),如发生在产后,为产后甲状腺炎(postpartum thyroiditis);慢性淋巴细胞性甲状腺炎(chronic lymphocytic thyroiditis,CLT)又称为桥本甲状腺炎(hashimoto thyroiditis,HT)。

1. 慢性淋巴细胞性甲状腺炎

(1)本病由遗传因素、自身免疫因素及环境因素相互作用而发病:为器官特异性自身免疫病,特征是存在 TPOAb 及 TgAb。TPOAb 可通过抗体介导的细胞毒(antibody-dependent cell-mediated cytotoxicity,ADCC)作用和补体介导的细胞毒作用破坏甲状腺组织,在本病的发生发展中起重要作用。虽然目前没有证据能证明 TgAb 可直接破坏甲状腺组织,但是高效价的 TgAb 对本病的诊断有重要意义。

(2)临床表现:90% 以上发生于女性,且以生育期女性多见。病程较长,常有甲状腺无痛性弥漫性肿大,质硬。多数患者甲状腺功能正常,有甲亢表现者不到 5%。少数可有甲亢、突眼等表现,或与 1 型糖尿病、慢性肾上腺皮质功能减退者、特发性性腺功能减退症等并存。本病为慢性进行性,最终因甲状腺组织被破坏而出现甲减。

(3)实验室检查:TPOAb 及 TgAb 效价显著升高是最有意义的诊断指标。早期甲状腺功能常正常,随着疾病进展,TSH 升高,FT_3 及 FT_4 仍在正常范围内,表明已发生了甲状腺功能失代偿,出现了亚临床甲减,最后,FT_3 及 FT_4 均下降,TSH 增高,进入临床甲减期。在本病的早期部分患者可由于甲状腺破坏而出现一过性 FT_3 及 FT_4 升高,TSH 降低。甲状腺摄碘率:早期摄碘率常正常或升高,随着病情发展,FT_4 降低的同时,摄碘率降低。

(4)影像学检查:甲状腺超声可显示甲状腺增大,弥漫性低回声区可出现短线状强回声并形成分隔状或网格状改变,对本病的诊断具有较高的特异性。甲状腺核素显像可见甲状腺体积增大、弥漫性核素吸收功能减低。此外,CT 和 MRI 除可显示甲状腺本身的情况外,还可明确其与周围组织的关系。

(5)甲状腺细针穿刺细胞学检查:对疑难病例或怀疑可能为肿瘤者,可行细针穿刺细胞学检查。镜下可见中度或大量淋巴细胞浸润,可形成滤泡和生发中心。

(6)诊断:①甲状腺肿而质地硬或伴结节;②血 TPOAb 及 TgAb 效价长期升高;③有甲亢表现者,上述高效价抗体持续半年以上。符合以上 3 条者,可确诊为慢性淋巴细胞性甲状腺炎。

(7)鉴别诊断:本病除要与 Graves 病、亚急性甲状腺炎鉴别外,还需与非毒性结节性甲状腺肿、甲状腺癌相鉴别。

(8)治疗:本病尚无针对病因的治疗。因其发展缓慢,许多患者通常不需治疗。治疗指征主要是根据甲状腺功能状态及甲状腺肿的程度进行确定。①限碘:限制碘摄入量在安全范围(尿碘 100~200μg/L)可有助于阻止甲状腺自身免疫的破坏进展;②随诊:对于无明显临床症状、血 TSH 水平正常,通常不需药物治疗,随诊观察即可;③左甲状腺素钠片(L-T_4):若合并亚临床甲减或已出现临床甲减者,应给予 L-T_4 替代治疗,从小剂量(25~50μg/d)开始,逐渐增加至维持剂量。若甲状腺肿大明显并产生压迫症状,无论有无甲减,均应给予 L-T_4 治疗,以抑制甲状腺进一步肿大;④合并甲亢者:可给予 β 受体阻滞剂控制症状,若个别患者甲亢症状不能控制,可给予小剂量抗甲状腺药物,时间不宜太长,并密切监测甲状腺功能变化,及时调整剂量或停药,避免导致严重甲减;⑤糖皮质激素:甲状腺迅速肿大并产生压迫症状、伴有疼痛者,可短期使用糖皮质激素缓解症状,症状好转后逐渐减量,用药 1~2 个月;⑥手术治疗:该病通常不采取手术治疗,但若经过 L-T_4 治疗,甲状腺肿大仍较明显,产生压迫症状或影响美观或疑有甲状腺癌者,可考虑手术治疗。手术治疗后,需继续服用 L-T_4。

2. 无痛性甲状腺炎及产后甲状腺炎　无明显甲状腺疼痛,临床病程和甲状腺功能变化类似亚急性甲状腺炎。一般不需特殊治疗,甲减期补充甲状腺激素,但遗留永久性甲减的发生率明显高于亚急性甲状腺炎。

【问题2】本病例如何进一步检查和治疗？

思路 亚急性甲状腺炎经治疗后症状可较快缓解，但可复发，该患者复发后就诊。

各项检查结果回报：FT$_3$ 10.99pmol/L（正常值3.1~6.8pmol/L），FT$_4$ 43.20pmol/L（正常值10~23pmol/L），TSH<0.005μIU/ml（正常值0.27~4.2μIU/ml），TgAb 83.74IU/ml（正常值0~115IU/ml），TPOAb 68.77IU/ml（正常值0~34IU/ml），TRAb 1.96IU/L，血沉58mm/h，白细胞计数11×10^9/L，中性粒细胞百分比72.4%。甲状腺摄^{131}I率：2h 2.8%（正常值4%~25%），6h 2.7%（正常值8%~36%），24h 2.9%（正常值18%~54%）。同时，结合院外甲状腺超声的结果，亚急性甲状腺炎诊断成立。

知识点

亚急性甲状腺炎的辅助检查

亚急性甲状腺炎的患者，在发病早期由于甲状腺滤泡被破坏，大量甲状腺激素释放入血，导致血T$_3$、T$_4$升高，TSH降低，而此时被破坏的甲状腺滤泡不能正常摄碘，使甲状腺摄^{131}I率降低（分离现象），常小于3%，具有特异性诊断价值。TPOAb及TgAb在此期可以增高，疾病缓解后这些抗体消失，可能继发于甲状腺滤泡破坏后的抗原释放。血沉增快，常>50mm/h。血细胞分析在此期可出现白细胞轻度升高。甲状腺超声可见甲状腺对称性普遍性中度肿大或单叶弥漫性或局限性肿大，呈片状或带状低回声区，如单侧局限性肿大，常可形成小结节，彩色多谱勒血流图（color doplor flow image，CDFI）显示甲状腺正常部位的血流信号无明显变化，异常区周围血流信号丰富。甲状腺核素扫描可见甲状腺肿大，但图像显影不均匀或残缺，亦有完全不显影的。甲状腺穿刺早期典型的细胞学涂片可见多核巨细胞、片状上皮样细胞、不同程度的炎性细胞，晚期往往见不到典型表现。

在病程中期，由于甲状腺滤泡细胞尚未修复，血T$_3$、T$_4$降低，TSH升高。血沉及血细胞分析逐渐恢复正常。甲状腺超声可见病灶区域减小，CDFI显示病灶周围血流信号仍较丰富。

恢复期各项实验室检查指标恢复正常，仅有少部分患者变为永久性甲减。此期因巨噬细胞消失，滤泡上皮细胞再生，间质纤维化，瘢痕形成，临床超声显示甲状腺内不均匀的回声增强，可见少量散在稍强回声点，CDFI显示无异常血流信号。

亚急性甲状腺炎的治疗目的是缓解疼痛，减轻炎症反应。症状轻者无需特殊处理，可适当休息，并给以非甾体类消炎药。全身症状重、甲状腺肿大、压痛明显者，可用糖皮质激素治疗。伴甲亢时，不需服用抗甲状腺药物，必要时可给予小剂量普萘洛尔。病程较长伴甲减者，应行甲状腺激素补充治疗。

知识点

亚急性甲状腺炎的治疗要点

1. 一般治疗 由于T$_3$、T$_4$分泌高，有时可伴有高代谢症状，促进三大营养物质代谢，加速氧化，容易发生低血糖反应，所以进食高热量、高蛋白，富于糖类，含B族维生素食物，禁摄入含碘高的食物。让患者保证充足的睡眠，避免过劳，才能有效调整神经内分泌系统，促使甲状腺激素正常分泌。休息的环境要安静，室温稍低。

2. 药物治疗

（1）非甾体类抗炎药：用于轻症患者，疗程2周，常用药物有吲哚美辛、阿司匹林或COX-2抑制剂塞来昔布等。阿司匹林0.5~1.0g或吲哚美辛25mg，3~4次/d；塞来昔布200mg，2次/d。

（2）糖皮质激素：对于疼痛剧烈、体温持续显著升高、水杨酸或其他非甾体类抗炎药治疗无效者，可用糖皮质激素。首选泼尼松20~40mg/d，用药后数小时至数日可缓解疼痛，甲状腺肿缩小；用药1~2周后逐渐减量，疗程6~8周以上。过快减量、过早停药可使病情反复，应注意避免。应用糖皮质激素后，若患者放射性^{131}I摄取率持续降低，提示炎症反应继续，应延长使用糖皮质激素。停药或减量过程中出现病情反复者,再次用药仍有效。亦可合用非甾体类抗炎药。长期使用时可酌情采取以下措施:低钠、高钾、高蛋白饮食;补充钙剂和维生素 D;加服预防消化性溃疡及出血等不良反应的药物;如有感染应同时应用抗菌药以防感染扩散及加重。

(3)抗甲状腺治疗:因亚急性甲状腺炎时血甲状腺激素水平升高并非由于甲状腺激素合成增多,而是由于甲状腺滤泡破坏造成的甲状腺激素渗漏入血,所以不应用抗甲状腺药物。对于甲状腺毒症明显者,可给予 β 受体阻滞剂对症治疗。

(4)甲状腺激素替代治疗:对于病程较长伴甲减者,应加服干甲状腺片 40~60mg/d 或 L-T$_4$ 100~150μg/d,直到甲状腺功能恢复正常(一般为 3~6 个月)。

3. 手术治疗　由于本病是一种自限性疾病,多数患者又可自行缓解或可痊愈,预后良好,故以内科非手术治疗为主,很少采用手术治疗。只有当伴有甲状腺肿瘤或结节性甲状腺肿、桥本甲状腺炎、Riedel 病鉴别困难者及个别病例疼痛不能缓解者,才需手术切除病变或行活组织检查以进一步确诊。

就诊于我科门诊后,在等待各项实验室检查结果回报时,患者自觉发热,测体温 39℃。患者此次就诊,颈部疼痛症状较轻,有发热,制订治疗方案为:高热量、高维生素饮食。口服“依托考昔片 120mg/ 次,1 次 /d”。用药 10d 后,患者诉无不适症状。复查超声提示:双侧甲状腺大小、形态正常,左侧叶可及多发高回声及低回声实性结节,较大者为高回声结节,大小约 0.3cm×0.4cm。余实质回声不均匀。CDFI 提示甲状腺血流正常。

【问题 3】导致本病复发的因素及如何预防复发?

思路　该患者在短期内反复出现颈部疼痛、肿胀,考虑与其依从性差、未遵医嘱规律服用糖皮质激素,且自行停药有关。据 2008 年《中国甲状腺疾病诊治指南》,该病复发率为 2%~4%。糖皮质激素的过快减量、过早停药是导致其复发的主要原因。文献报道,根据超声下病灶范围及血流变化来减量,与其他方法相比,可有效降低复发率。若显示探头的按压痛症状消失以及低回声病灶的范围缩小则开始减少药物的使用剂量,每 5d 减少 5mg 直到 5mg,待甲状腺的低回声病灶消失以及血流信号增加时停止药物服用。

【问题 4】诊断亚急性甲状腺炎容易发生的错误是什么?

思路　首诊时根据临床表现,甲状腺功能检查,就诊断亚急性甲状腺炎有一定的风险,特别是甲状腺疼痛症状不明显时,应进行摄 ^{131}I 率测定。但女性育龄患者检查前应除外妊娠。

当摄 ^{131}I 率测定轻度降低,不能轻易诊断亚急性甲状腺炎及无痛性甲状腺炎。因影响摄 ^{131}I 率测定因素很多,甲亢时,摄 ^{131}I 率可以由于近期食入较多含碘食物不升高甚至轻度降低。

【问题 5】医患沟通要点是什么?

思路

1. 首先向患者介绍该病的病因、分期及临床表现,告知该病的自限性。但有可能反复,部分患者颈部不适症状持续时间可达 3 个月以上。甲亢期不需服抗甲状腺药物,但要充分休息,高热量高维生素饮食。若使用糖皮质激素,则要与患者详细沟通,要详细告知患者服药剂量,可能出现的副作用,并且定期复查,在医师的指导下缓慢减量。

2. 嘱患者 1 个月后复查甲状腺功能、血沉及血细胞分析。

复查结果:甲状腺功能:FT$_3$ 3.99pmol/L,FT$_4$ 14.10pmol/L,TSH 0.5μIU/ml,TgAb 93.7ng/ml,TPOAb 87.27IU/ml;血沉 8mm/h;血细胞分析:白细胞计数 7.1×10^9/L,中性粒细胞百分比 66.4%。

【问题 6】针对该患者 TPOAb 阳性及既往流产史,如何处理?

思路　该患者此次发病时 TPOAb 阳性,且病情恢复后 TPOAb 仍然升高,3 年前有流产史,推测可能与 TPOAb 有关。2012 年《妊娠和甲状腺疾病诊治指南》中提出,甲状腺自身抗体阳性显著增加不良妊娠结局风险,包括流产、早产、胎膜早破等。甲状腺功能正常的甲状腺自身抗体阳性妇女妊娠期间需要定期监测血清 TSH。因此,需告知该患者在下次妊娠前,筛查血清 TSH、FT$_4$、TPOAb,若甲状腺功能正常而 TPOAb 阳性,需要定期监测血清 TSH,在妊娠前半期,血清 TSH 应该每 4~6 周检测一次,在妊娠 26~32 周至少检测一次。如果发现 TSH 升高超过了妊娠特异的参考值范围(表 11-1),应及时到医院就诊,接受 L-T$_4$ 的治疗,降低妊娠不良结局的风险(可参考 2019 年《妊娠和甲状腺疾病诊治指南》)。

表 11-1 妊娠期 TSH 参考值　　　　　　　　　单位:mIU/L

试剂公司	孕早期	孕中期	孕晚期
DPC	0.13~3.93	0.26~3.50	0.42~3.85
Abbott	0.03~3.60	0.27~3.80	0.28~5.07
Roche	0.05~5.17	0.39~5.22	0.60~6.84
Bayer	0.03~4.51	0.05~4.50	0.47~4.54

（杨　静）

推荐阅读资料

［1］葛均波,徐永健,王辰.内科学.9版.北京:人民卫生出版社,2018.

［2］中华医学会内分泌学分会《中国甲状腺疾病诊治指南》编写组.中国甲状腺疾病诊治指南:甲状腺炎.中华内科杂志,2008,47(9):784-788.

［3］梁新,李泉水,郭国强,等.超声显像对亚急性甲状腺炎诊断及误诊分析.中国超声医学杂志,2008,24(8):213-215.

［4］陈家伦.临床内分泌学.上海:上海科学技术出版社.2011:693-695.

［5］妊娠和产后甲状腺疾病诊治指南编撰委员会.妊娠和产后甲状腺疾病诊治指南.中华内分泌代谢杂志,2012,28(5):354-371.

［6］BADENHOOP K, WALFISH P G, RAU H, et al. Susceptibility and resistance alleles of human leukocyte antigen (HLA) DQA1 and HLA DQB1 are shared in endocrine autoimmune disease. J Clin Endocrinol Metab, 1995, 80 (7): 2112-2117.

［7］HYBENOVA M, HRDA P, PROCHÁZKOVÁ J, et al. The role of environmental factors in autoimmune thyroiditis. Neuro Endocrinol Lett, 2010, 31 (3): 283-289.

第十二章 甲状腺结节

甲状腺结节（thyroid nodule）是指甲状腺细胞在局部异常生长所引起的散在病变，是内分泌系统的多发病和常见病。有 5%~15% 的甲状腺结节为恶性，即甲状腺癌。近年来我国甲状腺癌的患病率呈现增高的趋势，非必要的甲状腺结节的手术率也显著升高。甲状腺结节评估的要点是良恶性鉴别。对于良性甲状腺结节，定期随访观察是最主要的临床处理手段。对分化型甲状腺癌（占所有甲状腺癌的 90% 以上），手术、放射性碘即 ^{131}I 和 TSH 抑制治疗是重要的治疗措施。甲状腺结节需长期随访。

临床病例

患者，女性，28 岁，公务员，因"肺 CT 发现甲状腺影像异常 2 周"就诊。

患者于 2 周前单位体检中行肺 CT 检查，结果提示"甲状腺增大，内见多处低密度结节性病变"。未进一步诊治。无多食善饥、怕热多汗、手颤心悸，无畏寒少汗、行动迟缓、反应迟钝，无口干、多尿多饮，无呼吸困难，无吞咽异物感。大小便正常。无特殊药物服用史。否认成年前辐射暴露史，否认家族中有甲状腺癌患者。无手术外伤史。已婚，月经初潮 14 岁，周期规律。

查体：体温 36.2℃，心率 68 次 /min，血压 123/72mmHg，呼吸 16 次 /min。身高 166cm，体重 67kg，体重指数 24.31kg/m^2。皮肤、巩膜无黄染，口唇无发绀。浅表淋巴结无肿大。面部无水肿，眼球无突出，声音无嘶哑。无舌颤，无双手细震颤。颈软，甲状腺Ⅱ度大，左侧甲状腺可触及直径约 1.5cm 肿物，质地韧，随吞咽上下移动，无压痛。甲状腺区未闻及血管鸣音。双肺呼吸音清。心律齐，心脏各瓣膜区未闻及病理性杂音。腹部查体未见异常。双下肢无水肿。

【问题 1】通过上述问诊及查体，该患者最可能的诊断是什么？
根据患者的病史和查体，考虑最可能的诊断是甲状腺结节。

知识点

甲状腺结节的流行病学

甲状腺结节很常见。一般人群中通过触诊的检出率为 3%~7%，借助高分辨率超声的检出率可高达 20%~76%。女性比男性高发。

临床提示近年来甲状腺结节患病率明显增加，高分辨率超声的普遍应用和对微小甲状腺结节（<1cm）检出率显著提高，是其中一个重要原因。

思路

1. 现病史 女性，体检中肺 CT 意外发现甲状腺影像异常。体格检查提示左侧甲状腺可触及肿物。注意询问是否存在甲状腺功能异常相应的临床表现，有无周围组织压迫症状（如声音嘶哑、胸闷、呼吸或吞咽困难等）。注意询问已进行的诊疗过程。

知识点

甲状腺结节的临床症状

大多数甲状腺结节患者没有临床症状。

合并甲状腺功能异常时,可出现相应的临床症状。如合并甲亢时,可有怕热、多汗、多食、易饥饿、心慌、手颤等症状;合并甲减时,可有皮肤粗糙、畏寒、便秘、记忆力下降、周身水肿等症状。

如果结节压迫周围组织,可能出现声音嘶哑、胸闷、呼吸或吞咽困难等压迫症状。

部分患者可能出现颈部淋巴结肿大。

提示结节为恶性的可能性大的临床症状:结节生长迅速;伴持续性声音嘶哑、发音困难,并应排除声带病变(炎症、息肉等);伴吞咽困难或呼吸困难。

2. 易患因素

(1)发病年龄:可见于任何年龄,随着年龄增加有患病率增加的趋势。

(2)诱因:目前还不清楚甲状腺结节的确切病因。碘缺乏和辐射(尤其是儿童期受到辐射)是为数不多的、已知的与甲状腺结节发生有关的重要因素。

知识点

甲状腺结节的病因

1. 碘摄入量缺乏、食用致甲状腺肿的物质或甲状腺激素合成酶缺陷等。

2. 辐射　辐射是导致甲状腺结节形成或是发展为甲状腺癌的原因之一。这种辐射既可以是内部辐射,如放射性物质经皮肤吸收到体内,或随呼吸被吸入肺部所致(后者往往发生于偶发的核泄漏事故后);也可以是来自外部的辐射,如患者颈部其他区域的癌症接受放射治疗时所受的辐射。儿童甲状腺受到辐射后发生异常的风险最高,而辐射对成人甲状腺的破坏相对较轻。儿童的头颈部受到辐射后,15%~30% 将会出现甲状腺结节,其中 1/3 会发展为甲状腺癌。典型的辐射诱导甲状腺肿瘤的例子来自白俄罗斯区域。1986 年切尔诺贝利较大范围核泄漏事故后,受辐射儿童中甲状腺癌的发生率明显增加,仅在核泄漏发生后的 5~8 年,发病率就增高了 100 多倍。

(3)既往史和家族史。

知识点

既往史和家族史与甲状腺结节

1. 有甲状腺癌既往史的甲状腺结节患者,其甲状腺结节的恶性概率明显升高。

2. 有肾上腺嗜铬细胞瘤病史的患者,要注意其甲状腺结节有甲状腺髓样癌的可能。甲状腺髓样癌是某些多发性内分泌腺瘤病的一个组分。

3. 童年期有头颈部放射线照射史或放射性尘埃接触史,或是全身放射治疗史的患者,甲状腺结节的恶性概率增加。

4. 有甲状腺癌、多发性内分泌腺瘤病 2 型(MEN2 型)、家族性多发性息肉病或某些甲状腺癌综合征(如 Cowden 综合征、Carney 综合征、Werner 综合征和 Gardner 综合征等)家族史的患者,甲状腺结节的恶性概率明显升高。

3. 查体　颈部肿物可随吞咽上下移动,支持为甲状腺来源。注意结节大小、质地、活动度、是否压痛,同时注意颈部淋巴结。

知识点

甲状腺结节的体征

1. 并非所有的甲状腺结节均能触诊到　触诊到的"甲状腺结节"也需要通过甲状腺超声进行证实。

2. 提示结节为恶性的可能性大的颈部体征　结节形状不规则、与周围组织粘连固定；伴颈部淋巴结病理性肿大。

【问题2】本病例如何进一步检查和明确诊断？

思路

1. 是否能诊断为甲状腺结节　颈部（包括甲状腺和颈部淋巴结）超声是确诊甲状腺结节的重要手段。

该患者行颈部超声：甲状腺右叶大小，横径 2.54cm，前后径约 1.56cm，上下径 >55mm；甲状腺左叶大小，横径 1.46cm，前后径约 1.19cm，上下径 >55mm；峡部 0.17cm。甲状腺左叶中部可见一个 1.6cm×1.4cm 实性低回声结节，形态欠规则，内部和周边未测及明显钙化和彩色血流。右叶可见多个结节，最大 0.9cm×0.6cm，囊实性混合回声，形态规则，未见微钙化和彩色血流。双颈部淋巴结显示，左侧最大者 1.7cm×0.5cm，右侧最大者 1.6cm×0.6cm。

根据颈部超声描述，确诊该患者为甲状腺结节（双侧多发结节）。

2. 甲状腺结节的临床评估　尽管甲状腺结节非常常见，但绝大部分为良性病变，仅 5%~15% 的甲状腺结节为恶性，即甲状腺癌。良恶性甲状腺结节的临床处理不同，对患者生存质量的影响和涉及的医疗花费也有显著差异。因此，甲状腺结节评估的要点是良恶性鉴别。此外，甲状腺结节的临床评估还应当包括对甲状腺功能的评估。

（1）病史和临床表现：该患者无提示恶性结节可能的临床表现和体征。

（2）实验室检查：必查甲状腺功能；可查降钙素、甲状腺自身抗体；无须查甲状腺球蛋白（thyroglobulin，Tg）。

知识点

甲状腺结节评估的实验室检查

1. 甲状腺功能　用于评估甲状腺结节是否伴随甲状腺功能的异常。随 TSH 水平升高，甲状腺结节中恶性的比例有所增加。

2. 降钙素（calcitonin，Ctn）　由甲状腺滤泡旁细胞（C 细胞）分泌。血清 Ctn >100μg/L 提示甲状腺髓样癌（medullary thyroid carcinoma，MTC）。但是，MTC 的发病率低，血清 Ctn 升高但不足 100μg/L 时，诊断 MTC 的特异性较低，因此指南不建议也不反对应用血清 Ctn 指标筛查 MTC。

3. 甲状腺自身抗体　包括甲状腺过氧化物酶抗体（thyroid peroxidase antibody，TPOAb）、甲状腺球蛋白抗体（thyroglobulin antibody，TgAb）和促甲状腺激素受体抗体（thyrotropin receptor autoantibody，TRAb）。甲状腺结节伴有甲状腺功能异常时，自身抗体测定有助于评估甲状腺功能异常的病因。

4. Tg　是甲状腺产生的特异性蛋白，由甲状腺滤泡上皮细胞分泌。多种甲状腺疾病均可引起血清 Tg 水平升高，包括分化型甲状腺癌（differentiated thyroid cancer，DTC）、甲状腺肿、甲状腺组织炎症或损伤、甲亢等，因此血清 Tg 不能鉴别甲状腺结节的良恶性。

该患者甲状腺功能检测 TSH 1.6mmol/L，FT_3 和 FT_4 正常；Ctn 正常。

（3）物理检查必查：颈部（甲状腺和颈部淋巴结）超声；部分患者应查核素显像；非常规检查：颈部 CT、MRI 等。

知识点

甲状腺结节评估的物理检查

1. 颈部（甲状腺和颈部淋巴结）超声　高分辨率超声检查是评估甲状腺结节的首选方法。颈部超声可①证实"甲状腺结节"是否真正存在；②确定甲状腺结节的大小、数量、位置、质地（实性或囊性）、形状、边界、包膜、钙化、血供和与周围组织的关系等情况；③评估颈部区域有无淋巴结和淋巴结的大小、形态和结构特点。

2. 甲状腺核素显像　适用于评估直径 >1cm 的甲状腺结节。在单个（或多个）结节伴有血清 TSH 降低时，甲状腺 ^{131}I 或 ^{99}Tcm 核素显像可判断某个（或某些）结节是否有自主摄取功能（"热结节"）。"热结节"绝大部分为良性，一般不需细针穿刺抽吸活检。

3. 颈部 CT 和 MRI　在评估甲状腺结节良恶性方面，CT 和 MRI 检查不优于超声。在欲了解结节与周围解剖结构的关系、寻找可疑淋巴结、协助制订手术方案时，可考虑进行。

4. ^{18}F-FDG PET 显像　并非所有的甲状腺恶性结节都能在 ^{18}F-FDG PET 中表现为阳性，而某些良性结节也会摄取 ^{18}F-FDG，因此单纯依靠 ^{18}F-FDG PET 显像不能准确鉴别甲状腺结节的良恶性。非常规检查。

知识点

有助于甲状腺结节良恶性鉴别的超声征象

1. 提示良性　①纯囊性结节；②由多个小囊泡占据 50% 以上结节体积、呈海绵状改变的结节。

2. 提示有恶性可能　①实性低回声结节；②结节内血供丰富紊乱（TSH 正常情况下）；③结节形态和边缘不规则、晕圈缺如；④微小钙化、针尖样弥散分布或簇状分布的钙化；⑤同时伴有颈部淋巴结超声影像异常，如淋巴结呈圆形、边界不规则或模糊、内部回声不均、内部出现钙化、皮髓质分界不清、淋巴门消失或囊性变等。

根据该患者甲状腺超声提示，左侧甲状腺结节表现为"实性低回声结节，形态欠规则"，且结节大小超过 1cm，故需要对这个患者的甲状腺结节完善进一步的评估。

因该患者甲状腺功能正常，未对其进行甲状腺核素显像检查。

3. 细针穿刺抽吸（FNA）　术前评估甲状腺结节良恶性时，FNA 是敏感度和特异度最高的方法。术前 FNA 检查有助于减少不必要的甲状腺结节手术，并帮助确定恰当的手术方案。超声引导下 FNA 可以提高取材成功率和诊断准确率。FNA 不能确诊具有乳头状细胞核特征的非浸润性滤泡型甲状腺肿瘤（NIFTP），也不能区分甲状腺滤泡状癌和滤泡细胞腺瘤。

甲状腺细针穿刺
（视频）

知识点

FNA 的适应证

根据 2012 年出版的我国《甲状腺结节和分化型甲状腺癌诊治指南》，对甲状腺结节行 FNA 适应证为

1. 直径 >1cm 的甲状腺结节，均可考虑 FNA 检查。但在下述情况下，FNA 不作为常规：①经甲状腺核素显像证实为有自主摄取功能的"热结节"；②超声提示为纯囊性的结节；③根据超声影像已高度怀疑为恶性的结节。

2. 直径 <1cm 的甲状腺结节，不常规推荐行 FNA。但在下述情况下，可考虑超声引导下 FNA：①超声提示结节有恶性征象；②伴颈部淋巴结超声影像异常；③童年期有颈部放射线照射史或辐射污染接触史；④有甲状腺癌或甲状腺癌综合征的病史或家族史；⑤ ^{18}F-FDG PET 显像阳性；⑥伴血清 Ctn

水平异常升高。

　　近年来,关于对低危甲状腺微小乳头状癌(papillary thyroid micro-carcinoma,PTMC)如何避免"过度诊治"的讨论备受关注。2015 年美国甲状腺学会(American Thyroid Association,ATA)在其修订版《甲状腺结节和分化型甲状腺癌诊治指南》中,建议"如无证据提示结节有腺外侵袭或淋巴结转移或远处转移,不要对小于 1cm 的甲状腺结节进行 FNA",并指出对于 <1cm 的甲状腺结节是否行 FNA,还应结合患者年龄和个人治疗意愿进行综合评估,例如,对于较年轻的患者可考虑行 FNA。

　　2016 年《甲状腺微小乳头状癌诊断与治疗中国专家共识》中,则建议"直径 ≥ 5mm 的 PTMC 可进行 FNA,建议在超声引导下行细针穿刺活检,无影像学引导的盲穿准确率低"。

知识点

FNA 结果判定

　　在 2012 版中国《甲状腺结节和分化型甲状腺癌诊治指南》中,将 FNA 的结果划分为以下几类(表 12-1)。

表 12-1　细针穿刺抽吸活检(FNA)结果判定

细针穿刺抽吸活检结果	结节为恶性的可能性	可能的病变类型
取材无法诊断或不满意	1%~4%	细胞成分太少或仅为炎性成分
良性	0~3%	胶质结节、桥本甲状腺炎、亚急性甲状腺炎或囊性病变等
不确定	5%~30%	细胞增生较活跃或滤泡性病变
可疑恶性	60%~75%	可疑乳头状癌、髓样癌、转移癌或淋巴瘤
恶性	97%~99%	乳头状癌、髓样癌、转移癌或淋巴瘤

　　甲状腺细胞病理学 Bethesda 报告系统(The Bethesda System for Reporting Thyroid Cytopathology,TBSRTC)是 ATA 推荐采用的甲状腺 FNA 细胞病理学的诊断分类。2017 年颁布的第二版 TBSRTC 中,将 FNA 细胞学结果划分为六类:Ⅰ,标本无法诊断或取材不满意(nondiagnostic or unsatisfactory,ND/UNS);Ⅱ,良性病变(benign);Ⅲ,意义不明确的细胞非典型病变,或意义不明确的滤泡性病变[atypia of undetermined significance(AUS)or follicular lesion of undetermined significance(FLUS)];Ⅳ,滤泡性肿瘤或可疑滤泡性肿瘤(如为 Hürthle 细胞型需特殊标明)[follicular neoplasm(FN)or suspicious for a follicular neoplasm(SFN),specify if Hürthle cell(oncocytic)type];Ⅴ,可疑恶性肿瘤(suspicious for malignancy,SM);Ⅵ,恶性肿瘤(malignancy)。

　　该患者左侧甲状腺结节 >1cm,且具有实性低回声、形态欠规则等超声特征,故对此结节行 FNA 检查,结果提示"良性";右叶结节 <1cm,且无恶性结节的超声征象,故未进行 FNA 检查。

　　综上,该患者目前诊断为甲状腺结节(双侧多发结节,良性可能性大)。

　　【问题 3】该患者如何治疗?

　　思路　该患者无明显临床症状,且 FNA 结果提示"良性",仅需定期随访(详见问题 4),无需特殊治疗。

知识点

良性甲状腺结节的治疗方法

　　1. 多数良性甲状腺结节仅需定期随访,无需特殊治疗。少数情况下,可选择手术治疗、TSH 抑制治疗、放射性碘(radioiodine,RAI)即 ^{131}I 治疗,或者其他治疗手段。

2. 手术　下述情况下可考虑手术:①出现与结节明显相关的局部压迫症状;②合并甲亢,内科治疗无效者;③肿物位于胸骨后或纵隔内;④结节进行性生长,临床考虑有恶变倾向或合并甲状腺癌高危因素。因外观或思想顾虑过重影响正常生活而强烈要求手术者,可作为手术的相对适应证。

3. TSH 抑制治疗　其原理是应用左甲状腺素($L-T_4$)将血清 TSH 水平抑制到正常低限甚至低限以下,通过抑制 TSH 对甲状腺细胞的促生长作用,达到缩小甲状腺结节的目的。在碘缺乏地区,TSH 抑制治疗可能有助于缩小结节、预防新结节出现、缩小结节性甲状腺肿的体积。而在非缺碘地区,TSH 抑制治疗虽也可能缩小结节,但其长期疗效不确切,停药后可能出现结节再生长。副作用方面,长期抑制 TSH 可能导致亚临床甲亢(TSH 降低,FT_3 和 FT_4 正常),引发不适症状和一些不良反应(如心率增快、心房颤动、左心室增大、心肌收缩性增加、舒张功能受损等),造成绝经后妇女的骨密度降低。因此,不建议常规使用 TSH 抑制疗法治疗良性甲状腺结节;可在小结节性甲状腺肿的年轻患者中考虑使用,且 TSH 达到部分抑制(正常下限)即可。

4. ^{131}I　主要用于治疗有自主摄取功能并伴有甲亢的良性甲状腺结节(核素显像表现为"热结节")。出现压迫症状或位于胸骨后的甲状腺结节,不推荐 ^{131}I 治疗。

5. 其他非手术治疗方法　超声引导下经皮无水酒精注射(对甲状腺良性囊肿和含有大量液体的甲状腺结节有效,不适用于单发实质性结节或多结节性甲状腺肿)、经皮激光消融术和射频消融(radiofrequency ablation,RFA)等。不常规推荐。采用这些方法治疗前,必须先排除恶性结节的可能性。

知识点

分化型甲状腺癌的治疗方法

超过 90% 的甲状腺癌为 DTC。DTC 起源于甲状腺滤泡上皮细胞,主要包括乳头状甲状腺癌(papillary thyroid cancer,PTC)和甲状腺滤泡状癌(follicular thyroid carcinoma,FTC),少数为 Hürthle 细胞或嗜酸性细胞肿瘤。

DTC 的治疗方法主要包括手术治疗、术后 ^{131}I 治疗和 TSH 抑制治疗。DTC 对外照射治疗和化学治疗不敏感。此外,为了避免对低危 PTMC 的过度治疗,近年来提出了以"积极监测"(也称"密切观察")替代"立即手术"的 PTMC 治疗新策略。

1. 手术　手术治疗对 DTC 最为重要,直接影响疾病的后续治疗和随访,并与预后密切相关。(详见外科相关内容)。

2. 术后 ^{131}I 治疗　^{131}I 是 DTC 术后治疗的重要手段之一。^{131}I 治疗包含两个层次:一是采用 ^{131}I 清除 DTC 术后残留的甲状腺组织(^{131}I ablation for thyroid remnant),简称 ^{131}I 清甲;二是采用 ^{131}I 清除手术不能切除的 DTC 转移灶,简称 ^{131}I 清灶。DTC 术后 ^{131}I 清甲的意义包括:①利于通过血清 Tg 和 ^{131}I 全身显像(whole body scan,WBS)监测疾病进展;②是 ^{131}I 清灶治疗的基础;③清甲后的 WBS、单光子发射计算机断层成像(singlephoton emission computed tomography,SPECT)/CT 融合显像等有助于对 DTC 进行再分期;④可能治疗潜在的 DTC 病灶。清甲治疗的适应证可根据第七版 TNM 分期进行推荐(表 12-2)。

表 12-2　根据第七版 TNM 分期对 DTC 患者是否 ^{131}I 清甲治疗的推荐

TNM 分期	对于清甲治疗的推荐
T1 ≤ 1cm,癌灶局限于甲状腺内	不建议 ^{131}I 清甲治疗
1~2cm,癌灶局限于甲状腺内	不建议也不反对 ^{131}I 清甲治疗
T2 >2~4cm,癌灶局限于甲状腺内	可行 ^{131}I 清甲治疗
T3>4cm	

续表

TNM 分期	对于清甲治疗的推荐
<45 岁	应行 ^{131}I 清甲治疗
≥ 45 岁	应行 ^{131}I 清甲治疗
癌灶有显微镜下的甲状腺外浸润(不考虑癌灶大小和年龄)	不建议也不反对 ^{131}I 清甲治疗
T4　癌灶有肉眼可见的甲状腺外浸润(不考虑癌灶大小和年龄)	应行 ^{131}I 清甲治疗
Nx,N0 无淋巴结转移	不建议也不反对 ^{131}I 清甲治疗
N1　有淋巴结转移	
<45 岁	可行 ^{131}I 清甲治疗
≥ 45 岁	可行 ^{131}I 清甲治疗
M1　有远处转移	应行 ^{131}I 清甲治疗

3. TSH 抑制治疗　DTC 术后 TSH 抑制治疗是指手术后应用甲状腺激素将 TSH 抑制在正常低限或低限以下,甚至检测不到的程度,一方面补充 DTC 患者所缺乏的甲状腺激素,另一方面抑制 DTC 细胞生长。TSH 抑制治疗用药首选 L-T$_4$ 口服制剂。干甲状腺片中甲状腺激素的剂量和 T$_3$/T$_4$ 的比例不稳定,可能带来 TSH 波动,因此不建议在长期抑制治疗中作为首选。

TSH 抑制水平与 DTC 的复发、转移和癌症相关死亡的关系密切,特别对高危 DTC 者,这种关联性更加明确。TSH>2mIU/L 时癌症相关死亡和复发增加。高危 DTC 患者术后 TSH 抑制至 <0.1mIU/L 时,肿瘤复发、转移显著降低。低危 DTC 患者术后 TSH 抑制于 0.1~0.5mIU/L 即可使总体预后显著改善,而将 TSH 进一步抑制到 <0.1mIU/L 时,并无额外收益。

长期使用超生理剂量甲状腺激素,会造成亚临床甲亢。特别是 TSH 需长期维持在很低水平(<0.1mIU/L)时,可能影响 DTC 患者的生存质量,加重心脏负荷和心肌缺血(老年者尤甚),引发或加重心律失常(特别是心房颤动),引起静息心动过速、心肌重量增加、平均动脉压增大、舒张和/或收缩功能失调等,甚至导致患者心血管病相关事件住院和死亡风险增加。减少甲状腺激素剂量后则上述诸多受损情况可逆转。TSH 长期抑制带来的另一副作用是增加绝经后妇女骨质疏松症(osteoporosis,OP)的发生率,并可能导致其骨折风险增加。

TSH 抑制治疗最佳目标值应满足:既能降低 DTC 的复发、转移率和相关死亡率,又能减少外源性亚临床甲亢导致的副作用、提高生活质量。迄今为止,对这一最佳目标值尚无一致意见。我国 2012 版指南推荐基于 DTC 患者的肿瘤复发危险度(表 12-3)和 TSH 抑制治疗的副作用风险(表 12-4),设立 DTC 患者术后 TSH 抑制治疗的个体化目标(表 12-5)。

表 12-3　分化型甲状腺癌(DTC)的复发危险度分层

危险度	符合条件
低危组	符合以下全部条件者 - 无局部或远处转移 - 所有肉眼可见的肿瘤均被彻底清除 - 肿瘤没有侵犯周围组织 - 肿瘤不是侵袭型的组织学亚型,并且没有血管侵犯 - 如果该患者清甲后行全身碘显像,甲状腺床以外没有发现碘摄取
中危组	符合以下任一条件者 - 初次手术后病理检查可在镜下发现肿瘤有甲状腺周围软组织侵犯 - 有颈淋巴结转移或清甲后行全身 ^{131}I 显像发现有异常放射性摄取 - 肿瘤为侵袭型的组织学类型,或有血管侵犯

续表

危险度	符合条件
高危组	符合以下任一条件者 – 肉眼下可见肿瘤侵犯周围组织或器官 – 肿瘤未能完整切除,术中有残留 – 伴有远处转移 – 全甲状腺切除后,血清 Tg 水平仍较高 – 有甲状腺癌家族史

表 12-4 TSH 抑制治疗的副作用风险分层

TSH 抑制治疗的 副作用风险分层	适应人群
低危	符合下述所有情况: ①中青年;②无症状;③无心血管疾病;④无心律失常;⑤无肾上腺素能受体激动的症状或体征;⑥无心血管疾病危险因素;⑦无合并疾病;⑧绝经前妇女;⑨骨密度正常;⑩无骨质疏松症的危险因素
中危	符合下述任一情况: ①中年;②高血压;③有肾上腺素能受体激动的症状或体征;④吸烟;⑤存在心血管疾病危险因素或糖尿病;⑥围绝经期妇女;⑦骨量减少;⑧存在骨质疏松症的危险因素
高危	符合下述任一情况: ①临床心脏病;②老年;③绝经后妇女;④伴发其他严重疾病

表 12-5 基于双风险评估的 DTC 患者术后 TSH 抑制治疗目标(mIU/L)

TSH 抑制治疗的副作用风险	DTC 的复发危险度			
	初治期(术后 1 年)		随访期	
	高中危	低危	高中危	低危
高中危[①]	<0.1	0.5[③]~1.0	0.1~0.5[③]	1.0~2.0 (5~10 年)[④]
低危[②]	<0.1	0.1~0.5[③]	<0.1	0.5[③]~2.0 (5~10 年)[④]

注:①TSH 抑制治疗的副作用风险为高中危层次者,应个体化抑制 TSH 至接近达标的最大可耐受程度,予以动态评估,同时预防和治疗心血管和骨骼系统相应病变。

②对 DTC 的复发危险度为高危层次,同时 TSH 抑制治疗副作用危险度为低危层次的 DTC 患者,应定期评价心血管和骨骼系统情况。

③表格中的 0.5mIU/L 因各实验室的 TSH 正常参考范围下限不同而异。

④5~10 年后如无病生存,可仅进行甲状腺激素替代治疗。

4. 低危 PTMC 的"密切观察" 该策略由日本学者最先提出,主要针对 1cm 以下经过 FNA 确诊的 PTMC,如无腺外侵袭、临床淋巴结转移、贴近气管或喉返神经、DTC 高危病理亚型等高风险特征,则以定期超声随访取代立即手术。当在随访过程中发现肿瘤直径增大超过 3mm、有临床进展(如淋巴结转移等)时再行手术治疗。这一策略提出后引发广泛关注和争论。2016 年《甲状腺微小乳头状癌诊断与治疗中国专家共识》中指出："对于腺内型 PTMC(尤其直径 ≤ 5mm)是否可以采用密切观察的方式,目前争论较多。在未完全了解 PTMC 的临床生物学行为之前,应结合临床分期、危险评估综合分析,并与患者及家属充分沟通后决定。

PTMC 有以下情况也可以考虑密切观察:①非病理学高危亚型;②肿瘤直径 ≤ 5mm;③肿瘤不靠近甲状腺被膜且无周围组织侵犯;④无淋巴结或远处转移证据;⑤无甲状腺癌家族史;⑥无青少年或童年时期颈部放射暴露史;⑦患者心理压力不大、能积极配合。满足以上全部条件的患者可建议密切观察(同时具备①～⑥属于低危 PTMC)。初始观察周期可设为 3~6 个月,后根据病情进行调整,如病情稳定可适当延长,患者应签署知情同意书并最好有统一规范的观察记录。密切观察过程中出现下列情况应考虑手术治疗:①肿瘤直径增大超过 3mm;②发现临床淋巴结转移;③患者改变意愿,要求手术。

【问题 4】如何做好患者的随访工作?

思路　甲状腺结节需要长期随访。良性甲状腺结节的随访侧重点是监测结节的形态、功能变化和是否有恶变倾向,而甲状腺癌的随访侧重点是监测治疗效果、不良反应和肿瘤是否复发、进展。因此,良性和恶性甲状腺结节的随访间隔、随访内容不尽相同。根据患者的实际情况,随访方案也可酌情调整。

知识点

良性甲状腺结节的随访

1. 随访频率　对多数甲状腺良性结节,可每隔 6~12 个月进行随访。对暂未接受治疗的可疑恶性或恶性结节,随访间隔可缩短。

2. 随访内容　每次随访必须进行病史采集和体格检查,并复查颈部超声。部分患者(初次评估中发现甲状腺功能异常者,接受手术、TSH 抑制治疗或 ^{131}I 治疗者)还需随访甲状腺功能。

3. 随访中发现结节明显生长的处理　"明显生长"指结节体积增大 50% 以上,或至少有 2 条径线增加超过 20%(并且超过 2mm)。要特别注意是否伴有提示结节恶变的症状、体征(如声音嘶哑、呼吸/吞咽困难、结节固定、颈部淋巴结肿大等)和超声征象。结节明显生长是 FNA 的适应证;对囊实性结节来说,根据实性部分的生长情况决定是否进行 FNA。

该患者经 FNA 检查诊断为"良性甲状腺结节的可能性大",建议其每 6~12 个月复查。复查的主要内容包括:询问是否出现不适症状;颈部体格检查,特别注意甲状腺结节的质地、活动性和颈部淋巴结情况等;进行颈部超声检查,特别要注意结节是否生长、超声可疑征象,必要时可复查 FNA。患者初诊时甲状腺功能正常,且针对结节尚未接受手术、^{131}I 等破坏性治疗,故甲状腺功能的随访可不必过于频繁。

知识点

分化型甲状腺癌的随访

1. 随访目的　对 DTC 而言,尽管大多数 DTC 患者预后良好、死亡率较低,但是约 30% 的 DTC 患者会出现复发或转移,其中 2/3 发生于手术后的 10 年内,有术后复发并有远处转移者预后较差。对 DTC 患者进行长期随访的目的在于:①对临床治愈者进行监控,以便早期发现复发肿瘤和转移;②对 DTC 复发或带瘤生存者,动态观察病情的进展和治疗效果,调整治疗方案;③监控 TSH 抑制治疗的效果;④对 DTC 患者的某些伴发疾病(如心脏疾病、其他恶性肿瘤等)病情进行动态观察。

2. 随访内容和随访频率

(1)Tg:对已清除全部甲状腺的 DTC 患者,随访血清 Tg 变化是判别患者是否存在肿瘤残留或复发的重要手段。对血清 Tg 的长期随访宜从手术和 ^{131}I 清甲治疗后 6 个月起始,此时应检测基础 Tg(TSH 抑制状态下)或 TSH 刺激后(TSH>30mIU/L)的 Tg。^{131}I 治疗后 12 个月,宜测定 TSH 刺激后的 Tg。随后,每 6~12 个月复查基础 Tg。如无肿瘤残留或复发迹象,低危 DTC 患者在随访过程中复查 TSH 刺激后的 Tg 的时机和必要性不确定,而复发危险度中、高危者可在清甲治疗后 3 年内复查 TSH 刺激后的 Tg。随访血清 Tg 应采用同种检测试剂,每次测定血清 Tg 时均应同时检测 TgAb。对已清除全部甲状腺的 DTC 患者,基础 Tg>1ng/ml 和／或 TSH 刺激后的 Tg >2ng/ml,需注意肿瘤复发或转移。

(2)颈部超声:评估甲状腺床和颈部中央区、侧颈部的淋巴结状态。超声对早期发现 DTC 患者的颈部转移具有高度的敏感性。建议 DTC 随访期间,颈部超声检查的频率:手术或 ^{131}I 治疗后第 1 年内每 3~6 个月一次;此后,无病生存者每 6~12 个月一次;如发现可疑病灶,检查间隔应酌情缩短。

(3)诊断性全身 ^{131}I 显像(Dx-WBS):适用于已经清除全部甲状腺的 DTC 患者。可根据复发危险度,在随访中选择性应用 Dx-WBS,最佳的检查间隔不确定。

(4)CT、MRI 和 ^{18}F-FDG PET:不常规用于 DTC 的随访,当怀疑肿瘤复发或转移时,可考虑应用。

(5)其他:DTC 的长期随访内容中,应纳入 ^{131}I 治疗的长期安全性、TSH 抑制治疗效果和某些伴发疾病(如心脏疾病、其他恶性肿瘤等)的病情变化。随访间隔应根据患者具体情况而定。

3. 发现 DTC 复发或转移后的处理　随访期间发现的复发或转移,可能是原先治疗后仍然残留的 DTC 病灶,也可能是曾治愈的 DTC 再次出现了病情的进展。局部复发或转移可发生于甲状腺残留组织、颈部软组织和淋巴结,远处转移可发生于肺、骨、脑和骨髓等。针对复发或转移病灶,可选择的治疗方案依次为:手术切除(可能通过手术治愈者)、^{131}I 治疗(病灶可以摄碘者)、外放射治疗、TSH 抑制治疗情况下观察(肿瘤无进展或进展较慢,并且无症状、无重要区域如中枢神经系统等受累者)、化学治疗和新型靶向药物治疗(疾病迅速进展的难治性 DTC 患者)。特殊情况下,新型靶向药物治疗可在外放射治疗之前。最终采取的治疗方案必须考虑患者的一般状态、合并疾病和既往对治疗的反应。

【问题 5】医患沟通要点是什么?

思路　告知患者甲状腺结节的常见性;甲状腺癌仅占甲状腺结节的一小部分,虽然是恶性肿瘤,但多数进展缓慢、预后良好,无需过度恐慌。目前术前能够鉴别甲状腺结节良恶性的最好方法是 FNA,诊断率可以达到 90% 以上;甲状腺结节可能随时间进展而发生恶变,尽管这种概率并不高;大多数良性甲状腺结节无需治疗(包括手术、药物),仅需随访观察;尚无药物能够彻底消除甲状腺结节;必须坚持定期随访。

【问题 6】容易发生的错误是什么?

思路

1. 仅凭触诊就做出有无甲状腺结节的诊断。注意:触诊到的"结节"如果在超声中未获证实,不能诊断甲状腺结节,如亚急性甲状腺炎时,触诊往往可触及甲状腺质地坚硬的包块,但超声发现其实际上并不符合甲状腺结节。反过来,有些超声中发现的甲状腺结节,由于结节很小、位于甲状腺后方等原因,并不能通过触诊发现。

2. 不经过评估,轻易对甲状腺结节做出手术治疗的推荐。

3. 对甲状腺结节的评估指标及其意义认识不足,对甲状腺结节患者的长期随访重视不够。

【问题 7】住院患者出院医嘱中的注意事项有哪些?

思路　怀疑或诊断为甲状腺癌的甲状腺结节患者往往需要住院手术治疗。出院医嘱中,除外科的相关意见外,要交代是否需要进行甲状腺功能替代或 TSH 抑制治疗、治疗用药和治疗的目标;强调随访的重要性,交代随访的内容和随访频率(详见问题 5);甲状腺术后至甲状腺功能稳定期间,建议避免妊娠;甲状腺 ^{131}I 治疗后 6~12 个月内,建议避免妊娠;甲状腺术后或 ^{131}I 治疗后的甲状腺结节患者,如计划妊娠或已发现妊娠,应检测甲状腺功能。

成人甲状腺结节的临床评估和处理流程见图 12-1,DTC 的临床诊治流程见图 12-2。

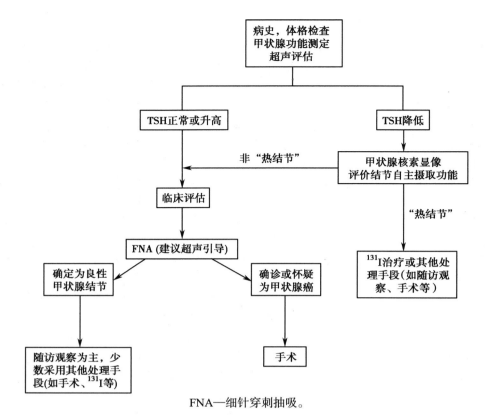

FNA—细针穿刺抽吸。

图 12-1　成人甲状腺结节的临床评估和处理流程

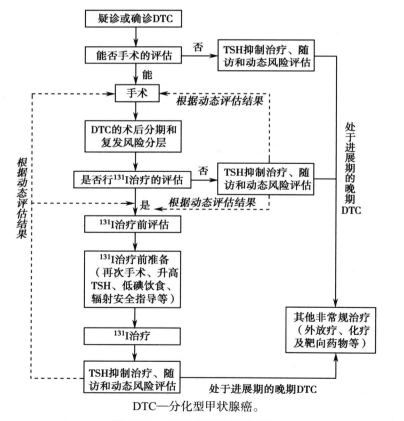

DTC—分化型甲状腺癌。

图 12-2　DTC 的临床诊治流程

（单忠艳）

推荐阅读资料

［1］葛均波，徐永健，王辰 . 内科学 . 9 版 . 北京 : 人民卫生出版社，2018.

［2］余叶蓉 . 内分泌与代谢疾病 . 北京 : 人民卫生出版社 . 2012.

［3］中华医学会内分泌学分会，中华医学会外科学分会内分泌学组，中国抗癌协会头颈肿瘤专业委员会，中华医学会核医学分会 . 中华内分泌代谢杂志，2012, 28: 779-797.

［4］HAUGEN B R, ALEXANDER E K, BIBLE K C, et al. 2015 American Thyroid Association management guidelines for adult patients with thyroid nodules and differentiated thyroid cancer: The American Thyroid Association Guidelines Task Force on Thyroid Nodules and Differentiated Thyroid Cancer. Thyroid, 2016, 26 (1): 1-133.

［5］NIKIFOROV Y E, SEETHALA R R, TALLINI G, et al. Nomenclature revision for encapsulated follicular variant of papillary thyroid carcinoma: a paradigm shift to reduce overtreatment of indolent tumors. JAMA Oncol, 2016, 2 (8): 1023-1029.

［6］PUSZTASZERI M, ROSSI E D, AUGER M, et al. The bethesda system for reporting thyroid cytopathology: proposed modifications and updates for the second edition from an international panel. Acta Cytol, 2016, 60 (5): 399-405.

［7］WARTOFSKY L, VAN NOSTRAND D. Thyroid cancer: a compre-hensive guide to clinical management. 3rd ed. New York: Springer-Verlag New York, 2016.

［8］COHEN R N, DAVIS A M. Management of adult patients with thyroid nodules and differentiated thyroid cancer. JAMA, 2017, 317: 434-435.

［9］GHARIB H, PAPINI E, PASCHKE R, et al. AACE/AME/ETA Task Force on Thyroid Nodules. American Association of clinical endocrinologists, associazione medici endocrinologi, and European Thyroid Association medical guidelines for clinical practice for the diagnosis and management of thyroid nodules. Endocr Pract, 2010, 16 (Suppl 1): 1-43.

［10］PACINI F, CASTAGNA M G, BRILLI L, et al. Thyroid cancer: ESMO Clinical Practice Guidelines for diagnosis, treatment and follow-up. Ann Oncol, 2010, 21 (Suppl 5): v214-v219.

［11］HERMUS A R, HUYSMANS D A. Treatment of benign nodular thyroid disease. N Engl J Med, 1998, 338 (20): 1438-1447.

［12］Biondi B, Copper D S. Benefits of thyrotropin suppression versus the risks of adverse effects in differentiated thyroid cancer. Thyroid, 2010, 20 (2): 135-146.

［13］中国抗癌协会甲状腺癌专业委员会 (CATO). 甲状腺微小乳头状癌诊断与治疗中国专家共识 (2016 版). 中国肿瘤临床，2016, 43 (12): 405-411.

第十三章　原发性甲状旁腺功能亢进症

甲状旁腺功能亢进症（hyperparathyroidism）可分为原发性、继发性、三发性。原发性甲状旁腺功能亢进症（primary hyperparathyroidism，PHPT），简称原发性甲旁亢，系由甲状旁腺组织原发病变致甲状旁腺激素（parathyroid hormone，PTH）合成、分泌过多，引起以高钙血症、高尿钙症和尿磷排泄增加、低磷血症、肾结石或肾钙质沉着症以及骨量丢失等为特征的一组临床综合征。继发性甲状旁腺功能亢进症（secondary hyperparathyroidism，SHPT），简称继发性甲旁亢，是由于各种原因所致的低钙血症或高磷血症，刺激甲状旁腺分泌过量的 PTH 以提高血钙或降低血磷的一种慢性代偿性临床综合征，可见于肾功能不全、维生素 D 缺乏、小肠吸收不良综合征等。三发性甲状旁腺功能亢进症（tertiary hyperparathyroidism），简称三发性甲旁亢，是在长期继发性甲状旁腺功能亢进症的基础上，腺体转变为功能自主的增生或腺瘤而分泌过多 PTH，血钙水平高于正常，通常需手术治疗。由于肿瘤分泌过多的 PTH（异位 PTH 分泌）所致的甲旁亢十分罕见，本章仅仅介绍 PHPT。PHPT 是一种相对常见的内分泌疾病，并且 PHPT 是心血管疾病发病率和死亡率增高的危险因素，因此临床医师应提高对本病认识，缩短确诊时间，减少误诊、漏诊的发生。

> 临床病例
>
> 患者，女性，53 岁，因"乏力、多饮、多尿、全身骨痛 6 个月"就诊。1 年前体检做超声检查发现双肾结石，并予体外碎石术，近 2 年来常常便秘，无慢性肾脏病史，无特殊用药史。查体未发现阳性体征，实验室检查发现血钙 2.95mmol/L（参考值：2.11~2.52mmol/L），血磷 0.93mmol/L（参考值：0.85~1.51mmol/L），PTH 78ng/L（参考值：14.55~62.73ng/L），血肌酐 90μmol/L（参考值：44.0~133.0μmol/L），双能 X 线吸收法骨密度测定（dual energy X ray absorptiometry，DXA）发现，腰椎 T 值为 –2.6，股骨颈 T 值为 –3.0，桡骨远端 T 值为 –3.2。

【问题 1】通过上述问诊及查体，该患者最可能的诊断是什么？

思路

1. 发病年龄　PHPT 可发生于任何年龄，发病率随年龄增加而增加，45 岁之前男女发病比例相似，此后多数患者为女性，发病多在绝经后 10 年内。儿童期发病少见。该患者为 53 岁的女性，在发病率相对较高的年龄段范围。

2. 原发性甲旁亢的流行病学　随着血清钙检测的普及，20 世纪 70 年代以来，欧美地区 PHPT 的发病率比以往明显增加，目前在内分泌疾病中仅次于糖尿病和甲状腺功能亢进症，为内分泌第三大疾病。由于我国缺乏大规模的调查资料，确切的发病率未知，但小规模的调查显示，无症状的甲状旁腺功能亢进症患者所占比例比以往明显增加，这可能因为血钙检测逐渐普及，早期发现变得越来越普遍。该患者有临床症状，为症状型 PHPT。

> 知识点
>
> ### 原发性甲旁亢的临床表现
>
> **1. 高血钙相关表现**　血钙水平增高引起的症状可影响多个系统。神经肌肉系统的表现包括淡漠、嗜睡、性格改变、智力迟钝、记忆力减退、肌张力减低、易疲劳、四肢肌肉（尤其是近端肌肉）乏力等。消化系统方面，高血钙使神经肌肉兴奋性降低，胃肠道平滑肌张力减低，胃肠蠕动减慢，表现为食欲减退、

恶心、呕吐、腹胀腹痛、便秘、反酸等；高血钙刺激促胃液素分泌，胃酸分泌增多，可引起消化性溃疡；高血钙可激活胰蛋白酶，引起急慢性胰腺炎。

根据血钙水平可将高钙血症分为轻、中和重度，血钙水平应注意应用血清白蛋白水平校正，校正方法：校正血钙（mg/dl）＝实测血钙（mg/dl）＋0.8×［4.0－实测血清白蛋白（g/dl）］。轻度高钙血症总钙值为 2.75~3.0mmol/L；中度为 3.0~3.5mmol/L；重度 >3.5mmol/L，如血钙进一步升高至 ≥ 3.75mmol/L 则可导致一系列严重的临床征象，即称高钙危象。可表现为不同程度的厌食、恶心、呕吐、便秘，多饮多尿、头晕、记忆力减退、焦虑、精神萎靡、表情淡漠、嗜睡、昏迷，心律失常及心电图异常改变，可有 QT 间期缩短，或伴心律失常，严重时可致心脏停搏。

2. 骨骼系统表现 临床上主要表现为全身弥漫性的骨关节疼痛，多从下肢和腰部等承重部位开始，逐渐发展至全身，活动能力下降。病程较长者可有身高变矮和骨骼畸形，如驼背、胸廓变形及骨盆"三叶草"样畸形等。骨密度降低，尤其是桡骨远端骨折，表示皮质骨受累明显。轻微外力即可引发病理性骨折，或出现自发骨折。严重者可出现颌骨、肋骨、锁骨或四肢长骨的纤维囊性骨炎。

3. 泌尿系统表现 长期高血钙可影响肾小管的浓缩功能，尿钙和尿磷排出增多，患者常可出现口干、多尿、多饮；反复的发生泌尿系统结石或肾脏钙化，表现为肾绞痛、血尿、尿砂石等，并且易合并泌尿系统感染，病程较长或病情严重者可发生肾功能不全。有些患者可能在体检时发现结石，但完全无泌尿系结石的表现。

4. 其他表现 神经精神系统：可有倦怠、嗜睡、抑郁等，甚至出现社会交往能力下降、认知障碍等；血液系统：部分患者，尤其是病程较长者可出现贫血，可能原因为骨髓组织为纤维组织充填；心血管系统：高血钙即使轻度血钙升高可以促进血管平滑肌收缩，血管钙化，引起血压升高，少数患者可以出现心动过缓或过速、心室肥厚及心室舒张功能异常，严重时可出现明显心律失常；其他表现：乏力、体重减轻、糖代谢异常等。

除以上临床表现外，有些患者还可能存在其他内分泌腺体受累表现（多发性内分泌腺瘤病），包括垂体前叶功能异常、胃肠胰腺神经内分泌肿瘤、嗜铬细胞瘤、甲状腺髓样癌等相关表现。

需要注意的是，虽然 PHPT 的临床表现很多，但出现上述所有临床表现的典型病例并不是很多见。该患者仅仅有乏力、多饮、多尿、全身骨痛和便秘的症状和肾结石的病史，为不典型病例。实际上，这种不典型病例与以往相比有逐年增加趋势，可能是早期诊断率不断提高的结果。还有些患者完全无上述症状，仅仅有实验室检查结果的异常，称为"无症状性原发性甲旁亢"，该类型的甲旁亢同样也有逐年增加的趋势。

知识点

原发性甲状旁腺功能亢进症的一些特殊情况

1. 正常血钙性原发性甲状旁腺功能亢进症（normocalcemic primary hyperparathyroidism，NPHPT） 该类患者血清 PTH 水平升高，而总血钙或离子钙水平正常，没有可引起继发性甲旁亢的病因，包括维生素 D 不足、肾功能不全、药物（如二磷酸盐和狄诺塞麦）或钙吸收不良等。大多数 NPHPT 患者无症状，但有 10%~30% 在发现时已经存在低骨量、脆性骨折或肾结石。随访研究报道 40% 的患者在病程中进展为高血钙，甚至需手术治疗，因此可将 NPHPT 视为 PHPT 的早期阶段，需长期密切监测。

2. 无症状性原发性甲状旁腺功能亢进症（asymptomatic primary hyperparathyroidism） 患者血清 PTH 水平升高，血钙水平往往仅轻度升高，不超过正常上限的 1mg/dl（0.25mmol/L），多数无甲旁亢的相关症状体征。美国有一项研究报道大约 85% 的患者都是无症状性甲旁亢。目前我国无症状 PHPT 的比例在 PHPT 中的构成比逐渐增加，部分地区甚至达到一半以上。患者仍可有靶器官损害，如骨密度下降等。

3. 多发性内分泌腺瘤病（MEN） MEN-1 型病变包括 PHPT、胃肠胰腺神经内分泌肿瘤和垂体腺瘤。MEN-2A 型病变包括甲状腺髓样癌、嗜铬细胞瘤和甲旁亢。MEN 为常染色体显性遗传,其甲旁亢与散发性甲旁亢相比,骨病变较轻,胃肠道症状较少,血钙、碱性磷酸酶和 PTH 水平的升高不如散发性 PHPT 明显,常累及多个甲状旁腺,增生为多见。对其家族成员,不论有无临床表现,均应定期进行筛查,以利早期诊断和治疗。手术方式可采取次全切除或全切 + 自体移植。术后甲旁亢不缓解的发生率为10%~15%,半数的病例可在术后 8~12 年复发。

4. 家族性原发性甲状旁腺功能亢进症　包括家族性低尿钙性高钙血症(familial hypocalciurichypercalcemia,FHH)、新生儿重症原发性甲状旁腺功能亢进症(neonatal severe primary hyperparathyroidism,NSPHT)、甲状旁腺功能亢进症 - 颌骨肿瘤综合征(hyperparathyroidism-jaw tumor syndrome,HPT-JT)、家族性孤立性甲旁亢(familial isolated hyperparathyroidism,FIHP),确诊需进一步基因检测。

5. 合并佝偻病 / 骨软化症的原发性甲状旁腺功能亢进症　部分 PHPT 患者可合并存在维生素 D缺乏,严重者可出现佝偻病 / 骨软化症的症状及体征,临床需监测25(OH)D水平,必要时可予适当补充,同时需监测血钙及尿钙水平,避免加重高血钙和高尿钙。

3. 检测指标　包括血钙(计算校正钙)、血游离钙,血磷、碱性磷酸酶、24h 尿钙、磷,血肌酐和尿素氮,PTH,25(OH)D,骨转换指标,X 线片,骨密度,骨显像,泌尿系超声,甲状旁腺超声及放射性核素 $^{99}Tc^m$-MIBI检查($^{99}Tc^m$- 甲氧基异丁基异腈甲状旁腺扫描),必要时行颈部及纵隔 CT 扫描等。

【问题2】本病例如何进一步检查和明确诊断?

知识点

原发性甲旁亢的诊断

(一) 定性诊断

1. 是否能诊断为甲旁亢?

该患者 PTH 明显升高,由于异位分泌过多的 PTH 极为罕见,考虑过多分泌的 PTH 来源于甲状旁腺,为甲旁亢。

2. 是否能诊断 PHPT?

由于该患者血钙升高,SHPT 的可能性不大。并且,该患者在血钙升高的同时 PTH 也升高,说明过高的血钙不能抑制 PTH 的分泌,即 PTH 存有自主性分泌特点。一般来讲,PTH 的自主性分泌见于两种情况,一种是 PHPT,另一种是三发性甲旁亢。本例患者无慢性肾脏病史,血肌酐正常,三发性甲旁亢的可能性不大,考虑诊断为 PHPT。严重的 PHPT 患者血磷可以降低,而病情较轻的 PHPT 患者血磷可以正常,但常常在正常范围的下半部分。

3. 能否排除其他 PTH 自主性分泌过多的疾病?

需要排除的其他 PTH 自主性分泌过多的疾病主要是 FHH。由于 FHH 是一种良性疾病,是由于钙敏感受体基因失活性杂合子突变引起的一种常染色显性遗传病,甲状旁腺常常有增生,通常不需要特殊治疗,对甲状旁腺次全切除手术治疗无反应,因此鉴别诊断特别重要。与该病的鉴别主要依赖于 24h尿钙的检查,FHH 的尿钙常常降低,而 PHPT 的尿钙常常升高。如果血钙和 PTH 升高的同时,尿钙清除率与尿肌酐清除率[(24h 尿钙 / 血钙)/(24h 尿肌酐 / 血肌酐)]的比值 <0.01,提示 FHH 的可能性较大,如比值 >0.02,基本可以排除 FHH。另外发病年龄可以作为参考,FHH 常常在 10 岁前就出现血钙和PTH 升高,最晚在 30 岁前出现,外显率为 100%。而 PHPT 的发病通常在 50 岁以后。并且 FHH 有家族遗传史。

(二) 定位诊断

该患者尚未进行定位诊断,需要进行定位诊断的检查,以确定增生或形成腺瘤的甲状旁腺的部位,这些检查包括甲状旁腺超声检查,甲状旁腺放射性核素 $^{99}Tc^m$-MIBI 检查($^{99}Tc^m$- 甲氧基异丁基异腈甲状旁腺扫描),必要时行颈部及纵隔 CT 扫描以排除异位甲状旁腺腺瘤。需要注意的是,有些 PHPT 的定位检查可能表现为阴性结果,所以,阴性结果并不能否定 PHPT 的诊断,有经验的外科医师在不依赖影像检查的情况下,仍然能在术中找到异常的甲状旁腺。

（三）并发症评估

该患者有骨密度的检查结果,表现为骨质疏松,尤其有桡骨远端骨密度降低更明显,支持甲旁亢的诊断。需要进一步检查:

1. 泌尿系超声检查　检查是否有泌尿系结石,由于 PHPT 的尿钙升高,患者常常有泌尿系结石。

2. X 线检查　一般比较少用,除非病情严重,可以帮助确定是否有椎体压缩性骨折和纤维囊性骨炎。

3. 25(OH)D 的测定　由于 PHPT 患者的 PTH 升高,刺激 25- 羟维生素 D-1α- 羟化酶的合成,从而产生过多的 $1,25(OH)_2D$,后者可刺激 24- 羟化酶,使 25(OH)D 向 $24,25(OH)_2D$ 的转换加速,由此 PHPT 的患者常常出现较严重的维生素 D 缺乏,使 PTH 的分泌更加亢进。

【问题 3】该患者如何治疗?

思路　PHPT 以手术治疗为主,手术治疗为唯一能治愈该病的方法。对于无症状而仅有轻度高钙血症或正常血钙性的 PHPT 病例需规律随诊观察。内科支持治疗包括避免高钙饮食、足量饮水,必要时可适当饮用淡盐水。但不要低钙饮食,因为低钙摄入有可能进一步刺激甲状旁腺的分泌。忌用噻嗪类利尿剂,因为噻嗪类利尿剂能促进肾小管对钙的重吸收,从而加重高血钙。如出现高钙危象,需扩容、促进尿钙排泄,联合应用降钙素及双膦酸盐类药物等治疗,对于上述治疗无效或不能应用的高钙危象患者,还可使用低钙或无钙透析液进行腹膜透析或血液透析,避免高钙危象造成的死亡,争取时间明确定位和完善术前准备。

知识点

原发性甲状旁腺功能亢进症的治疗

（一）手术治疗

手术治疗为 PHPT 首选治疗方法。

手术指征包括:

1. 有症状的 PHPT。

2. 无症状的 PHPT 的患者合并以下任一情况:①血钙高于正常上限 0.25mmol/L（1mg/dl）;②肾脏损害,肌酐清除率 <60ml/min;③任何部位用 DXA 测定的骨密度值低于峰值骨量 2.5 个标准差（T 值 <-2.5）和 / 或出现脆性骨折;④年龄 <50 岁;⑤患者不愿长期接受随访。

病变甲状旁腺病理大部分为腺瘤,多数为单个,少数为 2 个或 2 个以上,少数患者为增生,可累及 4 个甲状旁腺,因此在手术中应探查所有的甲状旁腺,对于腺瘤可仅切除腺瘤,如为增生则考虑切除 3.5 个腺体,保留残余的腺体组织,也有学者采用切除所有 4 个腺体 + 甲状旁腺自体移植。90% 的原发性甲旁亢患者可通过手术切除病变的甲状旁腺而有效地缓解症状,降低血钙及 PTH 水平。由于手术遗漏、病变甲状旁腺异位、甲状旁腺增生切除不足或甲状旁腺癌而复发或不缓解者约 10%,需要再次手术。由于甲状旁腺切除后 5~15min PTH 水平明显下降,下降幅度一般会超过 50%,术中监测 PTH 水平可使手术成功率大大提高。如无法定位,必要时行手术探查。

术后可出现低钙血症,表现为口周和肢体麻木、手足搐搦等。引起低钙血症的原因包括:①骨饥饿和骨修复;②剩余的甲状旁腺组织由于长期高血钙抑制而功能减退,多为暂时性;③部分骨骼或肾脏对 PTH 作用抵抗,见于合并肾衰竭、维生素 D 缺乏、肠吸收不良或严重的低镁血症。低钙血症的症状可开始于术后 24h 内,血钙最低值出现在手术后 4~20d。对于术后低钙血症的治疗,需要给予补充钙剂和维生素 D 或活性维生素 D。一般可在出现症状时口服钙剂,如手足搐搦明显也可静脉缓慢推注葡萄糖酸钙或者置于5%葡萄糖溶液中静脉滴注。手术前纠正维生素D缺乏有助于减少术后低钙血症的风险。

（二）药物治疗

对于不能手术或拒绝手术患者的药物治疗及长期随访。

1. 双膦酸盐 为骨吸收抑制剂，能够降低骨转换，虽然不直接影响PTH的分泌，但可以降低骨转换来改善骨密度。口服和静脉制剂均可使用，但口服制剂对降低血钙作用不大，而静脉制剂可用于高钙血症的急症处理。

2. 雌激素 小样本研究显示PHPT绝经后妇女应用雌激素可将血钙水平降低，并可增加腰椎和股骨颈部位的骨密度和降低骨转换指标，但缺乏长期应用的资料，副作用包括增加乳腺癌、血栓栓塞性疾病的危险，应用过程中需考虑风险和利益的大小。

3. 选择性雌激素受体调节剂（SERMs） 雷洛昔芬对骨骼的作用与雌激素类似，对于乳腺和子宫有拮抗雌激素的作用。并可以降低乳腺癌的风险，但与雌激素一样能增加血栓栓塞的风险。但由于目前研究资料有限，仍需要更进一步研究证实其对BMD的作用效果。

4. 拟钙剂 西那卡塞（cinacalcet）是目前应用的一种拟钙化合物，能够激活甲状旁腺主细胞膜上的钙敏感受体，从而抑制PTH分泌，降低血钙。尤其适用于不能接受手术，而高钙血症的症状明显或血钙明显升高者。应用后1周内即可检测到血钙变化，需在治疗中监测血钙水平，但对骨密度无影响。剂量为30mg，2次/d。由于该类药物具有副作用少且降低血钙作用显著等特点，已在多个国家被批准用于原发性或继发性甲旁亢的药物治疗。

【问题4】如何做好患者的随访工作？

思路 手术切除病变的甲状旁腺后高钙血症及高PTH血症即被纠正，甚至出现低钙血症。术后定期复查的时间为3~6个月，病情稳定者可逐渐延长至每年1次。随访观察的内容包括症状、体征、血钙、血磷、碱性磷酸酶、PTH、肌酐、尿钙和骨密度等。

【问题5】医患沟通要点是什么？

思路 充分告知患者PHPT的临床表现及相关并发症，即使血钙水平升高不显著，也应积极寻找原发病灶，尽可能手术切除，同时明确病变性质，指导随访策略。部分合并家族史的甲旁亢患者必要时可进一步行基因检测，同时提高警惕，及早发现家族中其他患者。

【问题6】容易发生的错误是什么？

思路 PHPT多发于中老年人，部分患者以其中某一系统或某些系统病变为主，可能出现"一叶障目"的错误，特别是对于反复肾结石、急性胰腺炎或与年龄不匹配的骨痛、骨骼变形等症状出现时，更应提高警惕，避免误诊及漏诊。此外，诊断PHPT需除外其他继发因素，特别是单纯PTH水平升高时，需结合血清25（OH）D水平，必要时纠正维生素D缺乏后进一步明确诊断。

【问题7】住院患者出院医嘱中应注意哪些事项？

思路 对于明确病灶位置并行手术切除的患者术后可能出现低钙血症，术前纠正维生素D缺乏可以降低术后骨饥饿发生的风险，术后外源性补充钙剂可以缓解症状，大部分患者多于1~2个月后恢复；对于未能明确病灶位置的患者或血钙、PTH水平仅轻度升高的患者，需定期监测随诊。

PHPT诊治流程见图13-1。

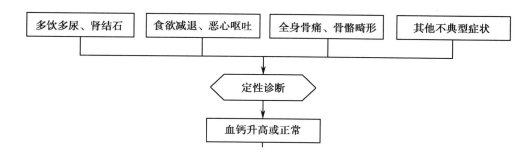

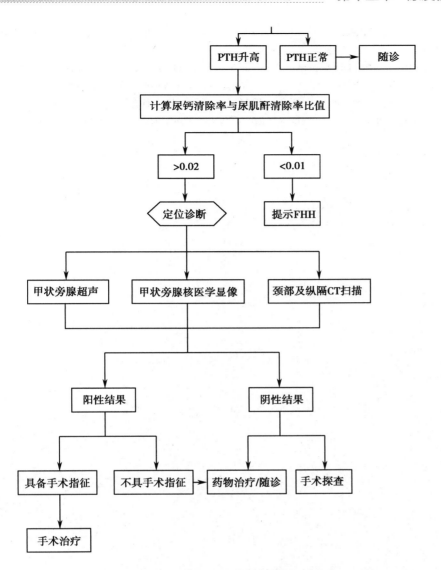

PTH—甲状旁腺激素;FHH—家族性低尿钙性高钙血症。

图 13-1 甲状旁腺功能亢进症(PHPT)诊治流程

(谢忠建)

推荐阅读资料

［1］BILEZIKIAN J P, BANDEIRA L, KHAN A, et al. Hyperparathyroidism. Lancet, 2018, 391 (10116): 168-178.

［2］BILEZIKIAN J P, BRANDIML, EASTELL R, et al. Guidelines for the management of asymptomatic primary hyperparathyroidism: summary statement from the Fourth International Workshop. J Clin Endocrinol Metab, 2014, 99 (10): 3561-3569.

［3］BILEZIKIAN J P, CUSANO N E, KHAN A A, et al. Primary hyperparathyroidism. Nat Rev Dis Primers, 2016, 2: 16033.

［4］CHIODINI I, CAIROLI E, PALMIERI S, et al. Non classical complications of primary hyperparathyroidism. Best Pract Res Clin Endocrinol Metab, 2018, 32 (6): 805-820.

［5］INSOGNA K L. Primary Hyperparathyroidism. New Engl J Med, 2018, 379 (11): 1050-1059.

［6］KHAN A A, HANLEY D A, RIZZOLI R, et al. Primary hyperparathyroidism: review and recommendations on evaluation, diagnosis, and management. A Canadian and international consensus. Osteoporos Int, 2017, 28 (1): 1-19.

［7］MINISOLA S, GIANOTTI L, BHADADA S, et al. Classical complications of primary hyperparathyroidism. Best Pract Res Clin Endocrinol Metab, 2018, 32 (6): 791-803.

［8］SILVA B C, CUSANO N E, BILEZIKIAN J P. Primary hyperparathyroidism. Best Pract Res Clin Endocrinol Metab, 2018, 32 (5): 593-607.

［9］WALKER M D, SILVERBERG S J. Primary hyperparathyroidism. Nat Rev Dis Primers, 2018, 14 (2): 115-125.

［10］WILHELM S M, WANG T S, RUAN D T, et al. The American Association of Endocrine Surgeons Guidelines for definitive management of primary hyperparathyroidism. JAMA Surg, 2016, 151 (10): 959-968.

［11］ZANOCCO K A, YEH M W. Primary hyperparathyroidism: effects on bone health. Endocrinology Metab Clin North Am, 2017, 46 (1): 87-104.

第十四章　甲状旁腺功能减退症

甲状旁腺功能减退症（hypoparathyroidism，HP）是由于多种原因导致甲状旁腺激素（parathyroid hormone，PTH）分泌减少和 / 或作用障碍所致的临床综合征，表现为神经肌肉兴奋性增高、神经精神症状、椎体外系症状、异位钙化和白内障等。PTH 分泌减少的甲状旁腺功能减退症可分为术后、遗传性、自身免疫性等；PTH 抵抗性甲状旁腺功能减退症则为假性甲状旁腺功能减退症。治疗目的是消除低钙血症所造成的临床症状，并防治软组织钙化和器官功能障碍。监测、随访和优化治疗方案是治疗甲状旁腺功能减退的关键，可以提高甲状旁腺功能减退症患者的生存质量。

临床病例

患者，男性，51 岁，职员，因"发作性四肢抽搐 2 年，加重 2 周"就诊。患者于 2 年前无明显诱因突发手足肌肉强直性收缩，拇指内收，其他手指指间关节伸直，掌指关节及腕关节屈曲，伴腹部肌肉抽搐。无意识障碍、大小便失禁、呼吸困难、意识丧失。经休息后症状消失，此后多次发作，以劳累后为著。在入院前 2 周，患者四肢抽搐频繁发作且程度较前加重。自觉记忆力、交流能力、注意力下降，无定向力异常、视物模糊、毛发粗糙和指甲发育异常，无恶心、呕吐、皮肤色素沉着、骨关节疼痛、行走困难及心前区不适。

于当地医院检查血钙 1.58mmol/L（参考值：2.15~2.55mmol/L），血磷 2.05mmol/L（参考值：0.80~1.45mmol/L），碱性磷酸酶 55U/L（参考值：30~100U/L），PTH 0.69pmol/L（参考值：1.1~7.3pmol/L），肾功能和血气分析结果在正常范围。经"葡萄糖酸钙"静脉治疗后，患者症状改善。后患者服用碳酸钙 600mg 1 次 /d 治疗，上述症状未改善。为进一步诊治前来我院。自发病以来，患者精神、睡眠可，饮食规律，大小便正常，身高、体重无显著变化。既往体健，无手术、外伤史，无特殊药物应用史。吸烟 30 余年，15~20 支 /d。已婚育有 1 子。家族成员无类似疾病。

查体：体温 36.5℃，脉搏 68 次 /min，呼吸 16 次 /min，血压 130/80mmHg。身高 176cm，体重 73.5kg，体重指数 23.7kg/m^2。神清语利，查体合作。全身皮肤黏膜无黄染、皮疹及色素沉着。浅表淋巴结未及肿大。头颅五官无畸形，粗测视力、视野无异常，未见龋齿，无牙齿发育异常。颈软，甲状腺不大。双肺呼吸音清，未及干湿啰音。心音有力，心率 68 次 /min，律齐。双下肢肌力 Ⅴ 级，双下肢无水肿，四肢无畸形。面神经叩击征和束臂加压试验阳性。生理反射存在，病理反射未引出。

【问题 1】通过上述问诊，该患者最可能的诊断是什么？

根据患者的临床表现、既往史和个人史及体格检查，考虑"甲状旁腺功能减退症"。

思路

1. 现病史　注意询问患者抽搐发作时的临床表现（典型发作可表现为"助产士手"或"握拳手"），是否伴随意识障碍和大小便失禁，诱发和缓解因素，结合血电解质、肾功能、血气分析、PTH 检测结果进行抽搐原因的判定。

知识点

手足搐搦的鉴别诊断

手足搐搦依据血钙水平可分为低钙血症性和正常血钙性。

低钙血症性手足搐搦见于以下几种情况：

1. 甲状旁腺功能减退症　甲状旁腺功能减退症是指 PTH 分泌减少和 / 或功能障碍的一种临床综合征。除了典型手足搐搦，严重者可出现喉痉挛、惊厥。

2. 维生素 D 缺乏或代谢障碍性骨软化病　多有骨痛、行动困难、骨畸形等症状,血磷多降低或正常水平,骨 X 线检查有骨软化症的特征表现。

3. 肾性骨病　多伴有贫血、氮质血症和酸中毒,患者多出现食欲下降、乏力、恶心、呕吐、尿量改变、水肿等症状。且多由于酸血症的存在,维持离子钙浓度接近正常范围,较少发生自发性手足搐搦。

4. 应用特殊药物如双膦酸盐、降钙素等,特殊时期如骨折恢复期等钙质需要量增多。

正常血钙性手足搐搦多见于呼吸性碱中毒、代谢性碱中毒、神经精神性疾病等。癫痫发作时双眼一侧凝视,瞳孔缩小,意识不清,大小便失禁,需要与低钙抽搐进行鉴别。应注意甲状旁腺功能减退症合并异位钙化时,低钙抽搐可与癫痫样发作共存。

2. 发病年龄　遗传性甲状旁腺功能减退症一般低龄起病,术后甲状旁腺功能减退症与颈部手术相关。应注意有无其他腺体功能异常和其他系统受累,如身材矮小、圆脸、短指等。

知识点

甲状旁腺功能减退症的临床表现

1. 神经肌肉兴奋性增高　情绪激动、寒冷、劳累等刺激可诱发发作。非典型发作仅有手足端麻木、乏力、感觉异常,有时可有口角抽动。典型发作则手足肌肉呈强直性痉挛呈助产士手或握拳手型。严重者可肘关节屈曲,上臂内收,紧贴胸前;下肢伸直,足内翻,面部肌肉僵直,不能张口。成人一般神志清楚,小儿可有神志改变。也可出现平滑肌痉挛,出现支气管痉挛、腹痛、腹泻、尿急等症状。严重者可出现惊厥、喉痉挛,可危及生命。

2. 神经精神症状　性格改变如易怒、激惹、抑郁,注意力不集中、反应下降、空间辨别力下降、记忆力减退、对各种事物缺乏兴趣、感觉减退或过敏。

3. 椎体外系症状　走路不稳、不自主运动、手足徐动、舞蹈症、共济失调、震颤麻痹。

4. 异位钙化和白内障　异位钙质可沉积在肌腱、四肢及关节周围软组织、皮下血管壁形成骨赘,引起关节僵直疼痛。颅内钙化是本症较特异性表现,多见于基底核区,可累及豆状核、尾状核,蔓延至丘脑、小脑和脑的其他部位。钙化的存在和进展与病程和钙磷比值有关,颅内钙化能够阻止或使神经通路失调,与情感、锥体外系及大脑功能失调有关。慢性低钙血症可造成白内障,应用裂隙灯检查可发现早期白内障,眼底检查可有视神经盘水肿,甚至假脑瘤表现。

5. 心血管系统表现　长期低钙血症可以出现 QT 间期延长、左室复极延缓和非特异性 T 波改变,严重者可出现心律失常和心力衰竭,部分患者可以晕厥为主要表现。

6. 皮肤毛发改变　可能由于低钙血症和血管痉挛造成外胚层器官营养性损害,可表现为皮肤粗糙、干燥、脱屑、色素沉着、湿疹,毛发脱落、斑秃或全秃,指甲薄脆易裂且有横沟。

7. 牙齿改变　起病年龄越早,症状与体征越显著。幼儿起病则出牙晚,牙釉质发育异常,可有横沟。齿根形成障碍,齿冠周围及冠面可有带纹或洞穴等。成人可出现龋齿,提早脱牙。

8. 多腺体及多系统受累　甲状旁腺功能减退症的病因可能与自身免疫有关,应注意有无多腺体功能异常的表现如性腺功能减退症、甲状腺功能减退症、艾迪生病、1 型糖尿病等。但各腺体功能异常出现的时间不尽相同,即使诊断时未出现在今后随访过程中仍需要监测其他腺体的特异性抗体和功能。此外需注意除外其他自身免疫性疾病,如系统性红斑狼疮、类风湿关节炎、干燥综合征、重症肌无力、慢性活动性肝炎、白癜风等。患者具有骨骼缺陷和发育异常应注意假性甲状旁腺功能减退症的可能。

3. 患者既往体健,成年起病,无手术外伤史和特殊药物应用史,无类似家族病史。

知识点

甲状旁腺功能减退症的病因

甲状旁腺功能减退症的病因可以分为 PTH 生成减少、分泌受抑制和作用障碍。

PTH 分泌减少的甲状旁腺功能减退症,以低钙血症时伴随低及不适当正常的 PTH 分泌为特征。

1. 术后甲状旁腺功能减退症 颈前手术是甲状旁腺功能减退症最常见病因,约占 75%。甲状腺、甲状旁腺、喉及其他颈部良恶性疾病手术均可导致术后甲状旁腺功能减退症,与手术中甲状旁腺切除或血供被阻断有关。术后甲状旁腺功能减退症多为暂时性甲状旁腺功能减退症,功能通常在几周内恢复,超过 6 个月功能仍未恢复则可能出现永久性甲状旁腺功能减退症。术后甲状旁腺功能减退症的疾病相关危险因素包括自身免疫性甲状腺疾病(Graves 病或者桥本甲状腺炎)、胸骨后甲状腺肿、甲状腺肿复发再手术等。患者术前维生素 D 状态、手术的范围、术者的经验、术野暴露程度等多种因素会影响到甲状旁腺功能减退症的出现和程度。

2. 自身免疫性疾病和遗传 是甲状旁腺功能减退症的第二大病因。自身免疫性甲状旁腺功能减退症可以表现为孤立性甲状旁腺功能减退症,或者并发甲状旁腺功能减退症、原发性肾上腺皮质功能减退症、自身免疫性甲状腺疾病等的综合征,部分与 I 类或 II 类人类白细胞抗原等位基因相关。自身免疫性念珠菌感染 - 多内分泌腺病 - 外胚层营养不良症(autoimmune polyendocrinopathy-candidiasis-ectodermal dystrophy,APECED)可先后出现念珠菌病、甲状旁腺功能减退症、艾迪生病,部分患者可出现恶性贫血、性腺功能减退症及自身免疫性甲状腺病。基因缺陷可为常染色体显性或隐性及 X 连锁隐性遗传,而线粒体 DNA 突变或缺失极为罕见。*PTH* 基因、转录因子 *GCMB*、钙敏感受体(CaSR)、编码 G 蛋白 α11 亚单位的 *GNA11* 和 *SOX3* 基因突变可造成孤立性甲状旁腺功能减退症。低龄起病、家族史、念珠菌病、多发性内分泌腺体功能减退等均应纳入遗传性甲状旁腺功能减退症考虑范围,需要遗传咨询和致病基因检测。

3. 镁代谢异常 镁参与调节 PTH 的分泌,高镁血症和严重的低镁血症均抑制 PTH 的分泌和作用,表现为低 PTH 水平和低钙血症。慢性肾脏病变时尿镁排泄减少、锂治疗、摄入过多和静脉应用镁剂可造成高镁血症。摄入减少、吸收不良、排泄增多、分布异常以及遗传性疾病(如 *CLDN16/CLDN19*、*TRMP6* 基因突变)等可以造成低镁血症。

4. 浸润性病变 如淀粉样变、结节病、血色病、Wilson 病、肿瘤转移、电离辐射等破坏甲状旁腺也可造成其功能下降。

PTH 抵抗性甲状旁腺功能减退症则为假性甲状旁腺功能减退症,靶组织对 PTH 不敏感综合征。此外部分患者同样存在促甲状腺激素、促性腺激素、生长激素释放激素或降钙素不敏感,为罕见的显性或者隐性遗传性疾病。除了具有甲状旁腺功能减退症的症状和体征,典型患者具有骨骼缺陷和发育异常如身材矮小、肥胖、圆脸、短颈、掌骨(跖骨)缩短(常见于第 4 和第 5),称为 Albright 遗传性骨营养不良症(Albright hereditary osteodystrophy,AHO)。多数假性甲状旁腺功能减退症首次发病在 10 岁以内,并且不具有 PTH 降低的特点。依据其对 PTH 的不同反应和分子遗传学分析可进一步分为不同亚型,各型的临床表现和严重程度不同。

4. 问诊和查体时应注意发育情况、交流能力、肌力及活动能力。手足搐搦诱发试验可以增加神经肌肉兴奋性,有助于隐性手足搐搦的诊断。

知识点

手足搐搦诱发试验

1. Chvostek 征 以叩诊锤或手指叩击面神经,在耳前 2~3cm 处,相当于面神经分支处,或鼻唇沟与耳垂连线的中点(颧弓下方),引起口轮匝肌、眼轮匝肌及鼻翼抽动为阳性反应。仅有口轮匝肌的抽动意义不大,可见于正常人。

2. Trousseau 征 将充气袖带充气加压至收缩压以上(20mmHg)处,持续3min,若出现手足搐搦则为阳性反应。其机理为压迫处缺血,局部神经的缺钙而兴奋神经。

应仔细观察手足搐搦诱发试验刺激后的反应强度,结合病史及血钙对诊断有重要意义。

【问题2】本病例如何进一步检查和明确诊断?

思路

1. 诊断依据

该患者慢性手足抽搐史,发作时呈典型助产士手。Chvostek 征和 Trousseau 征阳性。实验室检查表现为低钙血症、高磷血症,血镁、碱性磷酸酶、肾功能以及血气分析正常范围,PTH 在极低水平,无其他腺体功能异常,可以诊断为甲状旁腺功能减退症。

2. 实验室和影像学检查

(1)血钙测定的校准:该患者测定血钙 1.58mmol/L,离子钙 0.72mmol/L,血浆白蛋白 40g/L。血清钙总量受血清蛋白,尤其是白蛋白含量的影响。分析血钙的变化时,应注意校正。通常以血清白蛋白 40g/L 为基数,每升高或降低 10g/L 则在血钙实际测定值基础中减低或增加 0.2mmol/L。离子钙更能反映钙、磷代谢状况。血 pH 可能影响离子钙水平,碱中毒时离子钙下降,而酸中毒时离子钙则升高。高磷血症的存在可进一步加重低钙血症,神经肌肉兴奋性与钙离子浓度呈反比。有症状者的血钙值一般 ≤ 1.88mmol/L(7.5mg/dl),血离子钙 ≤ 0.95mmol/L(3.8mg/dl)。健康人群表现出血钙和 PTH 的昼夜变化,对于疑诊甲状旁腺功能减退症的患者,除了常规清晨取血测定外,还需要监测夜间血钙和 PTH 的水平。

(2)复测:血钙 1.59mmol/L,血磷 1.93mmol/L,PTH 0.7pmol/L。正常情况下,低血钙可刺激 PTH 的分泌,通常血钙 ≤ 1.88mmol/L(7.5mg/dl)时,PTH 数值应该增加 5~10 倍。而该患者 PTH 仍为极低值,未能出现相应的 PTH 分泌增加,提示甲状旁腺功能减退症。PTH 具有促进磷排出的作用,故甲状旁腺功能减退症患者可出现高磷血症。

(3)24h 尿钙 200mg(150~250mg),尿磷 338mg(750~1 500mg)。PTH 可促进肾小管对钙的回吸收,缺少时可出现血钙浓度降低,低血钙情况下尿钙相对排出减少。同时 PTH 可促进磷的排出,该患者因 PTH 分泌减少表现为肾小管磷重吸收增加,尿磷排出减少,高磷血症。

(4)骨钙素 10.12μg/L(参考值:10.00~46.00 μg/L),Ⅰ型胶原羧基端片段 0.18μg/L(参考值:0.31~0.70μg/L),总Ⅰ型前胶原氨基端肽 37.32μg/L(参考值:20.00~76.00μg/L),25(OH)D 50.60nmol/L(参考值:75~125nmol/L)。患者表现为维生素 D 不足和低骨转换水平。甲状旁腺功能减退症往往有骨密度的升高,尤以腰椎为著。骨密度的升高与骨转换受抑制和骨的矿化增加有关。

知识点

PTH 的生理作用

PTH 通过三个靶器官,即肾脏、骨和肠来调节血清钙水平。在肾脏方面,PTH 对肾小管钙、磷酸盐和碳酸氢盐的重吸收有直接作用,主要增加钙在远曲小管的重吸收,并抑制近曲小管磷酸盐的重吸收。在骨组织,PTH 既促进骨吸收,又促进骨形成,具有维持血钙平衡的作用。在肠道方面,PTH 对钙吸收的影响是间接的,通过增加肾脏产生 1,25(OH)$_2$D$_3$ 来增加肠道钙的吸收。

PTH 不足引起低钙血症的原因:破骨细胞和骨细胞溶解吸收骨矿物质的能力减弱,不能从骨库中补充血液循环中的钙量;25(OH)D$_3$ 向 1,25(OH)$_2$D$_3$ 转化减少,造成肠钙吸收减少;肾小管对钙的重吸收减少。

3. 其他检查

(1)患者无贫血貌,血常规正常范围。患者无其他腺体功能异常的临床表现,游离甲状腺功能、肾上腺皮质功能、性腺功能、风湿抗体和免疫全项、甲状腺相关抗体、胰岛细胞抗体均在正常范围。若条件许可,可检测特异性抗体,如甲状旁腺抗体、肾上腺抗体、抗胃壁细胞抗体、抗内因子抗体等。

(2)心电图示 QT 间期延长,T 波低平。腹部和甲状旁腺超声未见异常。

(3)眼科检查眼底未见异常。

(4)头 CT 示双侧尾状核头部、豆状核及左侧小脑钙化灶。显著低钙血症时脑电图检查可出现脑电图异常,如阵发慢波、单一或多发棘波,也可出现暴发性慢波以及尖波、癫痫性放电改变。

该患者中年起病,发作性四肢抽搐。患者无手术史及特殊药物应用史。家族中无类似疾病史。实验室检查表现为低钙血症、高磷血症,血镁、碱性磷酸酶、肾功能以及血气分析正常范围。在低钙血症时 PTH 分泌仍在极低水平,磷重吸收增多,尿磷排出减少。甲状旁腺超声检查示无浸润性病变表现。无其他腺体功能和免疫标志物的异常。既往应用静脉葡萄糖酸钙治疗使症状缓解。该患者的最后诊断为:甲状旁腺功能减退症。

【问题3】该患者如何治疗?

思路　甲状旁腺功能减退症是少数几种不常规替代缺失激素的内分泌疾病之一,目前的标准治疗为口服钙剂和活性维生素 D 或其类似物,而不是补充 PTH 来纠正低钙血症。此外,应将维生素 D 的营养水平维持在正常状态。治疗目标是将血钙升至正常低值或略低,缓解临床症状和低血钙的并发症,并防止软组织钙化和器官功能障碍;同时避免治疗后继发的高钙血症和高钙尿症。

知识点

甲状旁腺功能减退症的治疗要点

1. 静脉补钙　当手足搐搦、喉痉挛、喘鸣、惊厥或癫痫样发作时,应静脉缓慢推注稀释后的 10% 葡萄糖酸钙注射液,严重者可予静脉稀释后的葡萄糖酸钙溶液维持滴注(每小时滴注速度不超过元素钙 4mg/kg),每 4h 监测血钙 1 次,避免高钙血症的发生。钙剂溶液的最高浓度最好控制在 100ml 溶液内元素钙 <200mg,即 100ml 溶液稀释不超过 20ml 的 10% 葡萄糖酸钙,以免刺激血管。对于 3 周内应用过洋地黄制剂的患者静脉注射钙溶液应该小心,因为高钙血症使心脏更为敏感,易发生心律失常,甚至猝死。维持血钙保持在 2.0mmol/L 即可,当血钙浓度稳定及症状改善时可逐渐停止静脉补钙。若发作严重,可短期内辅以地西泮或苯妥英钠肌内注射,以迅速控制搐搦与痉挛。

2. 口服补钙　推荐长期口服钙剂。不主张超大剂量补充钙剂(>3.0g/d),以免增加肾结石、异位钙化、血管钙化及心血管病的风险。每次补元素钙 500~1000mg,2~3 次/d。

3. 适当补充维生素 D　可以提高钙的吸收率和利用率,减少钙的用量。维生素 D_3 经口服后可贮存在肝脏和脂肪组织,缓慢释放而发生作用。维生素 D_3 在体内仍需要转化为 25(OH)D_3,进一步在 1α 羟化酶的作用下生成 1,25(OH)$_2D_3$。当 PTH 完全缺乏时,1α 羟化酶的作用下降,使得 25(OH)D_3 向 1,25(OH)$_2D_3$ 转化障碍,故单纯的维生素 D 治疗效果差。尽管如此,仍然需要维持正常的维生素 D 营养水平,即将血清 25(OH)D_3 的浓度维持在 50nmol/L 甚至 75nmol/L 以上。另外还需要配合活性维生素 D 的治疗,活性维生素 D 可选用阿法骨化醇或骨化三醇治疗。阿法骨化醇的常用剂量为 0.5~3μg/d,骨化三醇的常用剂量为 0.25~2μg/d 或更大剂量,分次口服。依据临床症状、血和尿电解质调整治疗剂量。妊娠期的活性维生素 D 和钙剂治疗也是安全的,治疗不足可能会增加宫缩和流产风险。妊娠期间保持血钙在正常低限非常重要,既要预防低血钙又要避免高血钙。哺乳期妇女控制目标与未哺乳者相同,建议每月复查血钙。

4. 纠正低镁血症　低镁血症与低钙血症并存,低镁血症时 PTH 分泌和生理效应均减低,使低钙血症不易纠正。严重低镁血症(<0.4mmol/L)时患者可出现低钙血症和手足搐搦。在补充钙剂和维生素 D 的同时,对于低钙血症难以纠正的患者,补镁有助提高疗效。

5. 补充 PTH 治疗　大剂量的活性维生素 D 和钙剂的应用,能够模拟缺失的 1,25(OH)$_2D_3$ 对肠道的作用,增加肠钙的吸收。其综合作用是通过肠上皮吸收钙入血,克服肾脏清除钙的作用,促使血钙上升。力图精确调节使肠钙吸收增加,但不可避免伴随尿钙排出增多。此种治疗方式用量不足将导致无力、肌肉抽搐发作。更为棘手的是过度治疗,将导致高尿钙、高钙血症、肾石症、肾钙化和肾衰竭。显而易见,治疗方案应以纠正低钙血症和其症状,不造成高尿钙和其肾脏并发症为优先。外源性 PTH 能够完成此项目标,PTH 治疗的优势即为纠正血钙异常而不造成高尿钙、肾钙化和肾石症。但由于 PTH 价格昂贵和皮下注射的给药方式,未在临床中广泛应用,目前临床应用的 PTH 药物为 rhPTH1-34 和 rhPTH1-84。

rhPTH1-34 半衰期较短,每日 2 次注射为大多数甲状旁腺功能减退症患者的治疗方式,但并不能够模拟体内 PTH 频繁的低幅脉冲重叠的生物节律。目前部分学者尝试 rhPTH1-34 的泵治疗,可以增强患者对 PTH 的反应和减少 PTH 的治疗用量,减少血钙的波动,更为有效的维持尿钙和骨转换指标正常。

由于 rhPTH1-84 的价格非常昂贵,推荐作为钙剂和维生素 D 制剂的补充治疗,用于单纯传统治疗效果不佳的患者,包括:①血钙波动较大,经常出现明显的低钙血症或者高钙血症;②血磷和 / 或钙磷乘积控制不满意;③调整传统治疗药物后仍有高钙尿症导致的肾脏并发症或泌尿系结石风险增加;④已有肾脏并发症,包括肾脏钙化、肾结石或慢性肾脏疾病;⑤口服药物剂量过大;⑥并发影响钙和维生素 D 吸收的胃肠道疾病;⑦CaSR 激活性突变导致的常染色体显性遗传性低钙血症。rhPTH1-84 的用法为起始剂量 50μg,皮下注射,1 次 /d,同时将原有活性维生素剂量减半。每 4 周调整 rhPTH1-84 的剂量,治疗目标为停用活性维生素 D,口服元素钙减为 500mg/d,维持血钙在正常低值水平。

对该患者的治疗:①静脉补钙。因患者入院前有四肢抽搐频繁发作,入院时有间断抽搐小发作。显著的低钙血症,血钙 1.59mmol/L,需要静脉补充钙剂。将 10% 葡萄糖酸钙 20ml 稀释于 500ml 生理盐水或葡萄液中静脉滴注,患者症状反复可重复给药。②口服补钙。碳酸钙 D_3 片(元素钙 600mg,维生素 D_3 125IU)600mg,2 次 /d 口服。患者仍有麻木等症状。③活性维生素 D 的治疗。应用骨化三醇 0.25μg,3 次 /d 治疗后症状部分改善,血钙维持在 1.8mmol/L。进一步将骨化三醇调整为 0.5μg,2 次 /d 治疗,症状显著改善,血钙维持在 2.0~2.2mmol/L,血磷 1.78~1.89mmol/L,24h 尿钙 294mg,肾功能正常范围。

【问题 4】如何做好患者的随访工作?

思路 随访和优化治疗方案是治疗甲状旁腺功能减退症的关键。

1. 治疗目标 ①减轻低钙血症所产生的症状;②维持空腹血钙在正常低值或略低于正常,尽可能维持在 2.0mmol/L 以上;③维持血磷在正常或略高;④避免或者减少高尿钙的发生;⑤维持钙磷乘积在 55mg^2/dl 或者 4.4mmol^2/L 以下;⑥防止肾脏等软组织的异位钙化,如肾结石或肾钙质沉积。因此我们补充钙剂和活性维生素 D 使血钙维持在正常低限,同时应控制 24h 尿钙在 350mg 以内。

2. 待症状缓解后可 2~4 周监测一次血、尿电解质变化,并逐渐延长随访时间,还需要定期监测肌酐清除率、肾功能和肾脏超声,适时调整治疗方案。长程随访过程中应该注意评估免疫功能和其他腺体的功能,以早期发现自身免疫性多腺体综合征。

【问题 5】医患沟通要点是什么?

思路 此类患者需要终身治疗,应与患者充分沟通建立信任的医患关系。嘱患者正确面对疾病、避免诱因、按时服药、定期随访。

【问题 6】容易发生的错误是什么?

思路 甲状旁腺功能减退症的治疗误区为此类患者需要维持血钙正常区间 2.25~2.63mmol/L(9.0dl~10.5mg/dl),以此为治疗目标则需要应用大剂量的钙剂和活性维生素 D,容易出现高尿钙,长此以往会导致肾石症、肾钙化和肾功能不全。因此治疗的目标不是维持正常血钙,而是在应用最小量的钙剂和活性维生素 D 的前提下使得症状缓解并不导致高尿钙,因此应当监测 24h 尿钙。尽可能做到血钙维持在 2.00~2.25mmol/L(8.0~9.0mg/dl),同时 24h 尿钙排泄量不超过 350mg 为宜。常染色体显性遗传甲状旁腺功能减退症患者更易于发生高尿钙,而传统治疗方案不可避免加重此种趋势,因此更适宜接受 PTH 的治疗。目前甲状旁腺功能减退症患者的生存质量和临床相关的情绪变化日益受到关注,最为常见的症状为焦虑,因此 PTH 对中枢系统的生理作用仍需进一步研究。

甲状旁腺功能减退症诊治流程见图 14-1。

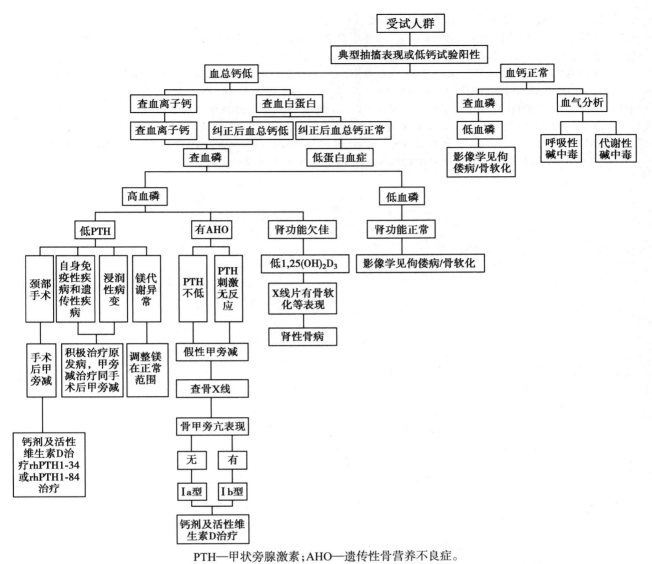

PTH—甲状旁腺激素；AHO—遗传性骨营养不良症。

图 14-1 甲状旁腺功能减退症诊治流程

（朱 梅）

推荐阅读资料

［1］ NEERAJ T, NANDITA G, RAVINDER G. Calcium-sensing receptor autoantibodies and idiopathic hypoparathyroidism. J Clin Endocrinol Metab, 2013, 98 (9): 3884-3891.

［2］ STEWART A F. Translational implications of the parathyroid calcium receptor. N Engl J Med, 2004, 351 (4): 324-326.

［3］ WINER K K, KO C W, REYNOLDS J C, et al. Long-term treatment of hypoparathyroidism: a randomized controlled study comparing parathyroid hormone (1-34) versus calcitriol and calcium. J Clin Endocrinol Metab, 2003, 88: 4214-4220.

［4］ PAUL S, ALBER G B, CUTLER J R. Synthetic human parathyroid hormone 1-34 replacement therapy: a randomized crossover trial comparing pump versus injections in the treatment of chronic hypoparathyroidism. J Clin Endocrinol Metab, 2012, 97: 391-399.

［5］ CHAN F K W, TIU S C, CHOI K L, et al. Increased bone mineral density in patients with chronic hypoparathyroidism. J Clin Endocrinol Metab, 2003, 88 (7): 3155-3159.

［6］ 中华医学会骨质疏松和骨矿盐疾病分会, 中华医学会内分泌学会代谢性骨病学组. 甲状旁腺功能减退症临床诊疗

指南 . 中华骨质疏松和骨矿盐疾病杂志 , 2018, 11 (4): 323-338.

［7］中华医学会骨质疏松和骨矿盐疾病分会 . 维生素 D 及其类似物的临床应用共识 . 中华骨质疏松和骨矿盐疾病杂志 , 2018, 9 (2): 127-136.

［8］MANTOVANI G, BASTEPE M, MONK D, et al. Diagnosis and management of pseudohypoparathyroidism and related disorders: first international Consensus Statement. Nat Rev Endocr, 2018, 14 (8): 476-500.

［9］ORLOFF L A, WISEMAN S M, BERNET V J, et al. American Thyroid Association Statement on postoperative hypoparathyroidism: diagnosis, prevention, and management in adults. Thyoid, 2018, 28 (7): 830-841.

［10］ALIYA A K, BART C, LARS R, et al. Management of endocrine disease: hypoparathyroidism in pregnancy: review and evidence-based recommendations for management. J Endocrinol, 2019, 180: R37-R44.

第十五章　低血糖症

低血糖症（hypoglycemia）是一组由多种病因引起的血浆（或血清）葡萄糖（简称血糖）水平降低，并足以引起交感神经兴奋和/或神经精神及行为异常为主要特点的临床综合征。一般以血浆葡萄糖浓度<2.8mmol/L（50mg/dl）作为低血糖的标准，而接受药物治疗的糖尿病患者只要血糖水平≤3.9mmol/L（70mg/dl）就属低血糖范畴。一般引起低血糖症状的血浆葡萄糖阈值为2.8~3.9mmol/L，然而对于反复发作的低血糖患者，这一阈值则会向更低的血糖浓度偏移。

由于脑组织的能量代谢全部依靠血液中的葡萄糖供能，而脑组织储存的葡萄糖非常有限，仅够维持5~10min脑细胞功能，所以当发生低血糖时，脑组织非常容易受伤害，如果低血糖昏迷持续6h以上，脑细胞将受到不可逆损害，可导致痴呆，甚至死亡。另外，低血糖还易诱发心律失常、心绞痛及急性心肌梗死等。因此，低血糖症属内分泌与代谢病科急重症之一，需要及时救治，尽早纠正低血糖，并避免再发。

临床病例

患者，女性，49岁，农民，因"阵发性乏力、昏睡伴出汗5年，再发2d"入院。5年前起出现阵发性全身乏力，继而昏睡，难以唤醒，多于晨起时或下午2~3时发生，每次持续0.5~9h，随后自行苏醒，醒后周身大汗。曾于发作时被家人送到当地医院查血糖1.9mmol/L（34mg/dl），静推50%葡萄糖40ml后立即苏醒，以后为预防发作自行增加食量及进餐频率，体重增加约14kg。2d前无诱因症状再发，为明确诊治收入院。既往身体健康，无类似疾病家族史。查体：血压120/80mmHg，身高1.62m，体重79kg，体质指数30.1kg/m²，腰围98cm，神志清楚，反应略迟钝，体型呈均匀性肥胖，心、肺及腹部查体无异常，双下肢无水肿，四肢肌力、肌张力正常，巴宾斯基征、查多克征均阴性。

【问题1】通过上述问诊及查体，该患者最可能的诊断是什么？

根据患者的临床表现、既往史、个人史及查体，诊断考虑低血糖症。

思路

1. 中年女性，发作性乏力、出汗伴意识障碍，要想到低血糖症的可能性。

知识点

低血糖症的临床表现

1. 症状　引起低血糖的症状主要来自两方面：自主神经低血糖症状和大脑神经元低血糖症状。

（1）自主神经低血糖症状：包括震颤、心悸和焦虑（儿茶酚胺介导的肾上腺素能症状），以及出汗、饥饿和感觉异常（乙酰胆碱介导的胆碱能症状）。

（2）大脑神经元低血糖症状

1）初期精神不集中，思维和语言迟钝，头晕、嗜睡、视物不清、步态不稳，可有幻觉、躁动、易怒、行为怪异等精神症状。

2）进而皮质下功能受抑制出现躁动不安，甚而强直性惊厥、锥体束征阳性。

3）进一步发展波及延髓进入昏迷状态，各种反射消失。

低血糖若持续得不到纠正，症状持续不逆转可导致死亡。

2. 体征　面色苍白和出汗是低血糖的常见体征，心率和收缩压轻度上升。

---

2. 症状　发作时血糖显著降低,静脉补充葡萄糖后症状可迅速缓解,低血糖症可以确诊。

知识点

低血糖症的诊断标准

根据低血糖典型表现(Whipple 三联征)可确定:①低血糖症状;②发作时血糖低于 2.8mmol/L;③补糖后低血糖症状迅速缓解。少数空腹血糖降低不明显或处于非发作期的患者,应多次检测有无空腹或吸收后低血糖,必要时采用 48~72h 禁食试验。

---

3. 该患者主要表现为反复意识障碍,应属于重度低血糖。

知识点

低血糖的分级

1. 轻度　仅有饥饿感,可伴一过性出汗、心悸,可自行缓解。
2. 中度　心悸、出汗、饥饿明显,有时可发生手抖、头晕,需补充含糖食物方可纠正。
3. 重度　在中度低血糖症状的基础上出现中枢神经系统供能不足的表现,如认知能力下降、嗜睡、意识障碍、胡言乱语,甚至昏迷、死亡。

低血糖时临床表现的严重程度取决于:①低血糖的程度;②低血糖发生的速度及持续时间;③机体对低血糖的反应性;④年龄,等。

长期慢性低血糖者多有一定适应能力,交感神经兴奋表现可不显著,以中枢神经系统功能障碍表现为主。

糖尿病患者由于血糖快速下降,即使血糖高于 3.0mmol/L,也可出现明显的交感神经兴奋症状,称为低血糖反应(reactive hypoglycemia)。另外,糖尿病患者常伴有自主神经功能障碍,影响机体对低血糖的反馈调节能力,增加了严重低血糖发生的风险。

---

4. 患者发作时主要表现为意识障碍,诊断低血糖症需注意与神经系统疾病等,如癫痫、脑血管病及颅内占位、中毒等相鉴别。

知识点

低血糖症与其他疾病鉴别

1. 问诊要点　年龄、诱因及相关因素、发生速度、发作前后表现、持续时间、缓解方式、伴随症状、相关病史及平素所有用药情况等。
2. 鉴别要点　血糖测定、定位体征、CT 等影像检查、毒物分析等。
3. 关键点　想到低血糖症的可能时应急查血糖;遇到意识障碍等神经精神系统表现异常的患者,也应常规检测血糖。

【问题2】该患者为什么会发生低血糖呢?

思路

1. 造成低血糖的原因多种多样,该患者症状多于空腹状态下出现,且以意识障碍为主要表现,程度重,属于空腹器质性低血糖。

知识点

低血糖症的临床分类

1. 空腹低血糖

(1)胰岛素分泌过多:如胰岛素瘤(insulinoma)、胰岛 B 细胞增生。

(2)拮抗胰岛素的激素分泌减少:垂体前叶功能减退、艾迪生病、儿茶酚胺或胰高糖素分泌减少、生长激素及甲状腺激素不足等。

(3)肝糖输出减少:各种重度肝脏疾病。

(4)胰外恶性肿瘤。

(5)胰岛素或胰岛素受体自身抗体的免疫性疾病。

(6)降糖药物:胰岛素或促胰岛素分泌剂。

(7)其他药物:奎宁、β 受体阻滞剂(如普萘洛尔)、水杨酸类、酒精等。

(8)其他:严重营养不良、严重感染等。

2. 餐后低血糖(反应性低血糖)

(1)功能性低血糖。

(2)滋养性低血糖倾倒综合征(胃切除术、胃空肠吻合术后)。

(3)早期糖尿病性反应性低血糖。

(4)肠外营养(静脉高营养)治疗或含葡萄糖透析液透析治疗。

(5)遗传性果糖不耐受症、半乳糖血症。

(6)特发性低血糖症。

(7)肥胖症手术后餐后高胰岛素血症性低血糖:最常见于 Roux-en-Y 胃旁路手术术后。

2. 胰岛素瘤是器质性低血糖最常见的原因,详细询问病史,患者否认服用降糖药物及可能引起低血糖的其他药物,体型肥胖,营养状态佳,入院后查肝功能、肾功能、甲状腺功能、肾上腺皮质功能及血清生长激素水平均正常,故高度怀疑胰岛素瘤。

知识点

胰岛素瘤的临床特点

1. 胰岛素瘤(insulinoma)是最常见的胰腺分泌胰岛素的功能性神经内分泌瘤,也是器质性低血糖症中最常见原因。其患病情况在普通人群中为(1~4)/100 万。

2. 其中胰岛 B 细胞腺瘤约占 84%(90% 为单腺瘤,10% 为多腺瘤),其次为腺癌,弥漫性胰岛 B 细胞增生少见;肿瘤 90% 位于胰腺内,胰头、胰体、胰尾分布概率基本相等,异位者极少见,约 90% 的肿瘤直径 <2cm。

3. 胰岛素瘤可为家族性,可与甲状旁腺瘤和垂体瘤并存(多发性内分泌腺瘤病 Ⅰ 型)。

4. 个别胰岛素瘤还同时分泌促胃液素、胰高糖素、ACTH、生长抑素等。

5. 实验室检查会发现胰岛素不适当分泌过多的证据,即当血糖浓度降至低血糖水平时,胰岛素的分泌不能相应降低至很低的水平,胰岛素释放指数升高。

3. 进一步明确病因,应行血糖及同步胰岛素测定,并计算胰岛素释放指数协助诊断。

知识点

评价低血糖症的实验室检查

1. 血浆胰岛素测定　低血糖发作时,应同时测定血浆葡萄糖、胰岛素水平,以证实有无胰岛素不适当分泌过多。血糖 <2.8mmol/L 时相应的胰岛素浓度 ≥ 36pmol/L（≥ 6mIU/L）（放射免疫法,灵敏度为 5mIU/L）或胰岛素浓度 ≥ 18pmol/L（3mIU/L）（ICMA 法,灵敏度 ≤ 1mIU/L）提示低血糖为胰岛素分泌过多所致。

2. 胰岛素释放指数　为血浆胰岛素（mIU/L）与同一血标本测定的血糖值（mg/dl）之比。正常人该比值 <0.3,多数胰岛素瘤患者 >0.4,甚至 1.0 以上;血糖不低时,此值 >0.3 无临床意义。

3. 血浆胰岛素原和 C 肽测定　参考 Marks 和 Teale 诊断标准,血糖 <3.0mmol/L,C 肽 >300pmol/L（0.9μg/L）,胰岛素原 >20pmol/L,应考虑胰岛素瘤。胰岛素瘤患者血浆胰岛素原比总胰岛素值常 >20%,可达 30%~90%,说明胰岛素瘤可分泌较多胰岛素原。

4. 48~72h 饥饿试验　少数未觉察的低血糖或处于非发作期以及高度怀疑胰岛素瘤的患者应在严密观察下进行,试验期应鼓励患者活动。开始前取血标本测血糖、胰岛素、C 肽,之后每 6h 一次,若血糖 ≤ 3.3mmol/L 时,应改为每 1~2h 一次;血糖 <2.8mmol/L 且患者出现低血糖症状时结束试验;如已证实存在 Whipple 三联征,血糖 <3.0mmol/L 即可取血标本测定血糖、胰岛素原、胰岛素、C 肽和 β- 羟丁酸浓度,结束试验,采取措施纠正低血糖。必要时可以静推胰高糖素 1mg,每 10min 测血糖,共 3 次。C 肽 >200pmol/L（ICMA）或胰岛素原 >5pmol/L（ICMA）可认为胰岛素分泌过多。如胰岛素水平高而 C 肽水平低,可能为外源性胰岛素的因素。若 β- 羟丁酸浓度水平 <2.7mmol/L 或注射胰高糖素后血糖升高幅度 <1.4mmol/L 为胰岛素介导的低血糖症。

5. 延长（5h）口服葡萄糖耐量试验　主要用于鉴别 2 型糖尿病早期出现的餐后晚发性低血糖症。方法:口服 75g 葡萄糖,测定服糖前、服糖后 30min、1h、2h、3h、4h 和 5h 的血糖、胰岛素和 C 肽。该试验可判断有无内源性胰岛素分泌过多。2 型糖尿病早期,特别是伴有肥胖者,B 细胞反应延迟,胰岛素和 C 肽分泌峰落后于血糖高峰,可发生餐后晚期（4~5h）低血糖。

4. 该患者入院后查空腹血糖为 1.39mmol/L（25.02mg/dl）,显著降低,同步空腹胰岛素为 48.31IU/L,计算胰岛素释放指数高达 1.93,查抗胰岛素抗体阴性,胰岛素瘤定性诊断成立,下一步应行相关影像学检查定位诊断胰岛素瘤。

知识点

胰岛素瘤定位诊断的影像学检查手段

1. 超声、CT 或 MRI。
2. 选择性胰血管造影（DSA）。
3. 超声内镜或术中超声。
4. 经皮经肝门静脉置管分段采血测定胰岛素（PTPC）。
5. 选择性动脉钙刺激试验。
6. 反射性核素标记的生长抑素受体显像。

【问题 3】患者发生低血糖,除胰岛素瘤之外,还应考虑哪些疾病? 如何加以鉴别?

思路

1. 药源性低血糖、反应性低血糖等其他常见低血糖症及其特点。

知识点

几种常见低血糖症及其特点

1. 药源性低血糖症　随着糖尿病患病率的增加,胰岛素制剂和磺脲类及非磺脲类促胰岛素分泌剂的应用增多,严格控制高血糖不可避免地出现低血糖。上述药物引起低血糖。

　　主要见于药物应用剂量过大、用法不当、摄食不足和不适当的运动等。老年和合并肾功能不全的糖尿病患者,应用氯磺丙脲、格列本脲及中、长效胰岛素极易发生严重、顽固和持续的低血糖;合并自主神经病变的糖尿病患者,可发生未察觉的低血糖症。

　　2. 反应性低血糖症(非空腹低血糖症)　为餐后早期(2~3h)和后期(3~5h)低血糖症,也称食饵性低血糖症。包括以下 4 种情况:

　　(1)胃切除后食饵性低血糖症:因迷走神经功能亢进,促使胃肠激素刺激胰岛 B 细胞分泌过多的胰岛素,从而导致急性低血糖症。

　　(2)功能性食饵性低血糖症:患者并无手术史,常有疲乏、焦虑、紧张、易激动、软弱、易饥饿、颤抖,与多动强迫行为有关。

　　(3)胰岛增生伴低血糖症:患者并无胰岛素使用史,也无 *Kir6.2* 和 *SUR1* 突变,无遗传家族史,胰腺部分切除可能有效。

　　(4)进餐后期低血糖症:多见于 2 型糖尿病早期合并肥胖者,因胰岛 B 细胞胰岛素释放延迟,释放量增加,从而引起晚发性低血糖症。

　　(5)肥胖症手术后餐后高胰岛素血症性低血糖:是一种罕见的肥胖症减重手术代谢并发症,最常见于 Roux-en-Y 胃旁路手术。肥胖手术后出现餐后神经血糖下降症状时,可检测到高胰岛素血症。餐后高胰岛素血症的症状可能在手术后数月至数年内出现,通常在富含碳水化合物的精制餐后 1~3h 出现。症状可以是非特异性的,包括与 Whipple 三联征相关的症状。如减重手术后出现餐后低血糖症状时,应怀疑餐后高胰岛素血症性低血糖。

　　3. 胰岛素自身免疫综合征(IAS)　患者血中有胰岛素自身抗体和反常性低血糖症,且从未用过胰岛素,多见于日本和朝鲜人,与 HLA- II 类等位基因 *DRB1*0406*、*DRB1*0301* 和 *DRB1*0302* 有关。低血糖常发生在餐后 3~4h,其发生与胰岛素抗体免疫复合体解离、释放游离胰岛素过多有关。可见于应用含巯基药物如治疗 Graves 病的甲巯咪唑以及卡托普利、青霉胺等。本症还可合并其他自身免疫病,如类风湿关节炎、系统性红斑狼疮、多发性肌炎等。

　　4. 婴儿持续性高胰岛素血症性低血糖症　也称家族性高胰岛素血症、先天性高胰岛素血症和原发性胰岛细胞增生(胰岛细胞增生症)。非胰岛素瘤胰源性低血糖综合征见于成人,并且也伴有胰岛增大和胰岛细胞增生症。胰岛细胞增生症在胃旁路手术后的低血糖患者中已有报道。

　　2. 低血糖原因有很多,比较复杂,可按照一定流程进行鉴别诊断(图 15-1)。

　　【问题 4】针对这个患者应如何治疗?

　　思路

　　1. 低血糖持续时间长将使神经系统发生不可逆的损害,应立即予以纠正。先纠正严重低血糖,再查找病因根治。

　　知识点

低血糖发作的处理

　　1. 轻者口服糖水、含糖饮料,或进食糖果、饼干、面包、馒头等即可缓解。

　　2. 重者和疑似低血糖昏迷的患者,应及时测定毛细血管血糖,甚至无需血糖结果,及时给予 50% 葡萄糖液 60~100ml 静脉注射,继以 5%~10% 葡萄糖液静脉滴注,密切监测血糖,直至血糖稳定 24h 以上。

　　3. 必要时可加用氢化可的松 100mg 静脉滴注和/或胰高糖素 0.5~1mg 肌内或静脉注射。

　　4. 神志不清者,切忌喂食以避免呼吸道窒息。

2. 应积极处理低血糖的病因,以预防严重低血糖反复发作威胁患者生命。

知识点

治 疗 方 法

1. 确诊为低血糖症尤其空腹低血糖发作者　大多为器质性疾病所致,应积极寻找致病原因进行对因治疗。

2. 糖尿病患者　应用胰岛素和胰岛素促分泌剂治疗时,宜从小剂量开始,密切监测血糖变化,同时应注意合并其他用药时的相互作用,许多药物如水杨酸类、对乙酰氨基酚、磺胺甲噁唑、三环类抗抑郁药、血管紧张素转换酶抑制剂(angiotensin-converting enzyme inhibitor,ACEI)等可增强降糖作用,可能诱发低血糖。若因药物诱发者应停药或调整用药。

3. 防治胃切除后食饵性低血糖症　常采取减少富含糖类的食物、增加富含脂肪和蛋白质的食物,甚至服用抗胆碱药。

4. 对于 2 型糖尿病早期合并肥胖者　改变生活方式,减轻体重,应用药物(如 α- 葡萄糖苷酶抑制剂、餐时血糖调节剂)可缓解晚发性低血糖的发生。

5. 疑胰岛素瘤者　应术前明确定位并进行肿瘤切除术,预后大多良好。手术切除肿瘤是本病的根治手段。对不适合手术或手术无法切除的转移性病变者、拒绝进行手术者应考虑内科治疗。二氮嗪(diazoxide)可抑制胰岛素分泌,300~400mg/d,分次服用。无法手术切除的胰岛 B 细胞癌或癌术后的辅助治疗,可应用链脲佐菌素(streptozotocin)或其类似物吡葡亚硝脲(chlorozotocin)。生长抑素类似物如奥曲肽可通过抑制胰岛素分泌控制低血糖,但同时亦抑制生长激素、促甲状腺激素和胰高糖素的分泌,对于二氮嗪难治性的持续性低血糖患者,奥曲肽是一种合理的选择。

6. 针对胰岛素自身免疫综合征　应用糖皮质激素有效。对于原发性或继发性肾上腺皮质功能减退者,适当的糖皮质激素补充或替代治疗会使患者不再出现低血糖发作。

7. 对于肥胖症手术后餐后高胰岛素血症性低血糖　在治疗上包括饮食调整、药物治疗、放置胃造口管、胃袋约束、Roux-en-Y 胃旁路术逆转为袖状胃和胰腺切除术等。

该患者胰腺超声、CT 及 MRI 均未见确切占位,经选择性动脉钙刺激肝静脉采血(selective arterial calcium stimulating and hepatic venous sampling,ASVS)检查提示肿瘤位于肠系膜上动脉供血区域,胰腺头部可能大,行数字减影血管造影(digital signature algorithm,DSA)进一步明确定位与 ASVS 结果一致,遂行手术切除肿瘤,术后未再出现低血糖症状发作。1 年后随访,患者完全康复,体重恢复至 68kg。

低血糖的诊治流程见图 15-1。

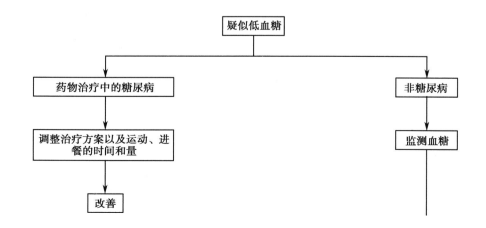

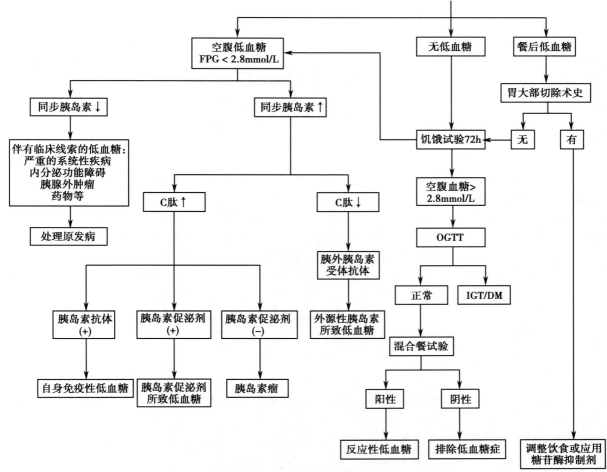

OGTT—口服糖耐量试验;IGT—糖耐量减低;DM—糖尿病。

图 15-1 低血糖诊治流程

（高政南）

推荐阅读资料

［1］葛均波，徐永健，王辰.内科学.9 版.北京：人民卫生出版社，2018.

［2］陈家伦.临床内分泌学.上海：上海科学技术出版社，2011.

［3］OKABAYASHI T, SHIMA Y, SUMIYOSHI T, et al. Diagnosis and management of insulinoma. World J Gastroenterol, 2013, 19 (6): 829-837.

［4］GALATI S J, RAYFIELD E J. Approach to the patient with postprandial Hypoglycemia. Endocr Pract, 2014, 20 (4): 331-340.

［5］CRYER P E, AXELROD L, GROSSMAN A B, et al. Evaluation and management of adult hypoglycemic disorders: an Endocrine Society Clinical Practice Guideline. J Clin Endocrinol Metab, 2009, 94 (3): 709-728.

［6］DAN E, DANE A, SABER G, et al. ASMBS position statementon postprandial hyperinsulinemic hypoglycemia after Bariatric surgery. J Surg Obes Relat Dis, 2017, 13 (3): 371-378.

第十六章　糖　尿　病

糖尿病（diabetes mellitus, DM）是由遗传和环境因素共同作用引起的临床综合征，其基本的病理生理机制是胰岛素分泌和/或胰岛素作用缺陷引起糖、蛋白、脂肪、水和电解质等代谢紊乱，临床以高血糖为主要特征。急性高血糖易引起酮症酸中毒或高渗综合征，又称急性代谢紊乱，长期慢性高血糖可导致全身各组织器官损害、功能障碍，即慢性并发症，包括动脉粥样硬化性心、脑、周围血管病变以及糖尿病肾病、视网膜病变和神经病变等。这些并发症可因心肌梗死、脑卒中、截肢、肾衰竭、失明等严重临床情况而致残乃至危及生命。

根据国际糖尿病联盟 2017 年报告，全球糖尿病人数达 4.25 亿。近 30 年来我国糖尿病患病率增长迅速。2008 年我国成人糖尿病患病率为 9.7%，2013 年达到 10.9%，患病人数居全球首位。

2010 年我国因糖尿病造成的每千人伤残 - 调整寿命年（disability-adjusted life year, DALY）损失为 19.12 人年，其中以 45~60 岁人群为最高。城乡分布为城市高于农村，并以东、中、西部地区依次递减。2017 年中国有 842 993 人死于糖尿病，其中 33.8% 发生在 60 岁以下人群中。

> 临床病例
>
> 患者，男性，24 岁，教师，因"口干、多饮、多尿 2 周伴全身乏力 2d"就诊。患者 2 周来无明显诱因下出现口干、多饮、多尿，喜饮甜味饮料，每日饮水量 2L 以上，饮甜味饮料后口干反而加重，尿量较平时明显增加（具体尿量不能描述）。无明显多食及体重无明显下降，未引起重视。入院前 2d 自觉口干加重，伴全身乏力、头痛、恶心、呕吐少量胃内容物 1 次。有糖尿病家族史。
>
> 患者有间断性泡沫尿 1 年。发病 2 周来无视物模糊，无胸闷、无心悸，无手脚麻木、针刺感痛温觉异常、四肢疼痛及间歇性跛行。患者目前胃纳较差，睡眠欠佳，大便如常。
>
> 查体：平车推入诊室，神志清，精神萎靡，对答少。呼吸 24 次/min，血压 128/70mmHg。皮肤弹性差，脱水貌。颈软，气管居中，甲状腺无肿大。颈静脉无怒张。双肺呼吸音清，未闻及干啰音，心率 96 次/min，心律齐，各瓣膜区未闻及病理性杂音。腹部膨隆，可见紫纹，无压痛，无肌卫，无反跳痛，肝、脾肋下未及，肝区叩痛（-）、双肾区叩痛（-），移动性浊音（-）。双下肢无水肿。无胫前色素沉着斑，双侧足背动脉搏动正常。无足部溃疡。

【问题 1】根据上述病史，该患者最可能的诊断是什么？应该立刻进行哪些实验室检查？

根据患者的临床表现，应该考虑糖尿病，并高度怀疑是否合并糖尿病急性并发症——酮症酸中毒。

思路

1. 糖尿病的诊断　该患者有口干、多饮、多尿等糖尿病症状，如血糖达到糖尿病诊断标准即可做出诊断（表 16-1、表 16-2）。

2. 急性并发症的诊断　患者血糖高，恶心呕吐，伴精神萎靡，有脱水体征，对该病例要想到糖尿病急性并发症的可能。应进一步检查静脉血糖、酮体、血气分析、电解质、肝肾功能、血常规及尿常规等。

表 16-1　糖代谢分类标准（WHO，1999 年）

糖代谢分类	静脉血浆葡萄糖/(mmol/L)	
	空腹血糖（FPG）	糖负荷后 2h 血糖（2hPG）
正常血糖	<6.1	<7.8
空腹血糖受损	6.1~<7.0	<7.8
糖耐量减低	<7.0	7.8~<11.1
糖尿病	≥ 7.0	≥ 11.1

空腹血糖受损(impaired fasting glucose,IFG)或糖耐量减低(impaired glucose tolerance,IGT)统称为糖调节受损(impaired glucose regulation,IGR,即糖尿病前期),随机血糖不能用来诊断 IFG 或 IGT。建议只要是已达到糖调节受损的人群,均应行口服葡萄糖耐受试验(oral glucose tolerance test,OGTT),以降低糖尿病的漏诊率。

表 16-2　糖尿病诊断标准(WHO,1999 年)

诊断标准	静脉血浆葡萄糖 /(mmol/L)
典型糖尿病症状(多饮、多尿、多食、体重下降)加上随机血糖检测	≥ 11.1
或:空腹血糖	≥ 7.0
或:糖负荷后 2h 血糖(2hPG)	≥ 11.1

无糖尿病症状者,需改日重复检查。

知识点

诊断糖尿病的血糖界值为空腹血糖(fasting blood glucose,FPG)≥ 7.0mmol/L 和 / 或糖负荷后 2h 血糖(2hPG)≥ 11.1mmol/L。

糖尿病急性并发症包括:

(1)糖尿病酮症酸中毒(diabetic ketoacidosis,DKA)诊断:在 DKA 发病前数天可有多尿、烦渴、多饮等高血糖症状的加重,随后出现食欲减退、乏力、恶心、呕吐、腹痛,严重时可有头痛、烦躁、嗜睡等症状,呼吸深快,呼气中有烂苹果味(丙酮气味);如病情进一步发展,出现严重脱水,尿量减少、皮肤黏膜干燥、眼球下陷,脉快而弱,血压下降、四肢厥冷;到晚期,各种反射迟钝甚至消失,终至昏迷。如血酮体升高(≥ 3mmol/L)或尿酮体阳性伴血糖升高,血 pH 和 / 或血清碳酸氢根降低,无论既往有无糖尿病病史,都可诊断为 DKA。

(2)高血糖高渗综合征(hyperglycemic hyperosmolar syndrome,HHS)诊断:HHS 的临床特征是指严重高血糖但无明显的酮症酸中毒,患者血浆渗透压显著升高,出现脱水和意识障碍。实验室诊断参考标准有血糖 ≥ 33.3mmol/L;有效血浆渗透压 ≥ 320mol/L;血清碳酸氢根 ≥ 18mmol/L 或动脉血 pH ≥ 7.30;尿糖呈强阳性,而血清酮体及尿酮体阴性或为弱阳性;阴离子间隙 <12mmol/L。

(3)糖尿病乳酸性酸中毒诊断:患者表现为疲乏无力、恶心、厌食或呕吐,呼吸深大,嗜睡等,可能有服用双胍类药物史。实验室检查显示明显酸中毒,但血、尿酮体水平不升高,血乳酸水平升高。

该患者随机静脉血糖 34mmol/L,尿糖(++++),尿酮(++++),血酮 3.1mmol/L。血气分析 pH 7.28,二氧化碳分压 36.0mmHg,氧分压 95.5mmHg,碱剩余 –6.8mmol/L。血常规:血红蛋白 137g/L,红细胞计数 4.4×10^{12}/L,白细胞计数 4.9×10^9/L,中性粒细胞百分比 57.5%,血小板计数 230×10^9/L。谷氨酸脱羧酶抗体(glutamic acid decarboxylase antibody,GAD-Ab)阴性,酪氨酸磷羧酶抗体(IA-2 Ab)阴性。

患者随机静脉血糖升高,且血酮体 ≥ 3mmol/L、尿酮阳性,血气分析提示代谢性酸中毒。

3. 问诊时应注意询问近期有无感染及应激事件的发生,寻找导致本次酮症酸中毒的诱因。该患者发病前 2 周摄入较多甜饮料,可能是此次酮症酸中毒的诱因。目前诊断为 DKA。

知识点

糖尿病酮症酸中毒的诱因

1 型糖尿病有发生 DKA 的倾向;2 型糖尿病一般不会发生 DKA。但在某些情况亦可发生 DKA,如急性感染、胰岛素不适当减量或突然中断治疗、饮食不当、胃肠疾病、脑卒中、心肌梗死、创伤、手术、妊娠、分娩、精神刺激等,偶尔也可以没有明确诱因。

> 知识点
>
> DKA 的诊断包括高血糖症状加重,出现消化道及脱水症状,实验室检查血酮体升高(≥3mmol/L)或尿酮体阳性伴血糖升高(>13.9mmol/L),动脉血 pH(<7.30)和/或血清碳酸氢根降低。

【问题 2】本病例应该如何治疗?

思路　首先积极处理糖尿病急性并发症。酮症酸中毒的治疗原则为尽快补液以恢复血容量、纠正失水状态,降低血糖,纠正电解质及酸碱平衡紊乱,同时积极寻找和消除诱因,防治并发症,降低病死率。

> 知识点
>
> ### 糖尿病酮症酸中毒的治疗要点
>
> 1. 补液
>
> (1)补液的量:根据患者体重和脱水程度估计补液量,一般为 4 000~6 000ml/d,严重脱水者可达 6 000~8 000ml/d。
>
> (2)补液种类:开始治疗时给予 0.9% 氯化钠溶液,当血糖降至 13.9mmol/L 时,以 5% 葡萄糖液并按一定比例加入胰岛素替换继续治疗。
>
> (3)补液速度:应在 24h 内纠正脱水。补液速度先快后慢,无心脏疾病患者最初 1~2h 以 15~20ml/(kg·h)补液,并根据血压和周围循环状况决定后续补液量及速度。有心脏疾病患者补液时要密切关注心率、每小时尿量及精神状态,及时调整补液速度。
>
> (4)补液途径:除输液外,如患者意识清晰,无呕吐,鼓励患者多饮水。
>
> 2. 小剂量胰岛素静脉滴注　采用连续胰岛素静脉输注 0.1U/(kg·h),以 0.1U/(kg·h)速度持续输注。每 1~2h 测定血糖,血糖下降速度一般为每小时 3.9~6.1mmol/L,若第 1h 内血糖下降不足 10%,应酌情增加胰岛素剂量。
>
> 当 DKA 患者血糖降至 13.9mmol/L 时,应减少胰岛素输入量至 0.05~0.10U/(kg·h),并开始给予 5% 葡萄糖液,此后需要根据血糖来调整胰岛素给药速度,直至 DKA 缓解。DKA 缓解的参考标准:血糖 <11.1mmol/L,血清酮体 <0.3mmol/L,血清碳酸氢根 ≥15mmol/L,血 pH>7.3,阴离子间隙 ≤12mmol/L。请注意不能依靠监测尿酮值来确定 DKA 的缓解,因尿酮在 DKA 缓解时仍可持续存在。
>
> 3. 纠正酸中毒　血 pH 7.0 以下时,应考虑适当补碱。每 2h 测定 1 次血 pH,直至其维持在 7.0 以上。治疗中加强复查,防止过量。
>
> 4. 纠正电解质紊乱　开始胰岛素及补液治疗后,如果患者的尿量正常,血钾 <5.2mmol/L,应该静脉补钾。对那些治疗前已经存在低钾血症而尿量 ≥40ml/h 的患者,在补液和胰岛素治疗的同时必须补钾。如果患者的血钾 <3.3mmol/L,应该先补钾,当血钾升至 3.5mmol/L 时,再开始胰岛素治疗,以免发生心律失常、心脏骤停和呼吸肌麻痹。
>
> 5. 去除诱因和治疗并发症　如感染、休克、心力衰竭和心律失常、脑水肿和肾衰竭等。

该患者血 pH>7.0,无须补碱。

> 该患者病情稳定后,测量身高:185cm,体重:110kg,体重指数(body mass index,BMI)32.14kg/m²,腰围 120cm,臀围 120cm。

【问题 3】本病例酮症酸中毒纠正、病情稳定后应该如何进一步检查和治疗?
思路

1. **明确糖尿病分型诊断**　详见表 16-3。

表 16-3 糖尿病病因学分类(WHO,1999 年)

分类	病因	内容
1 型糖尿病	免疫介导性 特发性	
2 型糖尿病		
特殊类型糖尿病	胰岛 B 细胞功能遗传性缺陷	第 12 号染色体,肝细胞核因子 -1α(hepatocyte nuclear factor-1α,HNF-1α)基因突变(*MODY3*) 第 7 号染色体,葡萄糖激酶(glucokinase,GCK)基因突变(*MODY2*) 第 20 号染色体,肝细胞核因子 -4α(HNF-4α)基因突变(*MODY1*) 线粒体 DNA 其他
	胰岛素作用遗传性缺陷	A 型胰岛素抵抗 矮妖精貌综合征(Leprechaunism) Rabson-Mendenhall 综合征 脂肪萎缩性糖尿病 其他
	胰腺外分泌疾病	胰腺炎、创伤 / 胰腺切除术后、胰腺肿瘤、胰腺囊性纤维化、血色病、纤维钙化性胰腺病及其他
	内分泌疾病	肢端肥大症、库欣综合征、胰高糖素瘤、嗜铬细胞瘤、甲状腺功能亢进症、生长抑素瘤、醛固酮瘤及其他
	药物或化学品所致的糖尿病	Vacor(N-3 吡啶甲基 N-P 硝基苯尿素)、喷他脒、烟酸、糖皮质激素、甲状腺激素、二氮嗪、β 受体激动剂、噻嗪类利尿剂、苯妥英钠、γ- 干扰素及其他
	感染	先天性风疹、巨细胞病毒感染及其他
	不常见的免疫介导性糖尿病	僵人(Stiff-man)综合征、胰岛素自身免疫综合征、胰岛素受体抗体及其他
	其他与糖尿病相关的遗传综合征	唐氏综合征、Klinefelter 综合征、特纳综合征、Wolfram 综合征、Friedreich 共济失调、Huntington 舞蹈病、Laurence-Moon-Beidel 综合征、强直性肌营养不良、卟啉病、Prader-Willi 综合征及其他
妊娠糖尿病		

注:MODY 即 maturity-onset diabetes mellitus of the young,为成人起病的青少年糖尿病。

　　绝大多数 1 型糖尿病是免疫介导性疾病,因此检测抗体是糖尿病分型诊断的重要检查。但是抗体阴性不能排除 1 型糖尿病,因为可能是 1 型糖尿病中的特发性糖尿病。因此,糖尿病的分型应综合患者的临床表现和实验室检查。2 型糖尿病的病因不明,多数 2 型糖尿病患者起病隐匿,体型肥胖,多有糖尿病家族史。问诊时注意询问有无糖尿病家族史。体检中应该包括身高、体重、BMI 和腰围。

　　该患者有糖尿病家族史。查体:身高 185cm,体重 110kg,BMI 32.14kg/m^2,腰围 120cm,臀围 120cm。检测 GAD-Ab 和 IA-2Ab 均为阴性。因此分型诊断为 2 型糖尿病。

　　2. 胰岛素分泌功能检查 1 型糖尿病胰岛 B 细胞受到破坏,常导致胰岛素绝对缺乏。而 2 型糖尿病发病初期以胰岛素抵抗为主伴胰岛素分泌不足,在 DKA 纠正,高血糖控制后应进行胰岛素分泌功能检查及糖尿病病理生理功能评估。

知识点

胰岛 B 细胞分泌功能检查

1. 胰岛素和 C 肽释放试验 正常人空腹基础血浆胰岛素为 5~20mIU/L，C 肽基础值不小于 400pmol/L。口服 75g 无水葡萄糖（或 100g 标准面粉制作的馒头）后，血浆胰岛素在 30~60min 上升至高峰，峰值为基础值 5~10 倍。C 肽高峰时间同上，峰值为基础值 5~6 倍。该实验能反映基础和葡萄糖介导的胰岛素释放功能。同时，C 肽测定不受血清中的胰岛素抗体和外源性胰岛素影响。

2. 精氨酸刺激试验 静脉快速推注精氨酸可诱发胰岛细胞在短时间内将储存的胰岛素释放入血液循环，即胰岛素第一时相分泌，可反映 B 细胞储存的胰岛素对急性刺激产生反应的能力。通常以 2~6min 胰岛素（C 肽）均值与空腹胰岛素（C 肽）的差值或 6min 内胰岛素（C 肽）曲线下面积来评估胰岛 B 细胞分泌功能。

知识点

糖尿病的分型包括 1 型糖尿病、2 型糖尿病、特殊类型糖尿病和妊娠期糖尿病四大类。

该患者静脉血糖值过高，不宜再服葡萄糖。为保证检查的安全性，待病情稳定后行馒头餐试验（100g 标准面粉制作的馒头）。C 肽释放试验检测结果：0min 1.66μg/L，30min 1.87μg/L，120min 2.04μg/L。胰岛素释放试验检测结果：0min 29.21mIU/L，30min 42.78mIU/L，120min 54.04mIU/L。精氨酸试验检测结果 C 肽指数 1.20，胰岛素指数 13.63。提示患者的胰岛素分泌高峰延迟，第一时相胰岛素分泌减少，故患者胰岛 B 细胞分泌功能已受到损害。

3. 糖尿病慢性并发症检查

（1）糖尿病心脑血管并发症筛查：糖尿病是心、脑血管疾患的独立危险因素。糖尿病确诊时及以后，至少应每年评估心血管病变的风险因素，评估的内容包括心血管病现病史及既往史、年龄、有无心血管风险因素（吸烟、高血压、血脂紊乱、肥胖特别是中心型肥胖、早发心血管疾病的家族史等）；肾脏损害（尿白蛋白排泄率增高等）、心房颤动（可导致卒中）。静息时的心电图检查对 2 型糖尿病患者心血管疾病的筛查价值有限，对大血管疾病风险较高的患者应进一步检查来评估心脑血管病变情况。初诊时应了解患者既往相关病史，进行血压、血脂谱[总胆固醇（total cholesterol，TC）、甘油三酯（triglyceride，TG）、低密度脂蛋白胆固醇（low density lipoprotein-cholesterol，LDL-C）和高密度脂蛋白胆固醇（high density lipoprotein-cholesterol，HDL-C）]和心电图检查。

该患者血压 128/70mmHg，TC 4.36mmol/L，TG 3.66mmol/L，HDL-C 0.74mmol/L，LDL-C 2.86mmol/L。入院后复查心电图正常。

（2）糖尿病肾病：一般情况下 1 型糖尿病患者在诊断糖尿病后 5 年时进行肾病筛查。2 型糖尿病患者在确诊糖尿病时就应该进行肾脏病变的筛检。最基本的检查是尿常规，条件允许可做尿白蛋白与肌酐比值（UACR）检查。不管尿白蛋白排泄程度如何，至少每年检测血肌酐，计算预估肾小球滤过率（estimated glomerular filtration rate，eGFR）。当随机尿 UACR ≥ 30mg/g 即为尿白蛋白排泄增加。在 3~6 个月内重复检查 UACR，3 次中有 2 次尿蛋白排泄增加，排除感染等其他因素即可诊断白蛋白尿。临床上常将 UACR 30~300mg/g 称为微量白蛋白尿，UACR>300mg/g 称为大量白蛋白尿。

糖尿病肾病诊断确定后，应根据 eGFR 判断慢性肾脏病（chronic kidney disease，CKD）的严重程度（表 16-4）。

表 16-4 慢性肾脏病分期

CKD 分期	肾脏损害程度	eGFR/ [ml·min⁻¹·(1.73·m²)⁻¹]
1 期（G1）	肾脏损伤伴 eGFR 正常	≥ 90
2 期（G2）	肾脏损伤伴 eGFR 轻度下降	60~89
3a 期（G3a）	eGFR 轻中度下降	45~59
3b 期（G3b）	eGFR 中重度下降	30~44
4 期（G4）	eGFR 重度下降	15~29
5 期（G5）	肾衰竭	<15 或透析

注：肾脏损伤定义表示白蛋白尿（UACR ≥ 30mg/g），或病理、尿液、血液或影像学检查异常。eGFR 表示预估肾小球滤过率。

大多数患者在肾病发生之前已有较长的糖尿病病程且已出现视网膜病变，病变缓慢进展。因此当存在以下情况：糖尿病病程较短；不伴视网膜病变；短期内肾功能迅速恶化；显著肾小管功能减退者等时应考虑非糖尿病肾病。鉴别困难时可以通过肾穿刺病理检查进行鉴别。

该患者 3d 的 24h 尿白蛋白分别是 7.93mg/d、9.10mg/d、8.20mg/d，均正常。血肌酐 85μmol/L，eGFR 110ml/（min·1.73m²）（根据 CKD-EPI 公式计算），肾脏肾小球滤过功能正常。

（3）糖尿病视网膜病变：视网膜病变是糖尿病高度特异性的血管并发症。1 型糖尿病患者在诊断糖尿病后 5 年进行筛查，2 型糖尿病在确诊时就要筛查。检查频率一般为无糖尿病视网膜病变者，每 1~2 年 1 次；轻度病变患者每年 1 次，中度非增殖期病变者每 3~6 个月 1 次；重度病变患者 3 个月 1 次。临床随访的主要观察指标包括全身指标和眼部指标，全身指标有糖尿病病程、血糖、糖化血红蛋白（HbA1c）、血脂、血压、体重、尿蛋白及用药史等；眼部指标有视力、眼压、房角、眼底。

该患者眼底摄片双眼底无明显异常。

（4）糖尿病周围神经病变：糖尿病神经病变可累及中枢神经和周围神经，以后者多见。1 型糖尿病在诊断后 5 年，2 型糖尿病确诊时就应该筛查，此后至少每年筛查一次。应该询问患者有无四肢疼痛、麻木、感觉异常等临床神经刺激症状，并进行足部检查。无症状的糖尿病神经病变，依靠体征筛查，或神经电生理检查方可诊断。

糖尿病神经病变
检查（视频）

知识点

糖尿病远端对称性多发性神经病变的诊断（2017 年版糖尿病防治指南）

1. 诊断标准 ①明确的糖尿病病史；②诊断糖尿病时或之后出现的神经病变；③临床症状和体征与糖尿病周围神经病变的表现相符；④有临床症状（疼痛、麻木、感觉异常等）者，以下 5 项检查（踝反射、针刺痛觉、震动觉、压力觉、温度觉）中任 1 项异常；无临床症状者，5 项检查中任 2 项异常，临床诊断为糖尿病周围神经病变。如根据以上检查仍不能确诊，可以做神经肌电图检查。

2. 排除诊断 需排除其他病因引起的神经病变，如颈腰椎病变（神经根压迫、椎管狭窄、颈腰椎退行性变）、脑梗死、吉兰 - 巴雷综合征；严重动静脉血管性病变（静脉栓塞、淋巴管炎）等；药物尤其是化疗药物引起的神经毒性作用以及肾功能不全引起的代谢毒物对神经的损伤。

3. 糖尿病远端对称性多发性神经病变的临床诊断 主要根据临床症状，如疼痛、麻木、感觉异常等。临床诊断有疑问时可做神经传导功能检查。

该患者无肢体疼痛、麻木、感觉异常等临床神经刺激症状，查体：踝反射、针刺痛觉、震动觉、压力觉、温度觉均正常，肌电图检查无异常。

（5）糖尿病足病的筛查：所有的糖尿病患者应定期进行足部检查。注意询问患者有无间歇性跛行，对足部进行详细望诊(有否畸形、胼胝、溃疡,下肢皮肤颜色、足趾间皮肤有无糜烂),触诊皮肤温度、足背动脉和胫后动脉搏动,听诊颈动脉、股动脉等大血管有无杂音。还需注意检查膝反射、足跟反射等。

糖尿病足体格检查
(视频)

糖尿病足溃疡评估
(视频)

糖尿病外周血管检
查(视频)

知识点

　　糖尿病慢性并发症包括糖尿病心脑血管并发症、糖尿病肾病、糖尿病视网膜病变、糖尿病周围神经病变、糖尿病足病。

　　该患者无间歇性跛行,视诊无胫前斑,未见足部溃疡,皮肤颜色正常。触诊皮温正常,双侧足背动脉搏动正常。超声提示两下肢动脉未见明显异常。

　　综合上述问诊、查体和实验室检查结果,该患者以酮症酸中毒起病,但考虑到青年发病,有 2 型糖尿病家族史,BMI 提示超重,自身免疫性抗体(GAD-Ab 和 IA-2Ab)阴性,诊断为 2 型糖尿病。目前患者胰岛 B 细胞分泌功能已受损,但尚无慢性并发症的证据。该患者的最终诊断为 2 型糖尿病并酮症酸中毒。

　　【问题 4】如何确定下一步治疗方案?

　　思路　对于 2 型糖尿病患者而言,应该采用综合治疗策略,包括降糖、降压、调脂、抗凝、控制体重和改善生活方式等(表 16-5)。

表 16-5　中国 2 型糖尿病综合控制目标(2017 年版糖尿病防治指南)

指标	目标值
血糖①	
空腹	4.4~7.0mmol/L
非空腹	<10.0mmol/L
HbA1c	<7.0%
血压	<130/80mmHg
TC	<4.5mmol/L
HDL-C	
男性	>1.0mmol/L
女性	>1.3mmol/L
TG	<1.7mmol/L
LDL-C	
未合并动脉粥样硬化性心血管疾病	<2.6mmol/L
合并动脉粥样硬化性心血管疾病	<1.8mmol/L
BMI	<24.0kg/m²

注:①表示毛细血管血糖。

　　糖尿病的治疗包括教育和管理、医学营养治疗、运动治疗、药物治疗、血糖监测和代谢手术等综合措施。2 型糖尿病高血糖治疗路径见图 16-1。

1. 糖尿病教育和管理 一旦诊断糖尿病即应对患者进行糖尿病教育,是使患者充分认识糖尿病,掌握糖尿病的自我管理方法。教育的内容包括糖尿病的危害、急慢性并发症的防治,饮食、运动、血糖监测、药物治疗及规范的胰岛素注射技术等。劝诫吸烟的患者戒烟。

该患者系新诊断糖尿病,要对其进行糖尿病健康教育,告知糖尿病的危害及治疗原则,血糖监测的重要性和防治相应并发症的措施,使其积极配合治疗,提高依从性。

2. 医学营养治疗 治疗的目标是维持合理体重、提供均衡营养的膳食、达到并维持理想的血糖水平、减轻胰岛素抵抗和减少心血管疾病的危险因素。根据理想体重计算每日所需总能量,由脂肪、碳水化合物和蛋白质提供的能量应分别占饮食总能量的 30%、50%~60% 和 10%~15%。不推荐糖尿病患者饮酒,食盐摄入量限制在每日 6g 以内。

该患者理想体重[理想体重(kg) = 身高(cm) -105]为 80kg。平时从事轻体力劳动,原则上给予每日每千克理想体重 30~35kcal 总能量。考虑到患者体重超重,适当减少每日总能量,给予每日每千克理想体重 25~30kcal。患者目前无肾功能损害,总能量按脂肪 30%、碳水化合物 55% 和蛋白质 15% 的比例分配,并按三餐分为 1/5、2/5、2/5。

3. 运动治疗 规律运动可增加胰岛素敏感性,有助于控制血糖,减轻体重,减少心血管危险因素。病情控制稳定的成年糖尿病患者每周至少 150min(如每周运动 5d,每次 30min)中等强度(50%~70% 最大心率,运动时有点用力,心搏和呼吸加快但不急促)有氧运动,包括快走、打太极拳、骑车、乒乓球、羽毛球等。运动项目要根据患者的年龄、病情及身体承受能力进行定期评估,适时调整运动计划。

该患者目前处于糖尿病急性并发症期,不宜运动。待病情稳定,血糖控制良好后开始运动治疗。

4. 药物治疗 在饮食和运动治疗不能使血糖控制达标时应及时采用降糖药物治疗。糖尿病药物分为胰岛素、口服降糖药和非口服降糖药。

知识点

胰岛素治疗

1. 胰岛素的治疗适应证

(1)1 型糖尿病患者。

(2)糖尿病急性并发症,如酮症酸中毒、高血糖高渗综合征和乳酸性酸中毒伴高血糖的患者。血糖较高的新诊断 2 型糖尿病患者也可应用。由于口服药物很难使血糖得到满意的控制,而高血糖毒性的迅速缓解可以部分减轻胰岛素抵抗和逆转 B 细胞功能。

(3)2 型糖尿病 B 细胞功能明显减退者。

(4)严重的肝肾功能不全。

(5)围术期、感染和妊娠的患者。

(6)某些特殊类型糖尿病。

2. 胰岛素的使用方案

(1)基础胰岛素治疗:起始剂量为 0.1~0.3IU/(kg·d),根据患者空腹血糖水平调整胰岛素剂量,通常每 3~5d 调整 1 次,根据血糖水平每次调整 1~4IU 直至空腹血糖达标。当仅使用基础胰岛素治疗时,2 型糖尿病患者可保留原有口服降糖药物,不必停用胰岛素促分泌剂。

(2)预混胰岛素治疗:根据患者的血糖水平,可选择每日 1~2 次的注射方案。当使用每日 2 次注射方案时,应停用胰岛素促分泌剂。每日 1 次预混胰岛素的起始剂量一般为 0.1~0.2IU/(kg·d),晚餐前注射。每日 2 次预混胰岛素的起始剂量一般为 0.2~0.4IU/(kg·d),按 1:1~2:1 的比例分配到早餐前和晚餐前。在上述胰岛素起始治疗的基础上,如患者的血糖水平仍未达标或出现反复的低血糖,需进一步采用一日多次皮下注射胰岛素治疗。

(3)多次胰岛素皮下注射治疗:治疗的形式有以下两种。①餐时 + 基础胰岛素治疗。一般按每日注射总量的 35%、20%、25% 和 20% 分配到三餐前和睡前,并根据相应时间点的血糖水平分别进行调整,每 3~5d 调整 1 次,直到血糖达标。②持续皮下胰岛素输注(CS Ⅱ)。需要使用胰岛素泵来实施治疗。与多次皮下注射胰岛素的强化胰岛素治疗方法相比,CS Ⅱ治疗更接近生理性胰岛素分泌模式,低血糖发生的风险减少。在胰岛素泵中只能使用短效胰岛素或速效胰岛素类似物。CS Ⅱ的主要适用人群有1型糖尿病患者，计划受孕和已受孕的糖尿病妇女或需要胰岛素治疗的妊娠糖尿病患者，以及需要胰岛素强化治疗的2型糖尿病患者。

　　患者血糖水平较高且出现急性并发症，入院后处理酮症酸中毒，待酸中毒纠正、酮体消失后，可以改为皮下注射胰岛素，但需注意皮下注射短效胰岛素后不能立即停用静脉胰岛素，仍需维持1~2h滴注。因入院后静脉小剂量滴注胰岛素用量达60U/d，故按早35%、中20%、晚25%、睡前20%分配为21IU、12IU、15IU、12IU皮下注射。监测患者血糖水平，调整剂量，直到血糖达标。

　　对于病程较短的新诊断2型糖尿病患者，经胰岛素治疗后，若血糖控制理想，可逐渐减少胰岛素用量直至停用，以口服降糖药或胰高血糖素样肽1（glucagon-like peptide-1，GLP-1）受体激动剂替代治疗。

知识点

口服降糖药物

　　新诊断2型糖尿病患者除非HbA1c接近目标值（<7.0%）可先进行3~6个月的生活方式干预，其余患者均开始药物治疗，通常起始治疗的首选药物为二甲双胍。若单药治疗3个月后HbA1c不能达标，应保留二甲双胍，采用二联治疗，加用胰岛素促分泌剂、α-糖苷酶抑制剂、二肽基肽酶-4抑制剂（DPP-4抑制剂）、噻唑烷二酮类药物（TZDs）、钠-葡萄糖共转运蛋白2抑制剂（SGLT2抑制剂）、胰岛素或GLP-1受体激动剂。如血糖仍不达标，可采用三联治疗：即上述不同机制的降糖药物可以三种药物联合使用。当三联治疗控制血糖仍不达标，应调整为多次胰岛素皮下注射（基础胰岛素+餐时胰岛素或每日多次预混胰岛素）。请注意应用每日多次胰岛素皮下注射治疗时，应停用胰岛素促分泌剂。

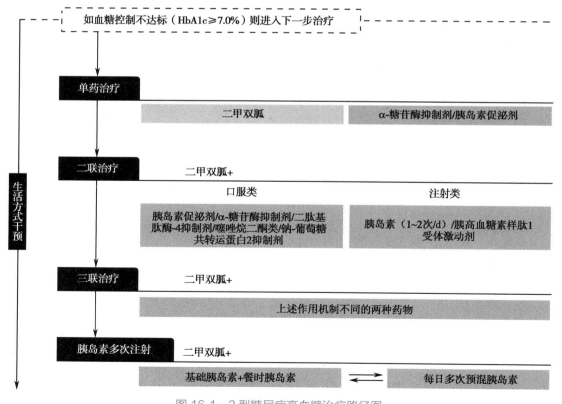

图 16-1　2 型糖尿病高血糖治疗路径图

二甲双胍是单药治疗的首选，在胰岛素多次注射时，对于肥胖患者考虑加用二甲双胍。本图是根据药物疗效、安全性、卫生经济学等方面的临床证据以及我国国情等因素权衡考虑后，推荐的主要药物治疗途径。

具体口服降糖药介绍如下：

1. 双胍类药物　主要通过减少肝脏葡萄糖的输出和改善外周胰岛素抵抗而降低血糖。与胰岛素或促胰岛素分泌剂联合使用时可增加低血糖发生的风险。双胍类的主要副作用为胃肠道反应和乳酸性酸中毒。肝肾功能不全、心肺功能不全、妊娠或哺乳期、出现严重的急慢性并发症或感染、创伤或手术等应激状态时不宜使用。在造影检查使用碘化造影剂时，前后 24h 应暂时停用二甲双胍。

2. 磺脲类药物　属于促胰岛素分泌剂，主要作用机制是通过刺激胰岛 B 细胞分泌胰岛素，增加体内的胰岛素水平而降低血糖。目前在我国上市的磺脲类药物主要为格列本脲、格列齐特、格列吡嗪、格列喹酮和格列美脲。磺脲类药物应在餐前半小时服用。如果使用不当可以导致低血糖。其他常见副作用是体重增加、胃肠道反应等。

3. 格列奈类药物　为非磺脲类胰岛素促分泌剂，主要通过刺激胰岛素的早时相分泌而降低餐后血糖。我国上市的有瑞格列奈、那格列奈和米格列奈。此类药物需在餐前 15min 以内服用，可单独使用或与其他降糖药联合应用（磺脲类除外）。格列奈类药物可致低血糖，低血糖的风险和程度较磺脲类药物轻。

4. 噻唑烷二酮类药物（TZDs）　主要通过增加靶细胞对胰岛素作用的敏感性而降低血糖。目前在我国上市的 TZDs 主要有罗格列酮和吡格列酮。TZDs 与胰岛素或促胰岛素分泌剂联合使用时可增加低血糖发生的风险。体重增加和水肿是 TZDs 的常见副作用。有心力衰竭[纽约心脏学会（NYHA）心功能分级 II 级以上]、活动性肝病或转氨酶升高超过正常上限 2.5 倍以及严重骨质疏松和骨折病史的患者应禁用本类药物。

5. α- 糖苷酶抑制剂　α- 糖苷酶抑制剂通过抑制碳水化合物在小肠上部的吸收而降低餐后血糖。国内上市的 α- 糖苷酶抑制剂有阿卡波糖、伏格列波糖和米格列醇。适用于以碳水化合物为主要食物成分和餐后血糖升高的患者。应与第一口饭嚼碎同服。单独服用本类药物通常不会发生低血糖，并可减少餐前反应性低血糖的风险同时伴随体重下降。合用 α- 糖苷酶抑制剂的患者如果出现低血糖，治疗时应使用葡萄糖来纠正。常见副作用为胃肠胀气，偶有腹泻。

6. 二肽基肽酶 -4 抑制剂（DPP-4 抑制剂）　DPP-4 抑制剂通过抑制二肽基肽酶 -4 而减少 GLP-1 在体内的失活，使内源性 GLP-1 的水平升高。GLP-1 以葡萄糖浓度依赖的方式增强胰岛素分泌，抑制胰高血糖素分泌。目前国内上市的 DPP-4 抑制剂为西格列汀、沙格列汀、维格列汀、利格列汀和阿格列汀。单独使用 DPP-4 抑制剂不增加低血糖发生的风险。

7. 钠 - 葡萄糖共转运蛋白 2 抑制剂（SGLT2 抑制剂）　SGLT2 抑制剂通过抑制肾脏肾小管中负责从尿液中重吸收葡萄糖的 SGLT2 降低肾糖阈，促进尿葡萄糖排泄，从而达到降低血液循环中葡萄糖水平的作用。目前我国批准的 SGLT2 抑制剂有达格列净、恩格列净和卡格列净。SGLT2 抑制剂的常见不良反应为生殖泌尿道感染，罕见的不良反应包括酮症酸中毒（主要发生在 1 型糖尿病患者）。可能的不良反应包括急性肾损伤（罕见）、骨折风险（罕见）和足趾截肢（见于卡格列净）。

知识点

GLP-1 受体激动剂

GLP-1 受体激动剂以葡萄糖浓度依赖的方式增强胰岛素分泌、抑制胰高血糖素分泌，并能延缓胃排空，通过中枢性的食欲抑制来减少进食量。目前国内上市的 GLP-1 受体激动剂为艾塞那肽、利拉鲁肽、利司那肽和贝那鲁肽，均需皮下注射。GLP-1 受体激动剂单独使用不明显增加低血糖发生的风险。GLP-1 受体激动剂的常见胃肠道不良反应（如恶心 / 呕吐等）多为轻到中度。副作用可随治疗时间延长逐渐减轻。

知识点

降糖药物的分类包括口服降糖药(双胍类、磺脲类、格列奈类、噻唑烷二酮类、α-糖苷酶抑制剂、DPP-4 抑制剂、SGLT2 抑制剂)和注射类药物(胰岛素、GLP-1 受体激动剂)。

该患者经胰岛素强化治疗后血糖控制良好,改为预混胰岛素每日 2 次注射治疗。若出院后随访血糖控制理想,且复查胰岛素分泌功能有所改善,可考虑逐渐减少胰岛素用量。如每日胰岛素用量 <30IU,可以适时停用胰岛素,以口服降糖药治疗。

血糖监测(视频)

5. 血糖监测 包括 HbA1c、糖化血清白蛋白(glycated albumin,GA)、连续监测 3d 血糖的动态血糖监测(continuous glucose monitoring,CGM)和利用血糖仪进行的毛细血管血糖监测。

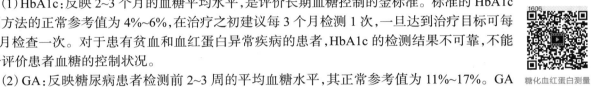

(1)HbA1c:反映 2~3 个月的血糖平均水平,是评价长期血糖控制的金标准。标准的 HbA1c 检测方法的正常参考值为 4%~6%,在治疗之初建议每 3 个月检测 1 次,一旦达到治疗目标可每 6 个月检查一次。对于患有贫血和血红蛋白异常疾病的患者,HbA1c 的检测结果不可靠,不能用于评价患者血糖的控制状况。

糖化血红蛋白测量
(视频)

(2)GA:反映糖尿病患者检测前 2~3 周的平均血糖水平,其正常参考值为 11%~17%。GA 是评价患者短期糖代谢控制状况的良好指标,尤其适用于糖尿病患者治疗方案调整后的短期疗效评价。此外,GA 可用于糖尿病筛查,辅助鉴别急性应激如外伤、感染等所导致的应激性高血糖。如有肾病综合征、肝硬化等影响白蛋白更新速度的疾病时,GA 的检测结果不可靠。

(3)CGM:CGM 是指通过葡萄糖传感器监测皮下组织间液的葡萄糖浓度变化的技术,能发现不易探测到的血糖波动情况,尤其是餐后高血糖和夜间的无症状性低血糖,是传统血糖监测方法的有效补充。中国成年人动态血糖检测的正常参考值,24h 平均葡萄糖水平 <6.6mmol/L,24h 血糖 ≥ 7.8mmol/L 及 ≤ 3.9mmol/L 的时间百分率分别 <17%(4h)、12%(3h);平均血糖波动幅度(MAGE)及血糖标准差(SDBG)分别 <3.9mmol/L、1.4mmol/L。

(4)毛细血管血糖监测包括患者自我血糖监测(self-monitoring of blood glucose,SMBG)及在医院内进行的床边快速(POCT)血糖检测。SMBG 是最基本的检测手段,可反映实时血糖水平,评估进餐、运动及情绪应激等生活事件和降糖药物对血糖的影响。SMBG 通常采用 7 个时间点,分别为早餐前后、午餐前后、晚餐前后和睡前。具体检测方案如下:

1)因血糖控制非常差或病情危重而住院治疗者:应每日监测 4~7 次血糖或根据治疗需要监测血糖,直到血糖得到控制。

2)采用生活方式干预控制糖尿病的患者:可根据需要有目的地通过血糖监测了解饮食控制和运动对血糖的影响来调整饮食和运动。

3)使用口服降糖药者:可每周监测 2~4 次空腹或餐后血糖,或在就诊前一周内连续监测 3d,每日监测 7 时血糖。

4)使用胰岛素治疗者:可根据胰岛素治疗方案进行相应的血糖监测。①使用基础胰岛素的患者应监测空腹血糖,根据空腹血糖调整睡前胰岛素的剂量;②使用预混胰岛素者应监测空腹和晚餐前血糖,根据空腹血糖调整晚餐前胰岛素剂量,根据晚餐前血糖调整早餐前胰岛素剂量;③使用餐时胰岛素者应监测餐后血糖或餐前血糖,并根据餐后血糖和下一餐前血糖调整上一餐前的胰岛素剂量。

5)特殊人群如围术期患者、低血糖高危人群、危重症患者、老年患者、1 型糖尿病、妊娠高血糖的监测,在遵循以上血糖监测原则的基础上实行个体化的监测方案。

糖尿病患者血糖水平 ≤ 3.9mmol/L 属低血糖范畴。胰岛素、磺脲类和非磺脲类胰岛素促分泌剂均可引起低血糖,其他种类的降糖药物单独使用时一般不会导致低血糖。

入院期间告知患者血糖检测的重要性,帮助患者掌握自我血糖监测的方法。

6. 减重手术治疗 临床证据显示,代谢手术治疗可明显改善肥胖伴 2 型糖尿病患者的血糖控制水平,甚至可以使一些患者的糖尿病得以"缓解"。

知识点

2 型糖尿病的代谢手术治疗(2017 年版中国 2 型糖尿病防治指南)

1. **手术适应证**　年龄在 18~60 岁,一般状况较好,手术风险较低,经生活方式干预和各种药物治疗难以控制的 2 型糖尿病(HbA1c>7.0%)或伴发疾病并符合以下条件的 2 型糖尿病患者,可考虑代谢手术治疗。

可选适应证:BMI ≥ 32.5kg/m²,有或无合并症的 2 型糖尿病,可行代谢手术。

慎选适应证:27.5kg/m² ≤ BMI<32.5kg/m² 且有 2 型糖尿病,尤其存在其他心血管风险因素时,可慎重选择代谢手术。

暂不推荐:25.0kg/m² ≤ BMI<27.5kg/m²,如果合并 2 型糖尿病,并有中心型肥胖(腰围男性 ≥ 90cm,女性 ≥ 85cm),且至少有额外的下述 2 条代谢综合征组分,高 TG、低 HDL-C、高血压。手术应在患者知情同意情况下,严格按研究方案进行。这些手术的性质应被视为纯粹的临床研究,且事先应有医学伦理委员会批准;目前证据不足,暂不推荐为临床常规治疗方法。

2. **手术方式和术后并发症**　推荐通过腹腔镜手术,目前广为接受的手术方式主要有袖状胃切除术和胃旁路术。深静脉血栓形成和肺栓塞是手术引起死亡的重要原因。术后并发症还包括出血、吻合口瘘、消化道梗阻、溃疡等。远期并发症还包括营养缺乏、胆石症、内疝形成等。

该患者为新诊断糖尿病,目前没有代谢手术适应证,不考虑手术治疗。

7. 常见并发症或伴发病干预　有证据表明对多重心血管危险因素的综合干预可以显著降低糖尿病患者心血管病变和死亡的风险。因此,全面评估和控制心血管风险因素(高血糖、高血压和血脂紊乱)并进行适当的抗血小板治疗非常重要。

知识点

心血管病变风险因素控制(2017 年版中国 2 型糖尿病防治指南)

1. **高血压**　糖尿病患者的血压水平如果超过 120/80mmHg 即应该开始生活方式干预。当血压 ≥ 140/90mmHg 可考虑开始药物降压治疗。糖尿病患者血压 ≥ 160/100mmHg 或高于目标值 20/10mmHg 时应立即开始降压药物治疗,并可以采取联合治疗方案。供选择的药物主要有血管紧张素转换酶抑制剂(angiotensin-converting enzyme inhibitor,ACEI)、血管紧张素受体拮抗剂(angiotensin receptor antagonist,ARB)、钙通道阻滞剂、利尿剂、β 受体阻滞剂。其中 ACEI 或 ARB 为首选药物。有时需要多种降压药物联合应用以达到降压目标。推荐以 ACEI 或 ARB 为基础降压药物,联合使用钙通道阻滞剂、小剂量利尿剂或选择性 β 受体阻滞剂。

2. **血脂异常**　2 型糖尿病患者常见的血脂紊乱是 TG 升高及 HDL-C 降低。糖尿病患者每年应至少检查一次血脂(包括 TC、TG、HDL-C 及 LDL-C)。所有下列糖尿病患者,无论基线血脂水平如何,应该在生活方式干预的基础上使用他汀类药物,将降低 LDL-C 作为首要的治疗目标:

(1)有明确的心脑血管疾病,LDL-C 的控制目标值是 <1.8mmol/L。

(2)没有心脑血管疾病,但是年龄超过 40 岁并有一个或多个心脑血管疾病危险因素者(早发性心血管疾病家族史、高血压、吸烟、血脂紊乱或蛋白尿等)。LDL-C 的控制目标值是 <2.6mmol/L。

(3)对低风险患者(如无明确心脑血管疾病且年龄 40 岁以下),如果患者 LDL-C>2.6mmol/L 或者具有多个心脑血管疾病危险因素,在生活方式干预的基础上,应该考虑使用他汀类药物治疗。LDL-C 的控制目标值是 <2.6mmol/L。

如果 TG 浓度超过 5.7mmol/L,应先使用降低 TG 的药物治疗以防急性胰腺炎。

3. **抗血小板治疗**

(1)糖尿病合并动脉粥样硬化性心血管疾病者应常规使用阿司匹林(75~150mg/d)作为二级预防。

(2)动脉粥样硬化性心血管疾病患者如对阿司匹林过敏,可以用氯吡格雷(75mg/d)作为二级预防。

（3）阿司匹林（75~150mg/d）作为一级预防用于糖尿病的心血管高危人群，包括年龄 ≥ 50 岁，且合并 1 项主要心血管危险因素者，即早发动脉粥样硬化性心血管疾病家族史、高血压、血脂紊乱、吸烟或蛋白尿。

该患者经检查目前无其他心血管危险因素，未发现慢性并发症。

综合上述，针对该患者的治疗首先要处理糖尿病急性并发症，直到病情缓解后制订合适的药物降糖方案，同时进行糖尿病健康教育。嘱患者按时监测血糖，饮食方面摄入均衡营养的膳食并加强体育锻炼，出院后需定期监测血糖、血压、血脂，进行慢性并发症的筛查。

（包玉倩）

推荐阅读资料

［1］中华医学会糖尿病学分会 . 中国 2 型糖尿病防治指南 (2017 年版). 中华糖尿病杂志 , 2018, 10 (1): 4-67.

［2］中华医学会糖尿病学分会 . 中国血糖监测临床应用指南 (2015 年版). 中华糖尿病杂志 , 2015, 7 (10): 603-613.

［3］中华医学会糖尿病学分会 . 中国持续葡萄糖监测临床应用指南 (2017 年版). 中华糖尿病杂志 , 2017, 9 (11): 667-675.

［4］中国成人血脂异常防治指南修订联合委员会 .《中国成人血脂异常防治指南 (2016 年修订版)》要点与解读 . 中华心血管病杂志 , 2016, 44 (10): 833-853.

［5］中国高血压防治指南修订委员会 . 中国高血压防治指南 2018 年修订版 . 心脑血管病防治 , 2019,(01): 1-44.

［6］KAHN C R, WEIR G C, KING G L, et al. Joslin's diabetes mellitus. Philadelphia: Lippincott Williams & Wilkins, 2004.

［7］WANG L, GAO P, ZHANG M, et al. Prevalence and ethnic pattern of diabetes and prediabetes in China in 2013. JAMA, 2017, 317 (24): 2515-2523.

［8］YANG W, LU J, WENG J, et al. Prevalence of diabetes among men and women in China. N Engl J Med, 2010, 362 (12): 1090-1101.

［9］American Diabetes Association. Standards of medical care in diabetes-2019. Diabetes Care, 2019, 42 (Suppl 1): S184-S186.

［10］KITABCHI A E, UMPIERREZ G E, MILES J M, et al. Hyperglycemic crises in adult patients with diabetes. Diabetes Care, 2009, 32 (7): 1335-1343.

第十七章 原发性肾上腺皮质功能减退症

肾上腺皮质功能减退症（adrenocortical hypofunction）按病因可分为原发性（primary）和继发性（secondary）。原发性者又称艾迪生病，由于自身免疫、结核、感染、肿瘤、白血病等破坏双侧绝大部分的肾上腺所致；继发性者指垂体、下丘脑等病变引起促肾上腺皮质激素（corticotropin，adrenocorticotrophic hormone，ACTH）不足所致；其中继发于下丘脑促肾上腺皮质激素释放激素（corticotropin releasing hormone，CRH）和其他促 ACTH 释放因子不足者亦称为三发性（tertiary）肾上腺皮质功能减退症。艾迪生病多见于成年人，儿童及老年人较少见。结核病因者男多于女，自身免疫所致者女性多于男性。

知识点

1. 原发性肾上腺皮质功能减退症的病因主要为自身免疫病变和结核。
2. 以乏力、虚弱、食欲减退、消瘦、血压、血糖降低、皮肤黏膜色素加深为特征。
3. 血浆皮质醇和 ACTH 是诊断与鉴别诊断的主要指标。
4. 肾上腺和蝶鞍的影像学检查可进一步确定病因和定位。
5. 有条件时应测定针对肾上腺、甲状腺、胰腺和性腺的自身抗体。
6. 一般需终生补充糖皮质激素。
7. 急性应激时应适当增加替代量并于必要时补充盐皮质激素。

临床病例

患者，男性，46 岁。4 年前无明显诱因出现皮肤黏膜颜色变深，以牙龈、掌纹等处为著，伴乏力，未就诊。4d 前因"感冒发热，体温最高达 39℃"就诊于当地医院，诊断为"上呼吸道感染"，经抗感染治疗后发热渐缓解出院，出院后自觉乏力加重，并出现头晕、恶心、呕吐。病程中有体重下降，共减轻约 5kg。既往病史：20 年前结核病史。

【问题 1】初步诊断思路

思路 1：患者中年男性，慢性病程，以乏力、体重减轻为主症，伴非特异性上消化道症状，要警惕胃肠道、肝脏疾病的可能性；患者乏力、体重减轻及发热也要与血液系统疾病相鉴别。

思路 2：患者皮肤色素沉着，从内分泌角度首先考虑肾上腺皮质功能减退，常有软弱无力、食欲差、体重下降等表现。此次感冒发热可能是病情加重的主要原因。

思路 3：患者就诊于当地医院，仅仅诊断为"上呼吸道感染"，给予抗感染治疗，发热虽好转，但是没有探究患者为什么会乏力多年，并伴有皮肤发黑，未予以足够的重视，很可能导致肾上腺皮质功能减退等危重疾病的漏诊。

初步病史采集及以上考虑，追问病史，患者否认胃病、肝病史，否认牙龈出血、骨痛史，否认腹泻及黑便史。平素血压偏低。

知识点

慢性肾上腺皮质功能减退症的临床表现

慢性肾上腺皮质功能减退症发病隐匿,病情缓慢加重,原发性和继发性者大多数表现相同,其常见的临床表现包括虚弱和疲乏、厌食、恶心、腹泻、肌肉、关节和腹痛和体位性眩晕等。不同点是原发性肾上腺皮质功能减退症存在皮肤黏膜色素沉着,而继发于下丘脑、垂体前叶功能减退者无色素沉着,反而表现为肤色苍白,并且可有甲状腺和性腺功能减退的临床表现。慢性肾上腺皮质功能减退症因其发病隐匿,临床表现缺乏特异性,往往容易被漏诊或误诊,皮肤颜色的变化是非常重要的临床线索,需引起重视。

【问题 2】病史采集结束后,下一步查体应重点做哪些方面?

思路:考虑患者肾上腺病变的可能性最大,因此在对患者进行系统地、全面检查的同时,应重点注意肾上腺病变的全身表现。应包括:①生命体征;②有无色素沉着以及色素沉着的分布,是否有体毛稀疏与脱落;③有无贫血;④肺、腹部情况,有利于排除其他因素所关联的鉴别诊断。

查体:体温 37.8℃,呼吸 22 次/min,心率 96 次/min,血压 90/60mmHg。发育正常,呈极度虚弱无力状态、反应淡漠。皮肤黏膜色素沉着,以面部、牙龈、乳晕、掌纹及系腰带处明显(文末彩图 17-1)。毛发稀疏,咽部充血,扁桃体Ⅰ度肿大,甲状腺不大,双肺呼吸音清,未闻及干湿啰音,心率 96 次/min,律齐,未闻及杂音及额外心音。腹平软,无压痛及反跳痛。肌力 4 级,肌张力正常,病理反射未引出。

体格检查结果与问诊后初步考虑肾上腺病变的思路相吻合,患者存在肾上腺皮质功能减退的表现。

【问题 3】上述皮肤黏膜色素沉着体征是否有利于判定病情严重程度?

思路 1:皮肤黏膜色素沉着体征主要有利于初步确定患者病变部位,而对病情严重程度的判断价值有限。

知识点

原发性肾上腺皮质功能减退症者的特征性表现是皮肤黏膜色素沉着,是因为肾上腺皮质功能受损,糖皮质激素分泌减少,减弱了对 ACTH 及其前体物 POMC[含有 ACTH、黑素细胞刺激素(MSH)及促质素(LPH)]负反馈抑制作用而分泌过多所致。色素为棕褐色,有光泽,不高出皮面,色素分布是全身性的,但以暴露及易摩擦部位更明显,如脸、手、掌纹、乳晕、甲床、足背、瘢痕和束腰带等部位;在色素沉着部位间的皮肤反而会出现白斑点。但继发者非但无色素沉着,反而表现为肤色苍白。

思路 2:如果患者的临床情况较差,需要特别关注患者的体温、呼吸频率、脉搏和血压等生命体征,同时要注意观察患者的意识状态、关注血糖、电解质水平。

【问题 4】患者病史及查体结果初步考虑肾上腺皮质功能减退,为明确诊断,门诊患者目前最需要的检查是什么?

思路 血常规、尿、便常规;肝功、肾功、血糖、电解质;皮质醇,ACTH;心电及胸片。

患者尿、便常规,肝、肾功能正常。血常规:白细胞计数 10.29×10^9/L,中性粒细胞百分比 70%,红细胞计数 3.76×10^{12}/L,血红蛋白 117g/L,PLT 246×10^9/L。电解质:钾 4.09mmol/L,钠 122mmol/L,氯 96mmol/L,血糖 3.56mmol/L;皮质醇(上午 8:00)7.7nmol/L(参考值:240~619nmol/L);促肾上腺皮质激素(上午 8:00)440.4ng/L(参考值:1.6~13.9pmol/L)。

心电图未见异常;胸片示左肺上叶钙化灶。

【问题 5】结合患者病史、查体及实验室检查结果,患者原发性肾上腺皮质功能减退诊断明确。如何确定该患者治疗的地点?是选择门诊还是住院治疗?

　　思路 1：患者治疗的地点主要取决于慢性肾上腺皮质功能减退病情。若慢性肾上腺皮质功能减退急性加重,甚至危象发生,或者由于急性肾上腺皮质破坏导致肾上腺皮质功能的急性衰竭,需要住院治疗。

　　思路 2：其次,患者存在急性应激情况,如感染、创伤、过度疲劳等;病情进展相对较快,进行病因学检查及治疗,需要住院。

　　该患者在长期乏力、食欲差及体重下降基础上,出现发热、萎靡、恶心及呕吐,血压偏低,血糖及电解质变化,说明患者在慢性肾上腺皮质功能减退基础上病情加重,应该警惕肾上腺危象早期发生,需要住院治疗及病因学检查。

知识点

肾上腺危象的临床表现

　　原发性肾上腺皮质功能减退症出现危象时病情危重,常有高热、恶心、呕吐、腹痛或腹泻、脱水、血压下降、心动过速、四肢厥冷、虚脱、极度虚弱无力、反应淡漠或嗜睡,甚至昏迷,但也可表现为烦躁不安、谵妄、惊厥。伴肾上腺皮质出血者还可出现腹部和胸背部疼痛,低血糖昏迷。

　　【**问题 6**】该患者应如何治疗?

　　思路 1：按肾上腺危象处理,立即静脉给予糖皮质激素,补液纠正低血容量和电解质紊乱并应用抗生素去除诱因。

知识点

急性肾上腺皮质功能减退症或肾上腺危象的治疗见图 17-2。

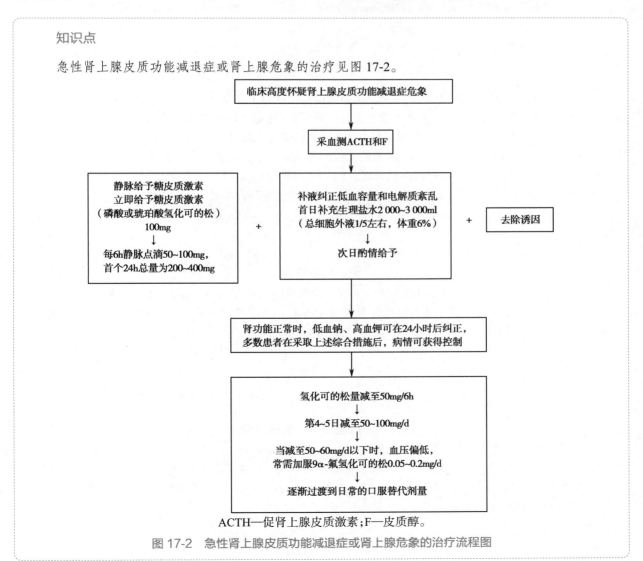

ACTH—促肾上腺皮质激素;F—皮质醇。

图 17-2　急性肾上腺皮质功能减退症或肾上腺危象的治疗流程图

思路2：经过上述治疗，患者病情稳定。病情好转的评价指标包括发热程度、症状、体征及电解质、血糖恢复。

思路3：进一步实验室及影像学检查以明确诊断及病因诊断：甲状腺功能、性激素全项以了解下丘脑-垂体-靶腺功能；免疫学指标、血沉、肾上腺抗体检测、结核菌素试验；肾上腺CT、垂体MRI。治疗过程中需要监测血常规、血糖及电解质等。

实验室及影像学检查结果：甲状腺功能正常，性激素全项未见异常；入院后复查血皮质醇，24h尿皮质醇低，ACTH升高。风湿免疫全项未见异常，血沉正常，T细胞斑点试验阳性。垂体MRI未见异常。肾上腺CT示双侧肾上腺增大及钙化阴影。

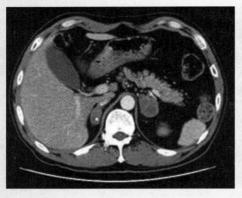 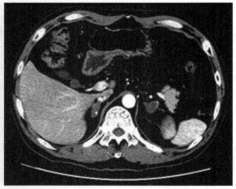

图17-3　患者肾上腺CT平扫加增强

双肾上腺CT平扫加增强：双侧肾上腺增大，边缘光整，右侧约为2.8cm×1.5cm，左侧为2.9cm×3.5cm。右侧灶内可见结节状钙化影。

基于以上结果，该患者原发性肾上腺皮质功能减退是由于肾上腺结核所致。目前患者无结核中毒症状，血常规、血沉正常，肾上腺CT示双侧肾上腺增大及钙化阴影，考虑为陈旧性肾上腺结核。

【问题7】原发性肾上腺皮质功能减退症常见的实验室检查、影像学改变及其意义有哪些？

思路1：血浆皮质醇、ACTH及24h尿游离皮质醇检测是诊断肾上腺皮质功能减退症的重要指标。

思路2：ACTH检测、ACTH兴奋试验，肾上腺和蝶鞍的影像学检查如CT、MRI等有助于定位诊断。

思路3：结核菌素试验、斑点试验、肾上腺自身抗体及免疫学指标等进行病因检测。

知识点

常规检查项目

本症常有正色素正细胞性贫血，白细胞分类示中性粒细胞减少，嗜酸性粒细胞以及淋巴细胞增多；电解质异常可见低钠、高钾血症，轻微的代谢性酸中毒和不同程度的氮质血症；空腹低血糖，口服葡萄糖耐量试验示低平曲线。

知识点

血浆肾上腺皮质激素基础值测定

血浆皮质醇水平在本症一般是降低的，以上午8时更佳，若血浆皮质醇≤140nmol/L（5μg/dL）可确诊为本症，但在正常范围内也不能排除本症。基础ACTH测定对本症的诊断及鉴别诊断具有重要意义，原发性者的血浆ACTH值明显增高，常≥55pmol/L（100ng/L），但继发性者ACTH水平常偏低或正常低限，上午8时<4.5pmol/L（20ng/L）。

知识点

促肾上腺皮质激素兴奋试验

对诊断本症非常有效,已成为目前筛查本症的标准方法。方法:给予 Cortrosyn(一种人工合成的 ACTH 类似物)250μg,静脉注射 45min 后,取血样,测血 F。若 ≥ 500nmol/L(18μg/dL)为正常,若 <500nmol/L(18μg/dL)提示原发性肾上腺皮质功能减退。本法不受饮食和药物的干扰,结果可靠,可应用于任何年龄患者,无明显的副作用。

【问题8】原发性肾上腺皮质功能减退症诊断流程如何?

原发性肾上腺皮质功能减退症诊断流程见图 17-4。

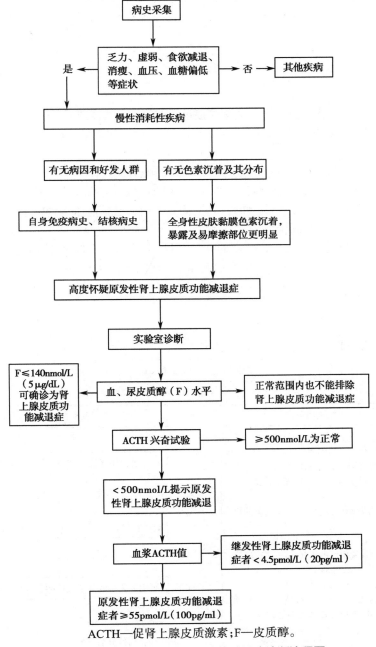

ACTH—促肾上腺皮质激素;F—皮质醇。

图 17-4 原发性肾上腺皮质功能减退症诊断流程图

【问题9】慢性原发性肾上腺皮质功能减退症的原因和病情加重的诱因有哪些?

思路 1：原发性肾上腺皮质功能减退症的病因主要为自身免疫性疾病和结核。如果在询问病史中能够及时发现这些病因，对明确诊断非常重要。该患者既往有结核病史。

另外在询问病史的过程中，还应注意询问患者是否长期应用糖皮质激素，有无放化疗史、真菌感染及艾滋病病史等。

思路 2：病情急剧变化的原因有感染、创伤等应激，可能是该患者病情变化的诱因。

知识点

原发性肾上腺皮质功能减退症的病因

原发性肾上腺皮质功能减退症的病因现主要有特发性占 65%，包括自身免疫性和多内分泌腺功能减退综合征，其中自身免疫性损伤是其主因；其次为结核，约占 20%，其他病因占 15%。慢性肾上腺皮质功能减退症多见于中年，老年和幼年者较少见。结核病所致者男多于女，自身免疫所致者女多于男。

知识点

肾上腺皮质功能减退症病情加重以至危象的诱因

诱发因素常有感染、创伤手术、分娩、过劳、大量出汗、呕吐、腹泻或突然中断激素替代治疗等。

【问题 10】该患者入院后治疗有效，无发热，血压 100/70mmHg，下一步应如何处理？

思路 1：对于治疗有效的患者，按慢性肾上腺皮质功能减退症治疗，需终生补充糖皮质激素。

思路 2：糖皮质激素替代治疗的疗效判断：体重、体力、皮肤色素、血压、血糖、血钠及血钾等；ACTH 水平作为参考；血皮质醇测定无明确判断价值。

思路 3：糖皮质激素类药物按其生物效应期分为短效、中效和长效激素，使用时三类药物剂量可以相互换算，如：氢化可的松 20mg= 泼尼松 5mg= 甲泼尼龙 4mg= 地塞米松 0.75mg。

知识点

慢性肾上腺皮质功能减退症的治疗（图 17-5）：

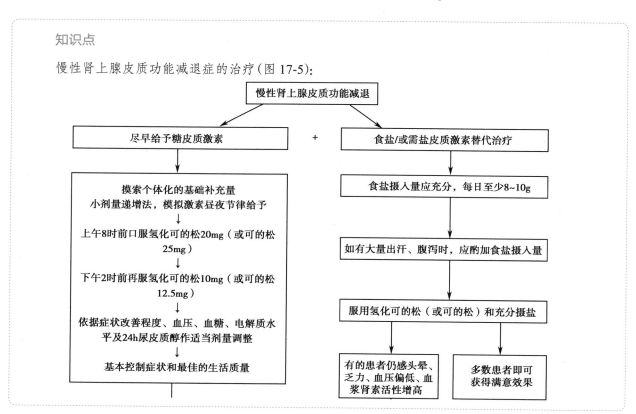

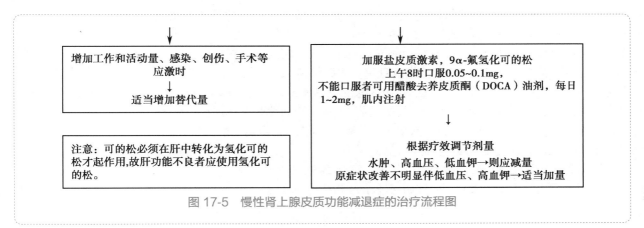

图 17-5　慢性肾上腺皮质功能减退症的治疗流程图

【问题 11】如何进行患者教育？

思路 1：教育患者随身携带疾病卡片，注明联系人及地址，以方便及时救治。

思路 2：教育患者了解本病的性质，坚持终身激素生理需要量替代治疗的必要性；如发生并发症或实施手术等应激状态时为防止危象，必须增量 3~5 倍或更高的剂量。

【问题 12】原发性慢性肾上腺皮质功能减退症的预后如何？

思路 1：在临床使用糖皮质激素及盐皮质激素以前，原发性肾上腺皮质功能减退患者多在患病后 2 年内死亡。

思路 2：经过激素合理治疗，患者精神及体力良好，可以正常生活，寿命长短不受影响。

【问题 13】若该患者需要手术，术前、术中、术后有哪些注意事项？

思路：术前必须纠正水、电解质紊乱和脱水，进手术室前肌内注射 100mg 的氢化可的松，术中给予静脉点滴氢化可的松 50mg/6h，术后酌情给予氢化可的松 25~50mg/6h，如有高热，血压降低或其他并发症，则应酌情增加氢化可的松量至 200~400mg/d。

【问题 14】原发性肾上腺皮质功能减退症的病因有哪些？

思路 1：原发性肾上腺皮质功能减退症的病因现主要有特发性（包括自身免疫性和多内分泌腺功能减退综合征）占 65%，其次为结核，约占 20%，其他病因占 15%。

1. 特发性肾上腺皮质萎缩　自身免疫性损伤是其主因。半数以上的特发性肾上腺皮质萎缩患者中可检测到针对肾上腺皮质的抗体，而细胞毒性的 T 淋巴细胞亦是其病因。其中 50% 左右同时可伴有其他自身免疫性内分泌疾病，称为自身免疫性多发内分泌腺病综合征（autoimmune polyendocrine syndrome，APS）。

2. 感染性疾病

(1) 肾上腺结核：过去肾上腺结核曾是艾迪生病的首要原因，目前在结核病发生率仍高的国家和地区依然如此。

(2) 人免疫缺陷病毒感染：由于获得性免疫缺陷综合征（acquired immunodeficiency syndrome，AIDS）在全球蔓延，人免疫缺陷病毒感染患者引起肾上腺皮质功能减退的发生率亦提高。

(3) 深部真菌感染。

3. 遗传性疾病

(1) 先天性肾上腺发育不全症。

(2) 肾上腺脑白质营养不良症。

(3) ACTH 不敏感综合征。

(4) 胆固醇代谢缺陷症。

(5) 皮质醇抵抗。

4. 其他病因。

思路 2：如因肾上腺结核所致并存在结核活动者，应联合抗结核治疗尤在较大剂量糖皮质激素替代治疗时。如伴甲状腺、性腺功能减退者应合并甲状腺激素、性激素等治疗，但甲状腺激素替代治疗至少应在糖皮质激素治疗后开始使用，以免诱发肾上腺皮质危象。

思路 3：APS 主要有Ⅰ型和Ⅱ型。Ⅰ型罕见，Ⅱ型较常见。Ⅰ型常见于儿童，平均发病年龄约为 12 岁，属常染色体隐性遗传；Ⅱ型常发生于多代患病的家系中，既具有"显性"遗传特征。平均发病年龄约为 24 岁。Ⅰ型与人白细胞抗原（human leukocyte antigen，HLA）无关联，而Ⅱ型与 B8、DR3/DR4 相关联，并发现其与第 6 对染色体的基因突变有关。两者均为自身免疫性损伤，如在大多数患者血循环中，存在一种或数种针对内分泌腺的自身抗体。Ⅰ型常伴有皮肤、黏膜的念珠菌感染（75%）、肾上腺皮质功能减退（60%）、原发性甲状旁腺功能减退（89%）、卵巢功能早衰（45%）、恶性贫血、慢性活动性肝炎、吸收不良综合征和脱发等。Ⅱ型又称斯密特（Schmidt）综合征，常包括肾上腺皮质功能减退（100%）、自身免疫性甲状腺炎（70%）和 1 型糖尿病（50%），同时也可有卵巢早衰、恶性贫血、白癜风、脱发等。

【问题 15】常用糖皮质激素制剂的作用比较有哪些？

思路 常用糖皮质激素制剂的作用比较见表 17-1。

表 17-1 常用糖皮质激素制剂的比较

药物	每片剂量相当药效 /mg	临床效果比值	正常人半衰期 /h	作用时间	给药次数 /（次 /d）	抑制 ACTH 糖调节活性	滞纳作用活性	时间 /h
氢化可的松	20	1	1.5	短效	2~4	1	++	24~36
可的松	25	0.8	0.5	短效	2~4	0.8	++	24~36
泼尼松	5	4	1	中效	3~4	4	+	24~36
泼尼松龙	5	4	3~4	中效	3~4	4	+	24~36
甲基泼尼松龙	4	5	3~3.5	中效	4	5	0	24~36
倍他米松	0.6	30	5	长效	3~4	25	0	>48
地塞米松	0.75	30~50	5	长效	2~4	30	0	>48

注：ACTH，促肾上腺皮质激素。

【问题 16】原发性肾上腺皮质功能减退的病理生理有哪些？

思路 1：原发性肾上腺皮质减退症包括两方面病理生理因素（文末彩图 17-6）：①肾上腺皮质激素分泌不足；② ACTH 及其相关肽如促黑素的分泌增多。典型的艾迪生病肾上腺破坏一般都在 90% 以上，而且不仅影响束状带和网状带，也影响球状带，肾上腺结核还影响髓质。因此，糖皮质激素、肾上腺性激素和盐皮质激素同时缺乏。

思路 2：糖皮质激素即皮质醇缺乏可引起乏力、倦怠、食欲减退、恶心和体重下降；可引起糖原异生能力减弱，肝糖原耗竭及对胰岛素敏感性增加，不耐饥饿易出现低血糖；应激能力下降易患感冒和其他感染。

思路 3：盐皮质激素缺乏可引起机体失钠增多，体液丢失，血容量下降、直立性低血压、低血钠、高血钾和轻度代谢性酸中毒；加之糖皮质激素对儿茶酚胺"允许"作用减弱，心搏量和外周阻力下降，进一步加重直立性低血压；肾脏对自由水的消除能力减弱，易发生水中毒。

思路 4：肾上腺性激素主要是雄激素，其缺乏在女性表现比较明显，为阴毛和腋毛的脱落和性欲下降。

思路 5：ACTH 和促黑素的分泌增多可引起皮肤黏膜色素沉着。

（王桂侠）

推荐阅读资料

［1］BORNSTEIN S R, ALLOLIO B, ARLT W, et al. Diagnosis and treatment of primary adrenal insufficiency an endocrine society clinical practice guideline. J Clin Endocrinol Metab, 2016, 101 (2): 364-389.

［2］CHARMANDARI E, NICOLAIDES N C, CHROUSOS G P. Adrenal insufficiency. Lancet, 2014, 383 (9935): 2152-2167.

［3］BLEICKEN B, HAHNER S, VENTZ M, et al. Delayed diagnosis of adrenal insufficiency is common: a cross-sedional study in 216 patients. Am J Med Sci, 2010, 339 (6): 525-531.

［4］陈家伦，宁光，潘长玉，等. 临床内分泌学. 上海：上海科学技术出版社，2011.

［5］廖二元. 内分泌代谢病学. 3 版. 北京：人民卫生出版社，2012.

［6］母义明，陆菊明，潘长玉. 临床内分泌代谢病学. 北京：人民军医出版社，2014.

［7］JAMESON J L, KASPER D L, HARTMUT P H, et al. Harrison's endocrinology. 4th ed. New York: McGraw-Hill Book Co., 2017.

［8］MELMED S, POLONSKY K, LARSEN P R, et al. Williams textbook of endocrinology. 13th ed. Philadelphia: Elsevier, 2016.

第十八章 库欣综合征

库欣(Cushing)综合征又称皮质醇增多症,由 Harvey Cushing 于 1912 年首先报道。库欣综合征是由多种病因引起的以高皮质醇血症为特征的临床综合征,主要表现为满月脸、水牛背、多血质外貌、向心性肥胖、痤疮、紫纹、高血压、继发性糖尿病和骨质疏松等。库欣综合征多见于中青年女性,男性与女性之比为 1:(3~8),发病年龄以 20~45 岁居多。

库欣综合征按其病因可分为促肾上腺皮质激素(corticotropin,adrenocorticotrophic hormone,ACTH)依赖性和非依赖性两大类,尽管临床上以垂体 ACTH 瘤致库欣综合征常见,但寻找库欣综合征的病因仍十分重要,否则会造成误诊误治。对怀疑库欣综合征的患者做出临床决策涉及三个步骤:第一步是明确患者是否为库欣综合征,第二步是明确库欣综合征的病因,第三步是确定库欣综合征的治疗方案。特别需要强调的是,在评估之前应该首先详细询问病史,了解有无酒精和外源性糖皮质激素药物应用史,并进行全身体检。在全面评估的基础上制订治疗与管理方案,尽量使相关指标达到或接近正常,安全地维持健康。

临床病例

患者,女性,27 岁,因"体重增加 1 年、血压升高 2 个月"就诊。患者于 1 年前无明显诱因出现体重增加,体重增加约 7.5kg,尤以面部、腹部增加明显,并出现背部脂肪增厚,皮肤易出现瘀斑,乏力,毳毛增多,偶有心悸、胸闷。2 个月前发现血压升高,最高 150/90mmHg,未服用降压药物。自发病以来,无水肿、平卧困难、少尿,无骨痛、痤疮、皮肤油腻,无乳房萎缩、声音变粗、生须,无阵发性头痛、出汗、面色苍白,无四肢弛缓性瘫痪,无视力下降及视野缺损,每晚夜尿 1~2 次。无肥胖家族史,无糖尿病、心血管病家族史。无手术外伤史。无长期服用外源性糖皮激素等药物史。已婚,月经初潮 13 岁,周期规律,量中等,无痛经。

查体:身高 160cm,体重 76kg,体重指数(body mass index,BMI)29.7kg/m²,血压 140/80mmHg,呈向心性肥胖。多血质面容,满月脸,水牛背,锁骨上脂肪垫,皮肤菲薄,皮肤散在瘀斑,毳毛增多,无痤疮,甲状腺未触及,心肺部无明显异常,下腹部皮肤未见紫纹,双下肢无水肿,四肢肌力 V 级。

实验室检查:血钠 145.1mmol/L,血钾 3.66mmol/L,血磷 0.88mmol/L,血钙 2.11mmol/L,甲状旁腺激素 126.6ng/L。24h 尿游离皮质醇测定 496.8nmol/24h,午夜 ACTH 2.0pmol/L,午夜血清皮质醇 245nmol/L。

【问题 1】通过上述问诊及查体,该患者最可能的诊断是什么?

根据患者的临床表现、既往史和个人史及查体,考虑库欣综合征。

思路

1. 现病史 患者体重增加 1 年,尤以腹部、面部、背部为著;血压升高 2 个月,140~150/80~90mmHg。注意询问体重变化、饮食习惯、应激因素、体力活动以及用药史。了解女性患者的月经情况,询问是否处于妊娠和哺乳期。

知识点

库欣综合征常见的临床表现

典型的库欣综合征的临床表现主要是由于皮质醇长期分泌过多引起蛋白质、脂肪、糖、电解质代谢的严重紊乱,并干扰了多种其他激素的分泌。此外,ACTH 分泌过多及其他肾上腺皮质激素的过量分泌也会引起相应的临床表现。

1. 向心性肥胖 库欣综合征患者多数为轻至中度肥胖,重度肥胖者少见。典型的向心性肥胖指脸部及躯干部胖,但四肢及臀部正常。满月脸、水牛背、悬垂腹和锁骨上窝脂肪垫是库欣综合征的特征性临床表现。

向心性肥胖的原因尚不清楚。一般认为,高皮质醇血症、胰岛素的分泌增加、肾上腺素分泌异常均参与了脂肪分布的异常。

2. 负氮平衡引起的临床表现 库欣综合征患者蛋白质分解加速,合成减少,因而机体长期处于负氮平衡状态,可引起肌肉萎缩无力,以肢带肌更为明显;因胶原蛋白减少而出现皮肤菲薄、宽大紫纹、皮肤毛细血管脆性增加而易有瘀斑;骨基质减少,骨钙丢失而出现严重骨质疏松,表现为腰背痛,易有病理性骨折,骨折的好发部位是肋骨和胸腰椎;伤口不易愈合。

3. 高血压 库欣综合征时高皮质醇血症是高血压低血钾的主要原因,加上脱氧皮质酮及皮质酮等弱盐皮质激素的分泌增加,使机体总钠量显著增加,血容量扩大,血压上升并有轻度下肢水肿。

4. 糖尿病和糖耐量减低 库欣综合征约有半数患者有糖耐量减低、约 20% 有糖尿病。高皮质醇血症使糖原异生作用加强,还可对抗胰岛素的作用,使细胞对葡萄糖的利用减少。因此血糖升高,糖耐量减低,以致出现糖尿病。

5. 生长发育障碍 由于过量皮质醇会抑制生长激素的分泌及其作用,抑制性腺发育,因而对生长发育会有严重影响。少年儿童时期发病的库欣综合征患者,生长停滞,青春期延迟。如再有脊椎压缩性骨折,身材将变矮。

6. 性腺功能紊乱 女性表现为月经紊乱,继发闭经,极少有正常排卵。男性表现为性功能低下,阳痿。除肾上腺皮质腺瘤外,其他原因的库欣综合征均有不同程度的肾上腺弱雄激素分泌增加,如去氢异雄酮及雄烯二酮升高。这些激素的雄性激素作用不强,但可在外周组织转化为睾酮,患者常有痤疮、脱发、甚至女性男性化的表现。

7. 电解质及酸碱平衡紊乱 明显的低血钾性碱中毒,主要见于异位 ACTH 综合征、重型库欣病、肾上腺皮质癌等。

8. 感染 库欣综合征患者免疫功能受到抑制,易患各种感染,如皮肤毛囊炎、牙周炎、泌尿系感染、甲癣及体癣等;皮肤感染不易局限,可发展为丹毒和败血症。

9. 精神症状 多数患者有精神症状,但一般较轻,表现为欣快感、失眠、注意力不集中、情绪不稳定。

综上,库欣综合征临床表现谱很广,少数症状和体征具有鉴别意义,如新发皮肤紫纹、多血质、近端肌无力、非创伤性皮肤瘀斑、与年龄不符的骨质疏松等,儿童常伴有生长发育停滞等。

2. 发病年龄 患者为青年女性。

3. 观察蛋白质、脂肪、糖、电解质代谢紊乱情况 患者体型呈向心性肥胖,多血质面容,满月脸,水牛背,锁骨上脂肪垫,皮肤菲薄,皮肤散在瘀斑,毳毛增多,血压升高,140~150/80~90mmHg。

知识点

库欣综合征的临床表现类型

库欣综合征可见于任何年龄,以 20~45 岁的中青年女性居多,偶见儿童和青少年患者。主要是由于皮质醇长期分泌过多引起蛋白质、脂肪、糖、电解质代谢紊乱,并干扰了多种其他激素的分泌。库欣综合征的临床表现有多种类型:

1. 典型病例 表现为向心性肥胖、满月脸、水牛背、多血质、痤疮、紫纹、血压升高、月经失调、性功能障碍等。多为垂体性库欣病、肾上腺腺瘤、异位 ACTH 综合征中的缓进型。

2. 重型 表现为体重减轻、摄食减少、血压升高、重度低血钾性碱中毒、水肿、肌无力,多见于迅速进展的异位 ACTH 综合征、肾上腺癌。

3. 早期病例 表现为肥胖,但向心性不够明显,血压稍高,一般状态较好,尿游离皮质醇稍增高,小剂量地塞米松试验可有一定程度的抑制。

4. 年龄较大以并发症为主就诊者 表现为心力衰竭、脑卒中、病理性骨折、精神异常、肺部感染,其库欣综合征本身的症状易被忽视。

5. 特殊类型 表现为成年男性女性化或女性男性化,应怀疑肾上腺癌。

此外,可见医源性库欣综合征、周期性库欣综合征、间歇性库欣综合征、胎儿及儿童库欣综合征、妊娠期库欣综合征、糖皮质激素受体增多性库欣综合征、糖皮质激素过敏感综合征等,较为少见。

4. 注意询问可导致体重增加的疾病,例如,下丘脑-垂体疾病、多囊卵巢综合征、胰岛素瘤、甲状腺功能减退症、性腺功能减退症及单纯性肥胖等(表18-1)。

知识点

表 18-1 常见致体重增加的疾病与临床表现特点

疾病	临床特点
下丘脑性肥胖	常伴有摄食、睡眠、体温异常及自主神经功能紊乱、尿崩症、女性月经紊乱或闭经、男性性功能减退
多囊卵巢综合征	月经稀少或闭经、不孕、多毛、肥胖、痤疮、男性化
胰岛素瘤发作性空腹低血糖	发作时乏力、出汗、饥饿感、震颤、心悸,或表现为精神症状等,因进食过多而有肥胖
甲状腺功能减低症	体重增加伴水肿,发病女多于男。有畏寒、睡眠增多、反应迟钝、表情淡漠、皮肤粗糙、声音嘶哑、月经过多等表现
药物源性肥胖	有使用特殊药物史,如抗精神分裂症药、糖皮质激素、胰岛素、雌激素等。肥胖由于药物刺激食欲,食量增加所致,多数患者停药后即自然缓解
单纯性肥胖	高血压、糖耐量减低、月经少或闭经,腹部白色条纹

5. 问诊时应注意既往史、个人史、家族史的收集,包括用药史,是否有肥胖、心脑血管疾病、高血压、糖尿病等家族史。用药史中重点询问近期有无使用肾上腺糖皮质激素(口服、直肠用、吸入、外用、注射剂等)、某些中药(如甘草)病史,以除外医源性库欣综合征。

6. 检测指标

(1)基础测定指标包括血或唾液皮质醇节律、尿游离皮质醇、血电解质和血糖等,其他检查包括葡萄糖耐量试验(oral glucose tolerance test,OGTT)、血气分析、尿17羟皮质类固醇(17-hydroxycorticosteroid,17-OHCS)、尿-成酮类固醇(17-KGS)等。

知识点

皮质醇分泌的生理节律

正常人的皮质醇分泌为脉冲式并且具有明显的昼夜节律,夜间入睡以后1h至午夜最低,清晨4:00左右开始上升,醒后1h达高峰,后逐渐减低,入睡后又降至最低水平。

库欣综合征患者的皮质醇浓度偏高,其昼夜节律消失,午夜皮质醇低谷消失。

正常情况下,约10%的皮质醇处于非结合状态;当血中皮质醇过量时,循环皮质醇结合蛋白处于饱和状态,尿游离皮质醇排泄量可增加。血钾大多降低,异源性库欣综合征患者伴有低钾性代谢性碱中毒。血糖和OGTT测定有助于发现类固醇糖尿病。尿17-OHCS排泄量可以估计肾上腺皮质功能状态;尿17-KGS包括尿17-OHCS、皮五醇和皮酮四醇,测定的皮质醇代谢产物种类更多,但结果受很多药物的影响。

(2)美国内分泌学会指南推荐进行至少一种试验作为初筛检查:24h尿游离皮质醇测定(至少2次)、午夜唾液皮质醇(2次)、1mg过夜地塞米松抑制试验、小剂量地塞米松抑制试验(2mg/d,48h)。初筛结果正常可基本除外库欣综合征,但目前尚无高度特异试验,因此对高度怀疑库欣综合征者应同时进行两项检查试验。

知识点

库欣综合征的初筛检查

1. 24h尿游离皮质醇测定 检测的是不与皮质醇结合球蛋白(cortisol-binding globulin,CBG)结合的游离皮质醇,可反映24h皮质醇的整体分泌水平。为提高测定结果的可信度,推荐至少2次尿液检测。正常值为55.2~276nmol/24h(20~100μg/24h)。肌酐清除率在60ml/min以下时,24h尿游离皮质醇呈假阴性。过量饮用液体(≥5L/d)时,24h尿游离皮质醇呈假阳性。

2. 唾液和血清皮质醇测定 唾液不含CBG,因此唾液皮质醇能反映血液中具有生物活性的游离皮质醇水平,采集方便,易保存,重复性好,是一种敏感的无创性检查方法。多项研究显示午夜唾液皮质醇>6nmol/L(2μg/L)时诊断库欣综合征的敏感性和特异性为92%~100%。在收集唾液前应避免食用甘草、吸烟、刷牙、使用牙线。

如果尚未建立唾液皮质醇测定方法,可检测血清皮质醇替代。清醒状态下的午夜血清皮质醇>207nmol/L(7.5μg/dl)时用于肥胖症时特异性仅83%;而睡眠状态下的特异性可增至87%,因此午夜采血时建议预置静脉导管采血或在唤醒患者后1~3min内完成采血,以免应激引起假阳性反应。

3. 1mg过夜地塞米松抑制试验 午夜给予1mg地塞米松,正常人次日清晨8:00血浆皮质醇水平被抑制到140nmol/L(5μg/dl)以下。切点降至50nmol/L(1.8μg/dl)时,诊断库欣综合征的敏感性>95%,特异性>80%。部分药物(如苯巴比妥、卡马西平、利福平等)诱导CYP3A4加速地塞米松清除,呈假阳性;肝、肾衰竭患者降低地塞米松清除,呈假阴性。

4. 小剂量地塞米松抑制试验(2mg/d,48h) 检查前采血,之后开始口服地塞米松0.5mg,每6h1次,连续2d后再次采血测定,或服药前和服药第2天分别留24h尿测定游离皮质醇。库欣综合征患者多不能被正常抑制,血清皮质醇>50nmol/L(1.8μg/dl),或24h UFC>27nmol/24h(10μg/24h)或尿17-OHCS>6.9μmol/24h(2.5mg/24h)。

在下丘脑-垂体-肾上腺轴功能正常时,小剂量地塞米松抑制试验(包括午夜1mg法、2d法)已足够抑制垂体ACTH的分泌,导致肾上腺皮质醇分泌减少,因此血和尿皮质醇、尿皮质醇代谢产物含量均降低。

库欣综合征患者由于其皮质醇分泌呈自主性,因此不能被小剂量地塞米松所抑制。需要提出的是,抑郁症和酗酒者有时小剂量地塞米松抑制试验也不能被正常抑制,称为假性库欣综合征,需要进行鉴别。

【问题2】本病例如何进一步检查和明确诊断?

思路

1. 库欣综合征的定性诊断 患者为青年女性,体重增加1年,尤以腹部、面部、背部为著。血压升高2个月,140~150/80~90mmHg。呈向心性肥胖。多血质面容,满月脸,水牛背,锁骨上脂肪垫,皮肤菲薄,皮肤散在瘀斑,毳毛增多。实验室检查24h尿游离皮质醇496.8nmol/24h,午夜血清皮质醇245nmol/L。根据以上症状、体征、实验室检查可诊断为库欣综合征。

患者近1年来未服用避孕药、糖皮质激素、精神病药物等特殊用药,故排除药源性肥胖症。

2. 库欣综合征的病因诊断

(1)血浆ACTH:ACTH水平对库欣综合征的病因诊断具有价值,可用于区分ACTH依赖和非ACTH依赖性库欣综合征。正常情况下垂体ACTH的分泌昼夜变化极大,早晨6:00最高,午夜24:00最低。一日之中最具鉴别意义的时间点在23:00~1:00,此时ACTH和皮质醇均最低。如果血ACTH>4.4pmol/L(20ng/L)可考虑ACTH依赖性库欣综合征;如果血ACTH<2.2pmol/L(10ng/L)可考虑ACTH非依赖性库欣综合征。

知识点

库欣综合征的病因分类

1. ACTH 依赖性库欣综合征 指下丘脑 - 垂体或某些肿瘤组织分泌过量 ACTH 和 / 或促肾上腺皮质激素释放激素(corticotropin releasing hormone,CRH),引起双侧肾上腺皮质增生并分泌过量的皮质醇。

(1)库欣病:垂体分泌过量 ACTH 引起,占库欣综合征的 65%~75%。

(2)异位 ACTH 综合征:垂体以外的肿瘤组织分泌过量的有生物活性的 ACTH 或 ACTH 类似物,刺激肾上腺皮质增生,使之分泌过量皮质醇、盐皮质激素、性激素,约占库欣综合征的 15%。

(3)异位 CRH 综合征:由于肿瘤异位分泌 CRH 刺激垂体 ACTH 细胞增生,ACTH 分泌增加。罕见,占库欣综合征 <1%。

2. ACTH 非依赖性库欣综合征 指肾上腺皮质肿瘤或增生导致自主分泌过量皮质醇,使下丘脑 CRH 和垂体 ACTH 细胞处于抑制状态,血中 ACTH 水平较正常减低。

(1)肾上腺皮质腺瘤或肾上腺皮质癌:分别占库欣综合征的 10% 和 6%,多为单侧,腺瘤以外同侧肾上腺及对侧肾上腺皮质萎缩。

(2)肾上腺皮质结节样增生:少见,仅占 1% 以下,包括原发性色素性结节性肾上腺病或增生不良症、大结节性肾上腺皮质增生、抑胃肽依赖性库欣综合征。

3. 其他特殊类型库欣综合征

(1)医源性库欣综合征:由于长期服用较大剂量外源性糖皮质激素所致,停药以后症状可缓解。

(2)周期性库欣综合征:少见,皮质醇分泌过多呈周期性,周期长短不一,能自行缓解,但症状可反复发作。疾病发作期血尿皮质醇明显升高,不受地塞米松抑制,大剂量地塞米松抑制试验甚至可呈反常性升高;疾病间歇期血尿皮质醇在正常范围内。

(3)间歇性库欣综合征:缓解期临床症状消失,皮质醇恢复正常,对小剂量地塞米松抑制试验有正常抑制反应,但发作期反常性升高,同时伴醛固酮分泌增多。

(4)儿童库欣综合征:男女发病率相当,7 岁以内肿瘤多见,7 岁以上双侧肾上腺增生多见。

(5)糖皮质激素受体病:青春期出现,实验室检查皮质醇正常,淋巴细胞糖皮质激素受体数目增多。

糖皮质激素过敏感综合征:皮肤成纤维细胞芳香化酶活性明显升高,糖皮质激素敏感性升高,皮质醇产生降低,ACTH 分泌呈抑制状态,机制不明。

该患午夜 ACTH 2.0pmol/L 可除外 ACTH 依赖性库欣综合征,考虑为非 ACTH 依赖性库欣综合征。

(2)大剂量地塞米松抑制试验(8mg/d,48h):库欣综合征患者体内负反馈机制尚未完全消失,因此大剂量地塞米松能完全抑制 ACTH 分泌。异位 ACTH 分泌综合征和肾上腺肿瘤患者体内皮质醇分泌呈自主性,伴下丘脑 - 垂体 - 肾上腺轴功能障碍,因此大剂量地塞米松不能抑制 ACTH 分泌。

知识点

大剂量地塞米松抑制试验

检查前采血,之后口服地塞米松 2.0mg,每 6h 1 次,连续 2d 后再次采血,或服药前和服药第 2 天分别采血或留 24h 尿测定游离皮质醇。

库欣病患者糖皮质激素对 ACTH 的负反馈依然存在,但敏感性降低,重新设定于较高水平,因此不能被小剂量地塞米松抑制试验抑制,而能被大剂量地塞米松抑制试验抑制。与基础皮质醇相比,服用地塞米松后 48h 的血和尿皮质醇抑制率 >50% 提示为库欣病患者,<50% 提示为肾上腺肿瘤、皮质癌或异位 ACTH 综合征。

(3)岩下静脉窦采血:当大剂量地塞米松抑制试验不能被抑制、CRH 试验无反应或垂体 MRI 无法定位时建议进行岩下静脉窦采血测定。

知识点

岩下静脉窦采血

库欣病患者垂体附近的 ACTH 浓度较周围静脉高,岩下窦与外周静脉 ACTH 的浓度比值有明显的梯度,库欣病患者比值通常 ≥ 2.0,异位 ACTH 综合征患者通常 <1.4。

采用双侧岩下静脉窦采血 + 去氨加压素兴奋试验是目前诊断库欣病的金标准,通常岩下窦与外周静脉 ACTH 比值在去氨加压素刺激后 ≥ 3。

(4) CRH 兴奋试验:在 CRH 刺激下,正常人 ACTH 和皮质醇可升高 15%~20%;库欣病明显升高,ACTH>50%,皮质醇 >20%;异位 ACTH 综合征患者大多对 CRH 无反应。但 CRH 国内尚无生产、国外产品价格昂贵,限制了 CRH 兴奋试验的开展。

(5) 其他动态试验:在特殊情况下,临床上可以采用米非司酮试验、ACTH 兴奋试验、血管活性肠肽和组氨酸 - 蛋氨酸肽试验、生长激素(growth hormone,GH)释放试验协助病因诊断。

(6) CT 或磁共振(MRI)检查:高分辨薄层 CT 或 MRI 增强扫描可发现库欣综合征患者的病变,应根据激素检测结果和抑制试验结果决定进行垂体还是肾上腺部位的检查。增强 CT 检查,要注射造影剂,为了防止过敏及不良反应,有时给予地塞米松 10mg 静脉推注,因此 CT 检查要安排在大剂量的地塞米松抑制试验以后,否则要间隔 7d 以上再做大剂量的地塞米松抑制试验。

(7) 超声:对肾上腺增生与腺瘤具有优势,属无创伤检查,方便、价廉。常用于术前确定肾上腺皮质肿瘤和同侧肾脏、肝脏之间关系的评价,用于手术术式及切除范围的选择。但超声敏感性较低,未发现结节也不能排除肾上腺病变。

(8) ^{18}F- 氟代脱氧葡萄糖(fludeoxyglucose,FDG) PET/CT 检查:虽然 PET/CT 的空间分辨率有限,但垂体腺瘤对 ^{18}F-FDG 的摄取高于周围组织,因此适用于其他检查无阳性结果,或术后复发时 CT、MRI 无法与术后改变区分时。

(9) 生长抑素受体显像(somatostatin receptor scintigraphy,SRS):异位分泌 ACTH 的神经内分泌肿瘤组织高度表达 SSTR2,将放射性核素标记的奥曲肽引入体内,能与肿瘤细胞表面的 SSTR2 特异性、高亲和力结合,使异位肿瘤显像,但敏感性较低,需要与其他影像学检查结合。

该患者肾上腺 CT 显示左肾上腺区可见类圆形囊状低密度影,平扫约 5HU,范围约 3.5cm×3.0cm,边界清晰,增强扫描病灶动脉期强化约 37HU,延迟期延迟强化约 44HU;双侧肾上腺未见明显异常密度;双侧肾上腺与周围结构分界清楚。扫描野双肾形态、大小及密度未见明显异常;腹膜后淋巴结未见肿大;未见腹水征。提示:左侧肾上腺腺瘤(图 18-1)。诊断为库欣综合征、左肾上腺腺瘤。

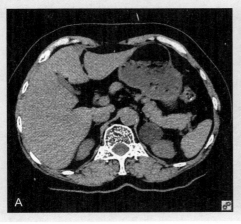
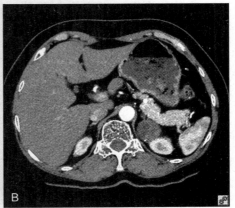

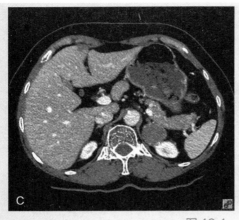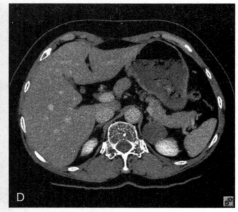

图 18-1 肾上腺 CT
A. 平扫;B. 动脉期;C. 静脉期;D. 延迟期。

不同患者病情不一,应该根据临床线索决定合并症与并发症的相应检查,并根据病因决定相应的治疗策略。

【问题 3】该患者如何治疗?

思路 库欣综合征的治疗策略取决于病因,ACTH 依赖的皮质醇增多症(库欣病)首选经蝶窦垂体腺瘤切除术,不能手术或手术失败者进行垂体放疗、双侧肾上腺切除术或药物治疗;原发性肾上腺增生、腺瘤或癌肿患者首选肾上腺病变切除术,无法切除者进行药物治疗。

(一) 手术疗法

1. 垂体肿瘤切除 适用于由垂体肿瘤所致的双侧肾上腺皮质增生,尤其伴有视神经受压症状的患者。但手术常不能彻底切除肿瘤,并可影响垂体其他的内分泌功能。如出现垂体功能不足者应补充必要量的激素。由垂体微腺瘤引起的双侧肾上腺皮质增生可通过鼻腔经蝶骨借助于显微外科技术作选择性垂体微腺瘤切除。

2. 肾上腺皮质肿瘤切除 适用于肾上腺皮质腺瘤及肾上腺皮质腺癌患者。由于肿瘤以外的正常肾上腺呈萎缩状态,故术前、术后均应补充糖皮质激素。术后尚可肌内注射 ACTH 20U/d,共 2 周,以促进萎缩的皮质功能恢复。术后激素的维持需达 3 个月以上,然后再逐步减量至停服。

3. 双侧肾上腺切除 适用于双侧肾上腺皮质增生患者。其术式包括:①双侧肾上腺全切除:优点是控制病情迅速,并可避免复发;缺点是术后要终身补充皮质激素,术后易发生纳尔逊综合征,典型表现是库欣病行双侧肾上腺切除术后大量皮质醇对腺垂体的负反馈抑制作用突然消失,导致垂体功能亢进,其中促黑激素增加,导致全身皮肤黏膜黑色素沉着,血浆 ACTH 增高,影像学示垂体瘤征象,病理证实为 ACTH 腺瘤。②一侧肾上腺全切除,另一侧肾上腺次全切除:由于右侧肾上腺紧贴下腔静脉,若残留肾上腺增生复发,则再次手术十分困难,故一般作右侧肾上腺全切除。左侧残留肾上腺应占全部肾上腺重量的 5% 左右。

知识点

库欣综合征的围术期激素补充要点

方案一:术前 6~12h 开始静脉滴注氢化可的松 50~100mg。手术时给予氢化可的松 100~200mg,加入 5% 葡萄糖盐水 500~1 000ml 中缓慢静脉滴注,手术切除肿瘤或结节以后加速静点。术后第 1 天静脉滴注氢化可的松 200~300mg,有休克者可增加至 300~500mg。术后第 2 天和第 3 天静脉滴注氢化可的松 100~200mg,术后第 4 天和第 5 天静脉滴注氢化可的松 50~100mg,手术后第 6 天以后改为口服泼尼松 5mg,2~3 次 /d。推荐按照生理性激素分泌昼夜节律给药,清晨睡醒时服用全天量的 2/3,下午 4 时前服用余下的 1/3。以后根据病情逐渐减量。

方案二：术中静脉滴注氢化可的松 100mg，继之 50mg，每 6h 1 次，直至 48h。术后第 1 天每晨口服泼尼松 5mg，连续 5~6d，以后改为每晨口服地塞米松 0.5mg，连续 3~4d，至第 10~12 天晨，距末次服用地塞米松 48h，采血测定皮质醇进行评估。

方案三：手术前 12h、2h 肌内注射醋酸可的松 50mg，术中肌内注射醋酸可的松 50~100mg，术后第 1 天肌内注射醋酸可的松 50mg，每 6h 1 次；术后第 2 天和第 3 天肌内注射醋酸可的松 50mg，每 8h 1 次；术后第 4 天和第 5 天肌内注射醋酸可的松 50mg，每 12h 1 次。手术后第 6 天以后改为口服激素。

方案四：无明显应激者可不必补充激素，在手术时及手术后 48h 内进行严密的连续观察，及时应对患者的状态，避免肾上腺危象的发生。

距末次服用糖皮质激素 48h，采血测定皮质醇，如果血皮质醇低于 138nmol/L（5μg/dl）即可视为手术成功、病情缓解、预后较好、复发机会较少。根据病情可将口服激素的剂量递减，如患者自我感觉良好、早晨血清皮质醇浓度恢复正常即可停药。

（二）垂体放射治疗

如手术切除垂体肿瘤不彻底或不能切除者，可作垂体放射治疗，但前提是治疗前必须确定肾上腺无肿瘤。大多数病例疗效差且易复发，一般不作首选。

（三）药物治疗

①作用于肾上腺，抑制皮质醇合成的药物，包括酮康唑、甲吡酮、米托坦、依托咪酯；用于经蝶窦入路术后的二线治疗、隐匿性或转移性异位 ACTH 分泌、肾上腺皮质癌的辅助治疗以降低皮质醇水平。②直接作用于垂体的药物：包括生长抑素受体激动剂帕瑞肽、多巴胺受体激动剂卡麦角林、血清素受体阻滞剂赛庚啶。用于不能手术的库欣病患者或者手术未全切者。③糖皮质激素受体的阻滞剂：如米非司酮。用于合并糖尿病或糖耐量异常而不能手术者，或经蝶窦手术肿瘤未全切者。④对于异位 ACTH 综合征可考虑靶向治疗。可单独或联合利用奥曲肽、卡麦角林治疗。此外，也可选择酪氨酸酶抑制剂 vandetanib 和 sorafenib。但指南中推荐的大多数药物目前国内缺乏。

1. 皮质醇合成抑制剂

（1）美替拉酮（甲吡酮，metyrapone）：为吡啶衍生物，对皮质醇合成的多种酶有抑制作用，主要阻滞 11β-羟化酶，可抑制 11-去氧皮质醇转化为皮质醇、11-去氧皮质酮转化为皮质酮，从而使皮质醇合成减少，减轻症状。适用于术前准备、危重患者无法手术者。每日 1~4g，分 3~4 次口服。对异位 ACTH 综合征，可增至 6g。起效迅速，在服用后 2h 即可奏效，肾上腺病变所致库欣综合征的临床表现和高皮质醇分泌皆可好转。副作用为轻度头痛、头昏，部分患者有消化道症状、皮疹等。

（2）酮康唑（ketoconazole）：为咪唑衍生物，抑制线粒体细胞色素 P450 依赖酶包括胆固醇碳链酶、11β-羟化酶，从而阻断皮质醇及醛固酮合成。剂量 0.2~1.8g/d，从小剂量开始，分次口服，维持量为 0.2~0.8g/d。副作用有消化道症状如恶心、发热、肝功能受损等，在治疗中需定期检查肝功能。避免服用 H₂ 受体拮抗剂，以免胃酸分解代谢其活性复合物。

（3）米托坦（双氯苯二氯乙烷，O,P'DDD，dichlorodiphenyldichloroethane）：是一种毒性较小的 DDD 异构体，其活性比 DDD 大 20 倍。该药除抑制皮质醇合成的多种酶以外，还直接作用于肾上腺，可使肾上腺皮质网状带和束状带细胞坏死，皮质醇、雄激素等排泄量减少，适用于已转移和无法根治的功能性或无功能性的皮质癌以及术后辅助治疗。开始 2~4g/d，分 3~4 次服用，必要时可增至 6~10g/d，直至临床缓解或达到最大耐受量，以后再减少至无明显不良反应的维持量。副作用包括严重的胃肠道和神经系统损害。

（4）氨鲁米特（氨基导眠能，aminoglutethimide）：为 3β-羟脱氢酶及 11β-羟化酶阻滞剂，可抑制胆固醇合成孕烯醇酮。每日 0.5~1.0g，分次口服。副作用有食欲减退、发热、皮疹、嗜睡。氨鲁米特为 3β-羟脱氢酶及 11β-羟化酶阻滞剂，可阻滞碘代谢，故不能长期使用。

（5）米非司酮（mifepristone，RU486）：为糖皮质激素受体阻滞剂，可拮抗糖皮质激素，还可抑制 21-羟化酶活性。适于无法手术患者，可以缓解库欣综合征的一些症状（如精神分裂症、抑郁症），对垂体、肾上腺病变无作用或作用很小。每日 5~30mg/kg。由于米非司酮具有拮抗雄激素的作用,男性患者还可以出现勃起功能障碍、乳腺发育,减少服药量或补充雄激素可以消除。

(6)曲洛司坦(trilostane):为雄烷 - 碳腈衍生物,选择性抑制 3β- 类固醇脱氢酶,并加强 2 型 11β- 类固醇脱氢酶活性,从而升高皮质素 / 皮质醇比值。效果一般,每日 980mg 也很难使病情缓解。不良反应包括腹部不适、腹泻、感觉异常等。

(7)依托咪酯(etomidate):为咪唑衍生物,显著抑制 11β- 羟化酶,并轻度抑制 17α- 羟化酶、17,20- 裂合酶及侧链裂解酶,显著抑制肾上腺皮质细胞的增殖。适用于口服药物难以快速奏效的重症库欣综合征患者,以及并发感染,需做外科手术治疗的患者。仅静脉给药有效,首剂缓慢静推 0.03mg/kg,继之静脉输注 0.1mg/(kg·h),疗程可达数日甚至数周。不良反应为镇静、催眠作用。

2. 影响神经递质和神经调质作用的药物

(1)帕西瑞肽(pasireotide,帕瑞肽):生长抑素受体激动剂。600~900μg 皮下注射,每周 2 次。副作用为胃肠道症状、胆石症、胆汁淤积、高血糖、窦性心动过缓等。

(2)卡麦角林(cabergoline):多巴胺受体激动剂。每周 1~7mg,口服,每周 2 次或 1 次。副作用为恶心、呕吐、头晕、精神异常、存在瓣膜病变风险等。

(3)二苯环庚啶(cyproheptadine,赛庚啶)是 H_1 受体阻滞剂。每日 6~24mg,副作用为嗜睡、头晕、食欲增加、口干、排尿困难等。

(4)丙戊酸钠(sodium valproate):γ- 氨基丁酸氨基转移酶抑制剂,0.4~1.2g/d,副作用为脱发、凝血障碍、肝脏或胰腺损害等。

(5)利血平(reserpine):去甲肾上腺素再摄取阻滞剂。0.5~2mg/d,副作用为低血压、抑郁等。

(6)溴隐亭(bromocriptine):多巴胺受体激动剂。5~30mg/d,副作用为恶心、呕吐、头痛、低血压等。

(7)奥曲肽(octreotide):生长抑素类似物。每月皮下注射 20mg,副作用为恶心、腹泻、血糖升高等。

知识点

库欣综合征的药物治疗要点

1. 药物治疗适用于术前准备、放疗起效前的治疗、无法手术患者,或联合治疗。通常美替拉酮作为一线用药,但少年儿童宜选酮康唑,因其不增加肾上腺代谢产物。

2. 用药剂量应根据皮质醇测定曲线逐渐增加,以达到皮质醇平均水平 150~300nmol/L 的目标,接近生理产生率。

3. 对于病情严重、代谢障碍明显者,为降低围术期风险,可使用类固醇合成抑制剂治疗 4~6 周,使高皮质醇状态得到控制,纠正代谢异常以后再行手术治疗。对于一般可经蝶窦手术的 ACTH 微腺瘤和稍大的肿瘤,不必常规使用类固醇合成抑制剂。

4. 类固醇合成抑制剂起效以后,常出现肾上腺皮质功能低下,应密切观察病情变化并监测皮质醇分泌状态,根据病情变化和实验室检查结果适时补充小剂量糖皮质激素和盐皮质激素。此时宜测定尿游离皮质醇或尿 17- 羟皮质类固醇排量,因米托坦可使 CBG 升高从而导致血清总皮质醇升高。

5. ACTH 依赖性库欣综合征患者行双侧肾上腺切除后,如未进行垂体放射治疗易发生纳尔逊综合征。可用卡麦角林(长效 D_2 受体协同剂)治疗,每周 1 次口服 1mg,共用 6 个月;如血清 ACTH 仍升高,则应改为 2mg,每周 1 次,再使用 6 个月,并复查 ACTH,垂体 MRI 等。

6. 5- 羟色胺阻滞剂等影响神经递质和神经调质作用的药物对轻症库欣综合征有效,尤其在双侧肾上腺全切除或次全切除术后皮质功能不足的情况下,一方面补充皮质激素,另一方面服用赛庚啶能减少垂体瘤的发生机会;但对重症库欣综合征效果欠佳。

泌尿外科行全麻下"后腹腔镜左肾上腺肿物切除术",术前 6h 静脉滴注氢化可的松 100mg,术中静脉滴注氢化可的松 200mg,术中见"左肾上腺内侧部可见卵球形肿物占据肾上腺大部,周围肾上腺组织萎缩",手术顺利。术后第 1 天静脉滴注氢化可的松 200mg,术后第 2 天静脉滴注氢化可的松 100mg,术后第 3 天静脉滴注氢化可的松 50mg,术后病理回报:左肾上腺皮脂腺瘤,肿瘤大小 3.0cm×1.8cm×1.8cm,免疫组化染色显示肿瘤细胞 CgA(−),Syn(+),Inhibin-α(+)、Melan-A(弱 +)、CK(−)。术后复查血常规、电解质正常。手术后第 4 天以后改为口服泼尼松,早晨 10mg 下午 5mg,拆线后出院。

【问题 4】如何做好患者的随访工作?

思路 距患者末次服用糖皮质激素 48h,采血测定皮质醇,如果血皮质醇 <138nmol/L(5μg/dl)即可视为手术成功,病情可获缓解、预后较好、复发机会较少。

许多不适症状可在术后 1 个月逐渐改善,应尽早将超生理替代剂量递减至生理剂量。大多数患者在术后第 1 年下丘脑 - 垂体 - 肾上腺轴功能可恢复,因此可将氢化可的松的剂量递减,如患者自我感觉良好、早晨血清皮质醇浓度恢复正常即可停药。

库欣综合征的预后主要与其病因及并发症有关,定期(6 个月 ~1 年)进行相关疾病的筛查,在治疗过程中要检查蛋白质、脂肪、糖、电解质代谢的紊乱情况及多种激素的分泌情况(3~6 个月),如果使用药物,要监测药物的不良反应。

随访中还应继续观察其有无继发性肥胖的可能性。

该患出院后给予口服泼尼松 15mg/d,逐步减量至 5mg/d,患者无乏力、恶心、呕吐等症状,共服药 6 个月后停药。患者于术后 6 个月复诊,体重下降 7.5kg,多血质面容、瘀斑明显改善。复查 ACTH、皮质醇水平及节律恢复正常,行午夜 1mg 地塞米松抑制实验示:服药后上午 8 时皮质醇 <25.7nmol/L。肾上腺 CT 检查显示双侧肾上腺区未见占位性病变,左肾上腺术后改变。

【问题 5】医患沟通的要点是什么?

思路 告知患者及家属库欣综合征的危害,其常见和重要的并发症为高血压、糖尿病、骨质疏松、代谢综合征等,大多数死因为心脑血管事件和 / 或严重感染,死亡率较正常人群增加 4 倍,但当高皮质醇血症缓解以后其死亡率降至普通人群水平。

强调治疗干预的重要性及存在的困难,指出目前医学发展的先进性与局限性,取得患者和家属的理解;不论采取何种治疗措施均应进行相应的沟通;必须坚持定期随访。

【问题 6】容易发生的错误是什么?

思路 首诊时仅依据病史和查体就诊断为库欣综合征的误诊风险很大,对所有患者必须经系统全面的检查与评估之后才能做出诊断与定位,避免肾上腺皮质功能筛查评估不足;治疗时避免仅仅根据影像学检查结果就决定治疗方案,应从定性与病因诊断两个方面决定治疗策略。

【问题 7】住院患者出院医嘱中应注意的事项有哪些?

思路 经过有效治疗,患者病情在数月以后逐渐好转,向心性肥胖等症状减轻,尿糖消失,女性患者月经恢复,甚至受孕。精神状态明显好转,血压下降,但病程长久、肾血管受到不可逆损害者则血压不易下降。腺瘤如获早期切除则预后良好;癌的疗效取决于发现的时机与手术切除程度。

库欣病患者如经蝶窦手术未能发现并切除垂体微腺瘤或者因某种原因不能做垂体手术,宜行一侧肾上腺全切除对侧肾上腺次全切除,术后应进行垂体放疗,如未做垂体放疗其皮肤色素沉着逐渐增深,提示发生纳尔逊综合征的可能。

库欣综合征患者治疗后的疗效不一,应定期监测复发情况、肾上腺皮质功能情况,如果出现肾上腺皮质功能不足应及时就医。

库欣综合征临床诊治路径见图 18-2。

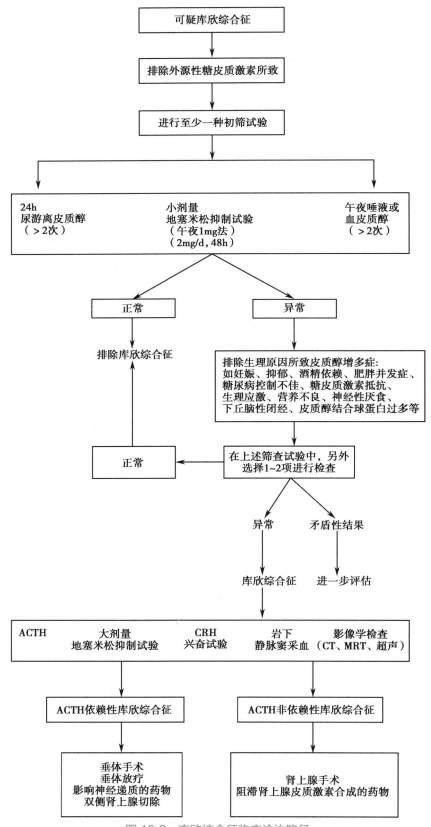

图 18-2 库欣综合征临床诊治路径

（李 强）

推荐阅读资料

［1］ NIEMAN L K, BILLER B M K, FINDLING J W, et al. Treatment of Cushing's syndrome: an endocrine society clinical practice guideline. J Clin Endocrinol Metab, 2015, 100 (8): 2807-2831.

［2］ GROSSMAN A B, ALEXANDRAKI K I. Therapeutic strategies for the treatment of severe Cushing's syndrome. Drugs, 2016, 76: 447-458.

［3］ STRATAKIS C A. Skin manifestations of cushing's syndrome. Rev Endocr Metab Disord, 2016, 17 (3): 283-286.

［4］ SANTOS A, RESMINI E, PASCUAL J C, et al. Psychiatric symptoms in patients with Cushing's syndrome: prevalence, diagnosis and management. Drugs, 2017, 77 (8): 829-842.

［5］ JAVANMARD P, DUAN D, GEER E B. Mortality in patients with endogenous Cushing's syndrome. Endocrinol Metab Clin N Am, 2018, 47 (2): 313-333.

［6］ LORIAUX D L. Diagnosis and differential diagnosis of Cushing's syndrome. N Engl J Med, 2017, 376: 1451-1459.

［7］ CECCATO F, BOSCARO M. Cushing's syndrome: screening and diagnosis. High Blood Press Cardiovasc Prev, 2016, 23 (3): 209-215.

［8］ BARONI M G, GIORGINO F, PEZZINO V, et al. Italian Society for the Study of Diabetes (SID)/Italian Endocrinological Society (SIE) guidelines on the treatment of hyperglycemia in Cushing's syndrome and acromegaly. J Endocrinol Invest, 2016, 39 (2): 235-255.

［9］ 中华医学会内分泌学分会, 库欣综合征专家共识 (2011 年). 中华内分泌代谢杂志 , 2012, 28 (02): 96-102.

［10］ 中国垂体腺瘤协作组 , 中国库欣病诊治专家共识 (2015). 中华医学杂志 , 2016, 96 (11): 835-840.

［11］ 宁光 , 周薇薇 , 陈家伦 . 库欣综合症 // 陈家伦 . 临床内分泌学 . 上海 : 上海科学技术出版社 , 2018: 533-542.

［12］ 廖二元 , 彭依群 . Cushing 综合征 // 廖二元 . 内分泌代谢病学 . 3 版 . 北京 : 人民卫生出版社 , 2018: 623-649.

第十九章　原发性醛固酮增多症

原发性醛固酮增多症（primary aldosteronism，PA），简称"原醛症"。1955年由Conn首次报道，是一种因盐皮质激素-醛固酮分泌增多导致潴钠排钾，肾素-血管紧张素活性受抑制，表现为血压升高和/或低血钾的继发性高血压综合征。近年来，随着检验技术及影像技术的发展，原醛症的诊出率不断上升，已成为内分泌高血压最常见的原因。

临床病例

患者，女性，56岁，退休职工，因"反复头晕3年，乏力4个月"就诊。患者于3年前无明显诱因出现头晕，以劳累、情绪激动时为甚，就诊于当地医院，多次测血压增高，最高"150/100mmHg"，平素规律服用"苯磺酸氨氯地平5mg 每日1次 + 缬沙坦80mg 每日1次 + 美托洛尔47.5mg，每日1次"治疗，自测血压150~120/90~70mmHg。4个月前出现四肢乏力，行走困难，就诊当地医院，查"血钾2.61mmol/L"，予补液、补钾等处理后，复查"血钾3.41mmol/L"，乏力症状缓解。之后2次因乏力就诊当地医院门诊，查血钾范围"2.50~2.83mmol/L"，补钾治疗后乏力症状缓解，为进一步治疗就诊。发病以来，患者无头痛，无多汗、多食易饥、烦躁易怒，无恶心、呕吐，无胸闷、胸痛、心悸，无口干、多尿多饮。

无其他药物服用史。家族史无特殊。既往史：50年前曾因"阑尾炎"于当地医院行"阑尾切除术"，术顺，术后恢复良好。月经史：15岁 $\frac{3\sim4d}{30\sim38d}$ 53岁，绝经后阴道无异常流血。已婚，育有1子，丈夫及儿子体健。查体：心率78次/min，血压140/86mmHg。体型中等，视力正常，视野检查未见异常。皮肤无紫纹及色素沉着。甲状腺不大。心、肺、腹部查体未见异常。双下肢无明显水肿。四肢肌力肌张力正常。第二性征未见异常。

【问题1】通过上述病时，该患者最可能的诊断是什么？

根据患者的临床表现、既往史和个人史、查体及实验室检查结果，考虑原发性醛固酮增多症可能性大。

思路1：患者的病史特点是什么？

现病史：中年女性，慢性病程，以难治性高血压和反复低血钾为主要表现。

知识点

原发性醛固酮增多症在高血压中的患病率约为10%，而在难治性高血压中接近17%~23%，是继发性高血压的常见病因之一。2010年由中华内分泌学会牵头对全国1 656例难治性高血压患者进行了原发性醛固酮增多症的筛查，报道其患病率为7.1%。原发性醛固酮增多症是由于肾上腺自主分泌过多醛固酮，而导致水钠潴留、高血压、低血钾（或正常血钾）和血浆肾素活性受抑制的临床综合征。

思路2：根据可能的病因，重点询问哪些病史与症状？

发病年龄：发病年龄高峰为30~50岁，女性多于男性，男女之比为1:(1.2~1.5)。病史采集时应注意询问饮食习惯、对降压药物的反应、有无肢端麻木、手足搐搦，家族中有无类似疾病患者。

知识点

原发性醛固酮增多症的临床表现

原发性醛固酮增多症的临床表现部分由肾脏对醛固酮的反应决定。高血压和低血钾是主要的两个典型临床症状，但是低钾血症不是诊断的必备条件。

高血压：血压升高程度受液体容量及饮食中钠盐摄入量的影响。大多数患者的高血压进展缓慢；少数可表现为急进性恶性高血压，收缩压可高达 200mmHg 以上，且对降压药物反应差。少数患者的血压可正常，但在解除醛固酮负荷后发生低血压，提示原先仍存在相对的高血压。

低血钾、高尿钾：过多的醛固酮导致肾小管排钾增多，并且不能被扩张的液体容量所抑制。研究显示，仅有 40% 的患者临床上出现低血钾。部分患者血钾正常但高钠饮食或服用含利尿剂的降压药物后可诱发低血钾。临床上可表现出肌无力、软瘫、周期性麻痹等。长期低血钾可导致肾小管空泡变性，尿浓缩功能异常，出现多尿伴口渴。患者虽有钠潴留，血容量增多，但由于"钠脱逸"作用，水肿少见。

思路3：根据可能的病因，还需要询问
是否存在共患疾病，如心肌肥厚、慢性肾病、心律失常、心力衰竭、肌无力或肢端麻木、糖耐量异常等。

知识点

原发性醛固酮增多症伴随或合并其他疾病

1. 心肌肥厚　盐皮质激素对血管重建有明显影响，因此原发性醛固酮增多症患者较原发性高血压患者更易出现左心室肥厚，心室肥厚程度与高血压程度不呈比例，往往先于其他靶器官损害发生。

2. 心力衰竭、心律失常　研究提示醛固酮可促使心肌纤维化，导致心脏扩大、顽固性心力衰竭。低钾可引起不同程度的心律失常，以期前收缩、阵发性室上速较常见，严重者可诱发心室颤动；心电图可见 QT 间期延长、T 波增宽或倒置、U 波明显等。

3. 慢性肾病　长期大量失钾导致肾小管上皮细胞发生空泡变性、肾浓缩功能减退及多发性肾囊肿，引起多尿、夜尿增多，进而引起烦渴、多饮、尿比重低。过多的醛固酮使尿钙及尿酸排泄增多，易并发肾结石及尿路感染。长期高血压还可能导致肾动脉硬化、蛋白尿及肾衰竭。

4. 肢端麻木、手足搐搦　低钾易引起代谢性碱中毒，碱血症使血游离钙降低，且醛固酮促进钙、镁排泄，可造成低钙及低镁血症，发生肢端麻木及手足搐搦。

5. 糖代谢异常　低钾可引起胰岛素抵抗，但一般不导致继发性糖尿病。

思路4：注意询问排除其他可能导致高血压、低血钾的疾病，例如低肾素性原发性高血压、先天性肾上腺皮质增生、利德尔综合征、慢性肾病、肾素分泌瘤、Batter 综合征和 Gitelman 综合征等引起醛固酮分泌过多或类似原发性醛固酮增多症临床表现的疾病。醛固酮增多症按病因及发病机制可分为原发性和继发性。对于女性患者，还需注意了解患者的月经情况，询问是否处于妊娠和哺乳期（表 19-1）。

表 19-1　原发性醛固酮增多症鉴别要点

疾病	特点	
先天性肾上腺皮质增生	肾上腺类固醇合成过程中，由于某种酶缺陷，而出现高血压、低血钾等症状，但并无醛固酮过量的实验室证据，同时可能存在性腺发育异常：如原发闭经、假两性畸形等。包括 11β- 羟化酶缺陷、17α- 羟化酶缺陷	血浆脱氧皮质酮过多导致
脱氧皮质酮分泌瘤	高血压、低血钾伴有醛固酮及肾素水平降低，查血浆脱氧皮质酮、11- 脱氧皮质醇以鉴别，皮质醇、雄烯二酮、睾酮、DHEA-S 等以鉴别	
原发性皮质醇抵抗		
表观性盐皮质激素增多症		

续表

疾病	特点
低肾素性原发性高血压	通常无血、尿醛固酮升高，普通降压药物治疗有效。停用排钾性利尿剂后血钾可恢复正常
利德尔综合征	即假性醛固酮增多症，少见的常染色体显性遗传病，钠通道活性增高，钠重吸收增强，肾素-血管紧张素-醛固酮系统受抑制，肾素受抑制、血浆醛固酮浓度降低，导致高血压、低血钾和碱血症，螺内酯治疗无效，而氨苯蝶啶治疗效果良好
慢性肾病	包括： 1. 肾动脉狭窄　肾区可闻及血管杂音，静脉肾盂造影或肾脏 ECT、肾动脉造影可鉴别 2. 肾小管性酸中毒　远端肾小管泌氢障碍或近端小管重吸收碳酸氢根障碍，实验室检查示高氯性酸中毒、血钙、磷偏低而碱性磷酸酶升高，氯化铵负荷试验阳性 3. 范科尼综合征　近曲小管转运功能障碍，临床表现为尿钾排泄增多、尿酸化功能受损及低钾血症，还可伴有生长迟缓、先天畸形、矮小、骨骼畸形、尿糖及其他电解质排泄增多等表现
肾素分泌瘤	肾脏产生的肿瘤大量分泌肾素致高肾素、高醛固酮，多见于青少年。测定 PRA 或肾脏影像学检查可鉴别
Batter 综合征 / Gitelman 综合征	一组常染色体隐性遗传病，其中 Batter 综合征以钠盐过度消耗、血容量不足、肾小球旁细胞肥大、高肾素血症和继发性醛固酮增多为特点 Gitelman 综合征是一种病情较轻的亚型，有低镁血症及低尿钙，发育迟缓且可能并软骨钙化
其他	包括妊娠和雌激素所致高血压，假性醛固酮增多症（如长期服用含甘草甜素的草药、盐皮质激素、糖皮质激素、口服避孕药、雌激素等），充血性心力衰竭、肝硬化失代偿期、肾病综合征等引起周围性水肿、有效血容量不足的疾病

思路 5：问诊时还应注意既往史、个人史、家族史的收集。包括用药史。原发醛固酮增多症的具体病因尚不明确，目前认为主要有以下原因引起（表 19-2）。

表 19-2　原发性醛固酮增多症的常见病因

病因	特点
醛固酮分泌腺瘤（ALD-producing adenoma，APA）	肾上腺的单侧腺瘤、双侧腺瘤，异位的腺瘤罕见
原发性肾上腺增生症（primary adrenal hyperplasia，PAH）	病理形态表现为肾上腺增生，生化改变与腺瘤相似，单侧或部分肾上腺切除后预后较好
特发性醛固酮增多症（idiopathic hyperaldosteronism，IHA）	为肾上腺皮质球状带增生，占原发性醛固酮增多症的 60%~70%
醛固酮分泌癌（ALD-producing carcinoma，APC）	少见类型，易广泛转移，肿瘤除分泌醛固酮外，还可分泌其他皮质类固醇
家族性醛固酮增多症（familial hyperaldosteronism，FH） 糖皮质激素可调节性醛固酮增多症（glucocorticoid-remediable aldosteronism，GRA）	即家族性醛固酮增多症 I 型（FH-I），为常染色体显性遗传，有家族发病倾向，肾上腺增生以束状带及网状带明显，特点为糖皮质激素可抑制醛固酮过量分泌，且长期治疗能维持抑制效应
家族性醛固酮增多症 II 型（familial hyperaldosteronism type II，FH-II）	FH-II 型为常染色体显性遗传，家族发病倾向，在同一家族中可分别表现为 APA、IHA 或两者皆有，醛固酮水平不被糖皮质激素抑制
家族性醛固酮增多症 III 型（familial hyperaldosteronism type III，FH-III）	FH-III 型为常染色体显性遗传，是编码钾离子通道 KCNJ5 基因突变引起醛固酮分泌增多，罕见

[问题 2]　有哪些实验室指标可以协助诊断？

思路 1：原发性醛固酮增多症患者在体征上并无明显特征，主要依靠实验室检查进行初步筛查，包括血、尿电解质测定，血、尿酸碱度测定，血浆醛固酮（plasma aldosterone concentration，PAC）、血浆肾素活性测定

（plasma renin activity，PRA）、直接肾素浓度（direct renin concentration，DRC），血浆 PAC/DRC 与 PRA 的比值（plasma aldosterone-renin ratio，ARR）及 24h 尿游离皮质醇测定（表 19-3）。

表 19-3　原发性醛固酮增多症的实验室检查指标

项目	说明
血、尿电解质	血钠：浓度正常或略高于正常； 血氯：浓度正常或偏低； 血钾：正常或低于正常； 尿钾：正常或高于正常； * 血、尿电解质浓度测定前至少停服利尿药 2~4 周
血、尿酸碱度测定	血气分析：pH 可呈碱性，碳酸氢根处于正常值或高于正常； 尿 pH：中性或碱性
血浆醛固酮（ng/dl）	浓度升高，且不被高钠负荷抑制 血浆醛固酮（卧位）>10ng/dl 和 / 或（立位）>15ng/dl；
血浆肾素活性测定或直接肾素浓度	PRA 水平降低，且不因低 Na、脱水或立位刺激而升高；
ARR	不同中心所定的 ARR 切点差异较大（表 19-4）；
(ng/dl)/PRA［ng/(ml·h)］	当 ARR>50 时，特异性明显提高
24h 尿游离皮质醇	24h 尿游离皮质醇浓度正常

表 19-4　根据 PRA、DRC、醛固酮不同单位计算 ARR 常用切点

指标	PRA/(ng·ml^{-1}·h^{-1})	PRA/ (pmol·L^{-1}·min^{-1})	DRC/(mU·L^{-1})	DRC/(ng·L^{-1})
醛固酮 /(ng·dl^{-1})	20	1.6	2.4	3.8
	30	2.5	3.7	5.7
	40	3.1	4.9	7.7
醛固酮 /(pmol·L^{-1})	750	60	91	144
	1 000	80	122	192

注：PRA，血浆肾素活性测定；DRC，直接肾素浓度；ARR，血浆醛固酮 / 直接肾素浓度。

思路 2：ARR 作为原发性醛固酮增多症的最常用的筛查指标，已被广泛应用于临床，但 ARR 易受到各种因素的影响，包括降压药（β 受体阻滞剂、中央型 α2 受体激动剂、非甾体抗炎药物、血管紧张素转化酶抑制剂、血管紧张素受体阻滞剂、肾素抑制剂、二氢吡啶类钙通道阻滞剂）（表 19-5）、血钾浓度、饮食中钠盐水平、年龄、肾功能等；含雌激素类避孕药及围绝经期妇女的黄体期还会引起 DRC 偏低导致 ARR 假阳性，且国内外各中心对 ARR 切点的报道不一。因此，当 ARR 阳性时或 PAC>10ng/dl 同时 PRA<1μg/L/h 的情况下，还需要确诊试验及影像学检查进一步诊断。

表 19-5　对血浆醛固酮影响较小的控制血压药物

药物名称	分类	常用剂量	注意事项
哌唑嗪	α 受体阻滞剂	0.5~1mg/ 次，2 次 /d 或 3 次 /d，根据需要逐渐加量	注意直立性低血压
多沙唑嗪	α 受体阻滞剂	1~2mg，1 次 /d，根据需要逐渐加量	注意直立性低血压
特拉唑嗪	α 受体阻滞剂	1~2mg，1 次 /d，根据需要逐渐加量	注意直立性低血压
维拉帕米缓释片	非二氢吡啶类钙通道阻滞剂	90~120mg/ 次，2 次 /d	可以单用或与此表中其他药物联合使用
肼屈嗪	血管扩张剂	10~12.5mg/ 次，2 次 /d，根据需要逐渐加量	小剂量开始减少头痛、面红、心悸等副作用

患者曾在当地医院查:血醛固酮30.78ng/dl,肾素活性0.8ng/(ml·h),ARR=38.475,8:00血皮质醇、ACTH正常。患者停用高血压药物1周后入院后查血钾3.22mmol/L,血钠138.8mmol/L,24h尿钠130.8mmol/L,尿钾16.4mmol/L,24h尿量1 600ml。

查血醛固酮(卧位):96.17ng/dl,肾素活性(卧位)<0.1ng/(ml·h),ARR(卧位)>50;血醛固酮(立位)114.98ng/dl,肾素活性(立位)<0.1ng/(ml·h),ARR(立位)>50。

择期行生理盐水试验,血钾(试验前)3.46mmol/L,血钾(试验后)3.05mmol/L,血醛固酮(试验前)89.29ng/dl,血醛固酮(试验后)100.65ng/dl。

卧、立位ARR均>50,盐水试验后血醛固酮未被抑制,仍>10ng/dl。

其他实验室结果:血皮质醇节律正常,24h尿游离皮质醇正常,ACTH正常。甲状腺功能测定结果:正常。垂体激素:血清泌乳素、睾酮、硫酸脱氢表雄酮、黄体生成素、促卵泡激素水平均未见异常。

检查结果:心电图,ST-T改变。胸片,双肺未见明显异常。腹部超声,胆囊息肉样病变,双侧肾血管无狭窄,双肾无缩小。肾上腺CT,左侧肾上腺区可见一直径1.3cm类圆形肿块,边缘光滑,界限清楚,平扫呈稍低密度尚均匀,增强扫描后呈轻-中度均匀强化。

【问题3】本病例如何进一步检查和明确诊断?

思路1:首先明确是否能诊断为原发性醛固酮增多症。当ARR>30时,需要进一步行确诊试验以明确诊断(表19-6)。

表19-6 原发性醛固酮增多症确诊试验

试验	方法	结果参考	注意事项
生理盐水抑制试验	试验开始前须卧床休息1h,试验在上午8~至9时开始,4h输注2L生理盐水,输注前和输注后分别采血测定血浆肾素活性、血醛固酮、皮质醇及血钾;整个试验过程监测患者血压、心率变化	试验后PAC<5ng/dl,则基本排除原醛,若PAC>10ng/dl,PA可诊断。PAC 5~10ng/dl,可疑	不适用人群:心功能不全、血压难以控制、严重低钾血症
卡托普利激发试验	受试者站立位或坐位1h后口服卡托普利50mg。在0、1h、2h点取血样测PRA、PAC及皮质醇,试验期间患者始终保持坐位	正常人或原发性高血压患者PAC可被抑制>30%,而原发性醛固酮增多症患者,PAC不被抑制	操作简单、安全性较高,部分不适用生理盐水抑制试验的患者,可改用此试验。但此试验存在一定的假阴性,部分特醛症患者醛固酮水平可被抑制
口服高钠饮食	受试者增加每日的氯化钠摄入>6g/d,持续3d,同时补钾治疗使血钾维持在正常范围,收集第3~4天的24h尿,测量尿醛固酮	肾功能正常情况下,若尿醛固酮<10ug/24h,则排除原发性醛固酮增多症,若尿醛固>12-14ug/24h,原发性醛固酮增多症可能性大	不适用人群:严重高血压、肾功能不全、心功能不全、心律失常、严重低钾血症。试验操作烦琐,准备时间较长,目前在国内开展的较少
氟氢可的松抑制试验	受试者口服氟氢可的松0.1mg,每6h一次,共4d,同时补钾(血钾达到4mmol/L)、高钠饮食(30mmol,3次/d,每日尿钠排出至少3mmol/kg),监测受试者每日的血钾及血压。第4天上午10时立位收集血样,测PAC及PRA,同时测同日上午7~10时的血皮质醇	若受试者第4天PRA降低,PAC不被抑制到6ng/dl,且10点血皮质醇低于7点的值,则提示原发性醛固酮增多症	试验中可能出现QT间期延长和左室功能不全,但由于操作烦琐,准备时间较长、国内无药等原因,目前国内很少开展

目前没有证据表明四种确诊试验哪一种更值得推荐,可以根据医疗机构实际情况选择。

思路 2：有无合并其他可能引起醛固酮增多的疾病？

1. 查该患者入院后查血皮质醇节律正常，24h 尿游离皮质醇正常，ACTH 正常。患者无高血压、满月脸、水牛背、紫纹、痤疮等临床表现。

2. **甲状腺功能测定结果**　正常，患者无多食易饥，无烦躁易怒，无怕热多汗，无心悸气短，无甲状腺肿大，不考虑甲状腺功能亢进症。

3. 患者近 1 年来无糖皮质激素、锂剂及咀嚼烟叶等特殊用药史。

4. **腹部超声**　双侧肾血管无狭窄，双肾无缩小，血清生长激素、睾酮、硫酸脱氢表雄酮、黄体生成素、促卵泡激素水平均正常，患者无明显多毛、无痤疮，外生殖器无异常。

5. 心电图、胸片未提示明显异常。

综上考虑，该患者可以诊断为原发性醛固酮增多症。

思路 3：当原发性醛固酮增多症的诊断明确后，需要进一步鉴别其亚型，主要为 APA、IHA 及 GRA，因为其治疗方法不同。原醛的分型诊断是临床上的难点。需要结合实验室指标、影像学检查及双侧肾上腺静脉取血（adrenal venous sampling，AVS）结果进行综合分析。

知识点

2016 年中华医学会内分泌学会肾上腺学组发布的《原发性醛固酮增多症诊断治疗的专家共识》，推荐所有确诊原发性醛固酮增多症患者必须行肾上腺 CT 以排除肾上腺巨大肿瘤。APA 在 CT 上通常表现为单侧直径 <2cm 的低密度结节，呈圆形或椭圆形，边界清楚，周边环状强化，平扫示肿块密度均匀、偏低，CT 值 -33~28HU，增强后呈轻度强化，CT 值增高到 7~60HU。动态增强和延迟扫描时腺瘤呈快速廓清表现。腺瘤同侧及对侧肾上腺无萎缩性改变。IHA 的肾上腺呈正常外观或小结节样改变而醛固酮分泌型肾上腺皮质癌通常直径 >4cm。

肾上腺 CT 的主要局限是：易漏诊直径 <1cm 肿瘤；易将无功能的肾上腺瘤诊断为醛固酮瘤。小部分 CT 表现为双侧结节的醛固酮瘤可被误诊为 IHA；而 CT 表现为肾上腺微腺瘤的特醛症也可被误认为醛固酮瘤而行单侧肾上腺切除。

MRI 对原发性醛固酮增多症的分型诊断不优于肾上腺 CT，且费用较昂贵，故不推荐为首选。

结合患者目前各项检查结果，建议患者可以手术治疗并进一步行 AVS，测定血醛固酮、血皮质醇以明确有无优势分泌。AVS 是区分单侧或双侧分泌最可靠的方法，被公认为原醛诊断分型的金标准。原发性醛固酮增多症确诊后若选择手术治疗，则需要鉴别是单侧还是双侧肾上腺病变，故需要有经验的放射科医师进行选择性肾上腺静脉取血（AVS），分别测定两侧肾上腺静脉 PAC 及皮质醇水平。目前常用的 AVS 采血方法主要有 3 种：非同步或同步双侧 AVS、负荷剂量 $ACTH_{1-24}$ 注入后非同步或同步双侧 AVS、$ACTH_{1-24}$ 持续静脉输注下非同步双侧 AVS。目前由于同步双侧 AVS 操作较困难，许多中心都选用非同步双侧 AVS。AVS 评价标准见表 19-7。

表 19-7　双侧肾上腺静脉取血（AVS）评价标准

方法	评价标准
非同步或同步双侧 AVS	SI ≥ 2 插管成功；LI ≥ 2 有优势分泌；CI<1 对侧被抑制
负荷剂量 $ACTH_{1-24}$ 注入后非同步或同步双侧 AVS	SI ≥ 3 插管成功；LI ≥ 4 有优势分泌
$ACTH_{1-24}$ 持续静脉输注下非同步双侧 AVS	SI ≥ 3 插管成功；LI ≥ 4 有优势分泌

注：SI 表示肾上腺静脉与下腔静脉皮质醇比值；LI 表示优势侧醛固酮皮质醇比值与非优势侧醛固酮皮质醇比值之比；CI 表示非优势侧醛固酮皮质醇比值与下腔静脉醛固酮皮质醇比值之比。

2014《双侧肾上腺静脉采血专家共识》建议以下人群可不行 AVS 检查:①年龄 <40 岁,肾上腺 CT 显示单侧腺瘤且对侧肾上腺正常的患者;②肾上腺手术高风险患者;③怀疑肾上腺皮质癌的患者;④已经证实患者为 GRA 或家族性醛固酮增多症Ⅲ型(FH-Ⅲ)。

患者行 AVS,[PAC/皮质醇(左侧)]/[PAC/皮质醇(右侧)]>4,双侧肾上腺静脉皮质醇/下腔静脉皮质醇均 >2,考虑左侧肾上腺优势分泌。

该患者是以高血压、低钾血症为主要表现,PAC 增高,ARR>30,生理盐水负荷试验阳性,肾上腺 CT 提示左侧肾上腺占位。综上所述,该患者的最后主要诊断为:原发性醛固酮增多症,左侧肾上腺醛固酮分泌腺瘤。

原发性醛固酮增多症的诊断分为三步:筛查试验、确诊试验及分型试验,其中分型试验包括定位及原发性醛固酮增多症的亚型鉴别。

【问题 3】该患者如何治疗?

思路 1:原发性醛固酮增多症的治疗方案的取决于原发性醛固酮增多症的病因和患者对药物的反应。治疗有手术及药物 2 种方式,原则:对于单侧醛固酮分泌瘤(APA)或单侧肾上腺增生(UAH),应采用腹腔镜行单侧肾上腺切除术,如无法手术或者患者无手术意愿,则推荐用盐皮质激素受体拮抗剂,又称醛固酮受体拮抗剂(mineralcorticoid receptor antagonist,MRA)治疗。对于 IHA 及 GRA,首选药物治疗。若为双侧肾上腺增生或 IHA,则推荐用 MRA 治疗,并建议螺内酯(安体舒通)作为一线用药。对于 GRA 患者,推荐使用能维持其血压、血钾水平正常的最小剂量糖皮质激素。

原发性醛固酮增多症的治疗要点

1. 手术治疗 对于 APA 或 UAH 的患者,指南推荐首选腹腔镜下单侧肾上腺切除术。因 AVS 仅能通过 PAC 判断单侧肾上腺醛固酮高分泌,而不能定位是肾上腺的哪一部分,故肾上腺部分切除有残留病灶的风险;而使用腹腔镜技术较开腹手术可以减少术后并发症,缩短住院日。

术前应尽量纠正患者血压及血钾异常,并适当降低血压,对于血压特别高,低血钾严重者宜低盐饮食,钠摄入量控制在 80mmol/d,分次口服氯化钾 4~6g/d,或口服螺内酯 200~400mg/d,分 3~4 次口服,血压血钾恢复后,适当减量。一般术前准备时间为 2~4 周。术前 1~2d,宜停用螺内酯,单补钾,避免腺瘤切除后醛固酮减少症。

术后宜尽早测定 PAC 及 PRA,腺瘤切除当日,即应停用螺内酯及外源性补钾,除非血钾 <3.0mmol/L,一般在补液中不加氯化钾。降压药物可酌情减量或停用。由于肿瘤对侧肾上腺的醛固酮分泌可能被优势侧抑制,因此此术后可出现一过性的低醛固酮血症,可提高钠盐摄入或暂予氟氢可的松替代治疗。

35%~60% 的患者术后血压可降至 140/90mmHg 以下,血钾可恢复正常,而不需要药物辅助治疗。

2. 药物治疗

(1)醛固酮受体拮抗剂(MRA):①螺内酯:螺内酯的起始剂量为 20mg 每日 1 次,可以依据需要缓慢、小量增加至 100mg/d,治疗目标为:在不需要口服补充氯化钾的情况下,血钾能维持在正常高值,即按血钾滴定,以最低剂量长期服用。螺内酯长期使用的副作用包括男性乳房发育,女性乳房胀痛、月经失调、性功能障碍等。②依普利酮:为选择性的 MRA,可减少抗雄激素及孕激素样的不良反应,但其费用较高,初始剂量为 25mg,由于其半衰期短,建议 1d 给药 2 次。

由于 MRA 可引起高钾血症,因此,对于肾功能评价为 CKD 3 期[肾小球滤过率(glomerular filtration rate,GFR)<60ml/(min·1.73m²)]的患者慎用,对于 CKD 4 期[GFR<30ml/(min·1.73m²)]及以上的患者禁用。

(2)糖皮质激素:糖皮质激素为 GRA 患者的一线用药,推荐使用作用时间较长的地塞米松或泼尼松,并使用最低有效剂量长期维持治疗。地塞米松的起始剂量为 0.125~0.25mg,1 次/d 或泼尼松

2.5~5mg,1 次 /d,睡前服用。当单用糖皮质激素血压控制不佳时,可考虑联用 MRA。

(3)其他药物:醛固酮主要通过上调肾小管远曲小管上皮钠通道活性从而促进钠钾交换,MRA 或糖皮质激素单药使用效果不理想或不能耐受时,可考虑加用阿米洛利、氨苯蝶啶等对上皮细胞钠通道有阻断作用的药物;钙离子通道阻断剂、血管紧张素转化酶抑制剂或血管紧张素受体阻断剂等药物控制血压。同时应注意定期监测血钾及肾功能。

该患者经口服螺内酯、补钾、钙通道阻断剂类药物降压后,纠正血钾、稳定血压后转泌尿外科行腹腔镜下左侧肾上腺切除术,术后病理证实为 APA。术后测 PAC 及 PRA 即在正常范围。患者出院时血压(160~120)/(90~70) mmHg,加用硝苯地平控制血压,嘱其监测血压,并定期监测血钾,必要时补充钾剂。术后 1 个月、3 个月时随访,血钾正常,血压 140~110/85~65mmHg,术后半年随访,血钾、血压(停用降压药物)均正常。

【问题 4】如何做好患者的随访工作?

思路　原发性醛固酮增多症的预后主要与高血压的靶器官损害(心血管、脑血管及肾脏)相关,监测血压,定期(6 个月 ~1 年)进行相关疾病的筛查,在药物治疗过程中要监测血钾及肾功能,要注意药物的不良反应。

【问题 5】医患沟通要点是什么?

思路　告知行单侧肾上腺切除手术的患者,肾上腺手术后需要 1~6 个月高血压状态会出现改善,有的则可能长达 1 年;对于部分患者,术后血压状态可能不会恢复正常,需要长期服用降压药物协助控制血压。对于使用螺内酯或糖皮质激素治疗的患者,需详细告知其药物的副作用,不可擅自停药;对于男性患者,需要特别告知螺内酯治疗可能出现男性乳房发育,性功能障碍等情况。手术后及药物治疗期间需定期监测血压、血钾及肾功能。对于目前暂时不够原发性醛固酮增多症诊断标准的而不考虑有其他原因引起的高血压及低血钾的患者,告知患者某些疾病早期很难诊断,需要监测血压、血钾,定期影像学随访。请患者一定理解。

【问题 6】容易发生的错误是什么?

思路　对于某些血钾正常的原发性醛固酮增多症患者,容易漏诊,对于以下人群,应该进行原发性醛固酮增多症筛查。

知识点

原发性醛固酮增多症的筛查对象

1. 持续性血压 >160/100mmHg、难治性高血压(血压高于 140/90mmHg 且对 3 种常见抗高血压药物(包括利尿剂)耐受;需接受 4 联以上的抗高血压药联合治疗且血压低于 140/90mmHg)。
2. 高血压合并自发性或利尿剂所致的低血钾。
3. 高血压伴有肾上腺意外瘤。
4. 有早发高血压家族史或 40 岁以前发生脑血管意外家族史的高血压病患者。
5. 原发性醛固酮增多患者所有有高血压的一级亲属。
6. 高血压合并阻塞型睡眠呼吸暂停。

对于原发性醛固酮增多症发病年龄早于 20 岁、有原发性醛固酮增多症家族史、早发的高血压脑卒中家族史(早于 40 岁)的患者同时行 GRA 基因学检查(表 19-8)。

表 19-8　原发性醛固酮增多的相关基因

病变类型	相关基因
家族性醛固酮增多症	GRA:*CYP11B1*(11β 羟化酶)和 *CYP11B2*(醛固酮合成酶)之间不等的遗传重组,形成 *CYP11B* 嵌合基因
	FH- Ⅱ:基因背景尚不清
	FH- Ⅲ:*KCNJ5* 突变

续表

病变类型	相关基因
散发型醛固酮瘤	KCNJ5 基因突变
	ATP1A1 及 ATP2B3 基因突变
	电压门控钙离子通道（*CACNA1D*）基因突变

【问题 7】住院患者出院医嘱中应注意的事项有哪些?

思路 对于需要长期服药治疗以纠正高血压及低血钾的患者,需要定期监测血压及血钾变化,不可擅自停药,并注意药物的不良反应,及时就医,调整药物用量。

原发性醛固酮增多症临床诊治流程见图 19-1。

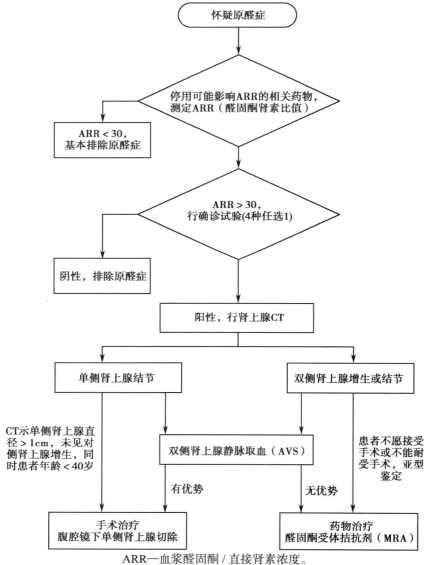

ARR—血浆醛固酮 / 直接肾素浓度。

图 19-1 原发性醛固酮增多症临床诊治流程

（刘礼斌）

推荐阅读资料

［1］ 葛均波, 徐永健, 王辰. 内科学. 9 版. 北京：人民卫生出版社, 2018.

［2］ SANG X, JIANG Y, WANG W, et al. Prevalence of and risk factors for primary aldosteronism among patients with resistant hypertension in China. J Hypertens, 2013, 31 (7): 1465-1471.

［3］ 中华医学会内分泌学分会肾上腺学组. 原发性醛固酮增多症诊断治疗的专家共识. 中华内分泌代谢杂志, 2016, 32 (3): 188-195.

［4］ 廖二元. 内分泌代谢病学. 3 版. 北京：人民卫生出版社, 2012.

［5］ ARISTIZABAL PRADA ET, CASTELLANO I, SUŠNIK E, et al. Comparative Genomics and Transcriptome Profiling in Primary Aldosteronism. Int J Mol Sci, 2018, 19 (4): pii: E1124.

［6］ YOUNG W F. Primary aldosteronism: renaissance of a syndrome. Clin Endocrinol (Oxf), 2007, 66 (5): 607.

［7］ FISCHER E, BEUSCHLEIN F, BIDLINGMAIER M, et al. Commentary on the Endocrine Society Practice Guidelines: consequences of adjustment of antihypertensive medication in screening of primary aldosteronism. Rev Endocr Metab Disord, 2011, 12 (1): 43.

［8］ 宁光. 内分泌学高级教程. 北京：中华医学电子音像出版社, 2016.

［9］ 陈家伦. 临床内分泌学. 上海：上海科学技术出版社, 2011.

［10］ MELMED S, POLONSKY K S, LARSEN P R, et al. Williams textbook of endocrinology. 12th ed. Philadelphia: Elsevier Saunders, 2011.

［11］ YOUNG W F, CALHOUN D A, LENDERS J W M, et al. Screening for endocrine hypertension: an endocrine society scientific statement, Endocr Rev, 2017, 38 (2): 103-122.

第二十章　嗜铬细胞瘤和副神经节瘤

　　嗜铬细胞瘤和副神经节瘤（pheochromocytoma and paraganglioma，PPGL）是来源于肾上腺髓质和肾上腺外交感神经链的肿瘤，位于肾上腺的肿瘤称为嗜铬细胞瘤（pheochromocytoma，PCC），而位于肾上腺外的称副神经节瘤（paraganglioma，PGL）。该类肿瘤可分泌大量儿茶酚胺引起高血压，是内分泌性高血压的重要原因。本病可发生于任何年龄，高峰在 30~50 岁，男女患病率基本相同。临床表现错综复杂，多数为难治性高血压，并可导致心、脑、肾的严重并发症，造成巨大的社会经济负担。良、恶性 PPGL 的鉴别相对困难，良性可手术治愈，恶性则预后不良。因此及时正确诊断并早期治疗具有重要意义。

　　临床病例

　　患者，男性，49 岁，因"阵发性头痛、心慌 3 年余"就诊。患者 3 年前无明显诱因出现阵发性头痛、心慌，收缩压最高可达 200mmHg，无手足抽搐、呼吸困难等，发作间期血压正常。近 3 年上述症状反复发作，曾出现 3 次短暂意识丧失，休息后恢复。1 个月前患者因胸部外伤就诊于当地医院时再次出现上述症状，伴大汗及胸痛，无意识丧失、恶心呕吐等不适，行 CT 检查示左侧肾上腺占位（图 20-1）。患者自发病以来无夜尿增多，大小便正常。既往体健，无肾脏疾病病史，无高血压家族史。查体：体温 36.5℃，心率 103 次/min，呼吸 20 次/min，血压 124/85mmHg，身高 168cm，体重 71kg。神志清，精神可，发育正常，营养良好，自主体位，查体合作。全身皮肤黏膜无皮疹、出血点，无紫纹，浅表淋巴结未触及肿大。甲状腺无肿大。双肺呼吸音清，未闻及干湿啰音。心前区无隆起，未触及震颤及心包摩擦感，心率 103 次/min，心律齐，心音正常，各瓣膜区未闻及病理性杂音。腹平软，无压痛、反跳痛。腹部未闻及血管杂音。双下肢皮肤颜色发白，无水肿，手足冰凉。

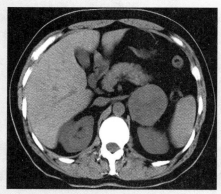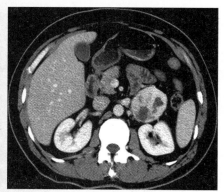

图 20-1　患者 CT 检查图像

　　【问题 1】通过上述病史和体格检查，该患者的初步诊断是什么？
　　思路　根据患者的临床表现、既往史、个人史及查体，首先考虑嗜铬细胞瘤可能性大。

　　1. 现病史　患者中年男性，阵发性头痛、心慌 3 年余，伴有血压升高，需除外继发性高血压，积极寻找高血压的原因。常见继发性高血压的原因有肾性高血压、原发性醛固酮增多症、嗜铬细胞瘤、库欣综合征等。因此问诊的目的应围绕上述疾病的临床表现、高血压发作特点、伴随症状、是否合并低钾血症、降压效果等问题展开，积极寻找高血压原因。该患者高血压发作的特点为阵发性，未使用降压药物，血压常自行恢复正常，发作时伴随头痛、心悸、多汗三联征，且无双下肢乏力、抽搐等症状，发作间期血压正常，因此应高度怀疑嗜铬细胞瘤。

知识点

嗜铬细胞瘤和副神经节瘤常见的临床表现

PPGL 的临床表现常多种多样,主要表现为高儿茶酚胺分泌所致的高血压及其并发症。高血压是最常见的临床症状。高血压可表现为阵发性、持续性或者持续性高血压的基础上阵发性加重,常伴有头痛、心悸、多汗;是 PPGL 高血压发作时最常见的三联征。

多数持续性高血压的 PPGL 患者可出现直立性低血压。PPGL 分泌大量儿茶酚胺可引起糖、脂代谢紊乱,多汗,体重下降,基础代谢率增高等,少量患者可出现低血钾。其他系统的症状包括心血管系统(心悸、胸闷、心律失常、心绞痛、低血压休克、儿茶酚胺心肌病等)、消化系统(恶心、呕吐、便秘、肠梗阻等)、泌尿系统(出现血尿、蛋白尿、肾衰竭等)、神经系统症状(头痛、失眠、烦躁、焦虑、脑血管意外、意识障碍等)等。少数 PPGL 患者无高血压。

2. 既往史和家族史 应注意询问有无肾脏疾病等病史,有无高血压家族史。原发性高血压常有高血压家族史,而继发性高血压常无高血压家族史。但部分 PPGL 患者的肿瘤是某种家族性疾病的一部分,因此也应注意询问有无 PPGL 家族史或 PPGL 相关的遗传综合征(如多内分泌腺瘤病)家族史。同时应询问个人史,包括用药史等。

知识点

嗜铬细胞瘤和副神经节瘤的病因

某些 PPGL 的发生与致病基因的种系突变有关,目前已知有 17 个致病基因。约 50% 的 PPGL 存在基因突变,其中 35%~40% 为胚系突变,表现为家族遗传性并作为某些遗传性综合征的表现之一;15%~25% 的患者存在肿瘤组织的体系突变。尚有部分散发性 PPGL 的发病机制不完全清楚。

3. 询问是否存在共患疾病,如心血管疾病、糖耐量异常、甲状旁腺功能亢进症、甲状腺髓样癌等。

知识点

嗜铬细胞瘤和副神经节瘤伴随或合并其他疾病

1. 心血管疾病 PPGL 患者长期高儿茶酚胺血症可直接损伤心肌细胞,导致儿茶酚胺性心肌病,导致心肌收缩力下降,直至出现充血性心力衰竭。

2. 糖耐量异常 肿瘤分泌大量儿茶酚胺可引起糖代谢障碍。儿茶酚胺在体内可使肝糖原、肌糖原加速分解,并可促使糖异生,同时也可抑制胰岛素释放及对抗胰岛素的降血糖作用,使血糖升高。

3. 多发性内分泌腺瘤病(multiple endocrine neoplasia,MEN) 为一组遗传性多种内分泌组织发生肿瘤综合征的总称,主要有 MEN 1 型和 MEN 2 型。其中 MEN 2 型可分为 MEN 2A 以及 MEN 2B。MEN 2A 包括甲状腺髓样癌、嗜铬细胞瘤及甲状旁腺功能亢进症等;MEN 2B 包括甲状腺髓样癌、嗜铬细胞瘤及多发性黏膜神经瘤等。

4. 注意询问可导致继发性高血压的疾病,例如原发性醛固酮增多症、库欣综合征、肾性高血压、甲状腺功能亢进症等。

知识点

常见继发性高血压临床表现特点

1. 原发性醛固酮增多症 主要表现为高血压,合并或不合并低钾性碱中毒,醛固酮升高及肾素 -

血管紧张素受抑制等。患者可出现肌无力及周期性瘫痪、肢端麻木手足搐搦、多尿及心律失常等。

2. **库欣综合征**　典型表现为向心性肥胖、满月脸、水牛背、皮肤紫纹、痤疮、多毛、多血质外貌，可出现高血压、水肿，易发生皮肤、呼吸道、尿路感染，女性月经减少、闭经，男性阳痿等。

3. **肾性高血压**　通常有肾脏疾病史，往往伴随贫血和不同程度的肾功能损害；肾血管性高血压常出现在 30 岁以下，突发性恶性高血压，或有高血压病史突然转化为恶性高血压，腹部听诊可闻及血管杂音，血肾素水平常增高而导致继发性醛固酮增多；肾实质性高血压通常有急性肾炎，慢性肾炎，肾病综合征及慢性肾盂肾炎等，与水钠潴留和血容量扩张有关。

4. **甲状腺功能亢进**　指由多种病因导致体内甲状腺激素分泌过多，引起以神经、循环、消化等系统兴奋性增高和代谢亢进为主要表现的一组疾病的总称，其中以 Graves 病最为常见，表现为：①甲状腺毒症表现，常见有疲乏、怕热多汗、多食易饥，皮肤潮湿、消瘦；多言好动、焦躁易怒，记忆力减退，手和眼睑震颤；心率增快，收缩压升高，舒张压正常或者偏低，脉压增大；排便次数增多，腹泻；可出现周期性瘫痪；女性月经减少或闭经，男性阳痿等；②甲状腺肿大；③眼征，包括单纯性突眼和浸润性突眼。

5. **检测指标**　根据 2016 年中国嗜铬细胞瘤和副神经节瘤诊断治疗的专家共识推荐，目前诊断 PPGL 的首选生化检验为测定血游离甲氧基肾上腺素（metanephrine，MNs，包括甲氧基肾上腺素和甲氧基去甲肾上腺素）或者尿 MNs 浓度，其次可检验血或尿中的去甲肾上腺素、肾上腺素或多巴胺。

（1）MNs 水平测定：在进行血浆游离 MNs 检测的采血过程中，首先须排除药物的影响，例如三环类抗抑郁药，抗精神病药物、左旋多巴等，可能造成 MNs 升高，另外患者必须休息 30min 后于仰卧位或者坐位时抽血，其正常参考值范围也应为相同体位。在进行 24h 尿 MNs 检测时应留取患者 24h 尿量并保持尿液酸化状态。血 MNs 升高超过正常上限的 3 倍或者 24h 尿 MNs 超过正常上限的 2 倍时具有较高的诊断意义。据报道，MNs 诊断 PPGL 的敏感性为 95%~100%，特异性为 69%~98%。

（2）儿茶酚胺（catecholamine，CA）水平测定：PPGL 患者在有高血压发作时，其血浆或尿 CA 水平较正常参考值上限增高 2 倍以上才有诊断意义。同时还需要排除环境、运动及相关药物的影响。进行检测时推荐高效液相电化学检测法进行 CA 浓度测定，其诊断 PPGL 的敏感性为 69%~92%，特异性为 72%~96%。

（3）尿香草扁桃酸（vanillyl mandelic acid，VMA）水平测定：尿 VMA 水平诊断 PPGL 的敏感性为 46%~77%，特异性为 86%~99%，但应同时检测患者血、尿儿茶酚胺水平。

（4）药理激发或抑制试验：包括冷加压试验、胰高糖素试验、酚妥拉明试验等，这些试验的敏感性和特异性差，并有潜在风险，故目前不作为 PPGL 诊断的常规推荐方法。

（5）影像学检查：应在首先确定 PPGL 的定性诊断后再进行肿瘤的影像学检查定位。但如果患者存在相关遗传性疾病史，如家族性嗜铬细胞瘤，MEN，神经纤维瘤病和 Von Hippel-Lindau（VHL）病等，即使生化指标不十分支持，仍应进行影像学检查。

1）CT：是目前共识推荐的首选影像学定位检查方法，对胸、腹和盆腔组织有很好的空间分辨率，并可发现肺部转移病灶，增强 CT 诊断 PPGL 的敏感性为 88%~100%。

2）MRI：无辐射，特别适用于对 CT 造影剂过敏以及如儿童、孕妇、已知种系突变和近期已有过度辐射而需要减少放射性暴露的人群。对于颅底和颈部副神经节瘤敏感性可达 90%~95%。

3）间碘苄胍（metaiodobenzylguanidine，MIBG）显像：MIBG 扫描可发现 CT 或 MRI 不能发现的肿瘤，或者在 CT 或 MRI 检查结果为阳性时检测到多发肿瘤。[123]I-MIBG 显像诊断 PPGL 的敏感性高于 ^{131}I-MIBG 显像，其诊断嗜铬细胞瘤和副神经节瘤的敏感性分别为 85%~88%、56%~75%，特异性分别为 70%~100%、84%~100%。恶性 PPGL 患者发生转移且不能手术时，如 MIBG 显像阳性，可应用 ^{131}I-MIBG 治疗。

4）生长抑素受体显像：对头颈部嗜铬细胞瘤肿瘤定位的敏感性优于 MIBG，并被推荐用于恶性嗜铬细胞瘤转移病灶的筛查。

5）FDG-PET：建议用于肾上腺外的交感性嗜铬细胞瘤、多发性、恶性和 / 或 SDHB 相关的 PPGL 的首选定位诊断，在检测转移性疾病方面比 ^{123}I MIBG 和 CT、MRI 更敏感。

（6）基因检测：2016 年中国 PPGL 诊断治疗的专家共识推荐对所有 PPGL 患者均进行基因检测，对所有恶性 PPGL 患者检测 SDHB 基因；对有 PPGL 阳性家族史和遗传综合征表现的患者可以直接检测相应的致病基因突变。

【问题2】本病例如何进一步检查和明确诊断？

思路

1. 对可疑病例的筛查指征　该患者中年男性，无高血压家族史。高血压呈阵发性发作，发作时伴随头痛、心悸、多汗三联征，偶伴有晕厥，无双下肢乏力、抽搐等症状，CT示左侧肾上腺占位性病变，疑似诊断为嗜铬细胞瘤。

知识点

嗜铬细胞瘤和副神经节瘤的筛查指征

1. 无论是否有高血压，出现发作性头痛、心悸、出汗三联征的患者。

2. 使用多巴胺 D2 受体阻滞剂、拟交感神经类、阿片类、去甲肾上腺素或 5- 羟色胺再摄取抑制剂、单胺氧化酶抑制剂等药物可诱发 PPGL 症状发作的患者。

3. 高血压发病年龄较小、难治性高血压或高血压伴新发或非典型糖尿病（如消瘦的个体新发明显的 2 型糖尿病）。

4. 肾上腺意外瘤伴有或不伴有高血压的患者。

5. 有 PPGL 的家族史或 PPGL 相关的遗传综合征（MEN2、神经纤维瘤病、VHL 病）家族史的患者。

---

2. 进一步明确诊断

1）定性诊断：患者血浆 MN 1.65nmol/L（参考值：<0.5nmol/l）、甲氧基去甲肾上腺素（NMN）4.56nmol/L（参考值：<0.9nmol/l）、肾上腺素 116.82ng/L（参考值：0~100ng/L），去甲肾上腺素 643.89ng/L（参考值：0~600ng/L），多巴胺 53.64ng/L（参考值：0~100ng/L）。

2）定位诊断：腹部强化 CT：左侧肾上腺可见大小约 6cm×6cm 的圆形肿块，边界清楚，明显强化伴有囊性改变。

3）排除其他情况：仔细询问病史，患者未服用过单胺氧化酶抑制剂、拟交感胺类药物等特殊用药，故排除药物作用引起；患者甲状腺功能、血促肾上腺皮质激素与皮质醇节律、肾素／醛固酮均正常，亦无相应疾病表现，可以排除。

4）伴随或合并情况：患者糖耐量正常；心电图、超声心动图未见异常；血钙、磷、碱性磷酸酶、降钙素、癌胚抗原、甲状腺及甲状旁腺超声无异常。

综上，该患者中年男性，因"阵发性头痛、心慌 3 年余"就诊。发作时收缩压最高可达 200mmHg，伴三联征。无高血压家族史。血 MN、NMN 水平均明显增高（正常 3 倍以上），肾上腺 CT 可见左侧特征性表现，该患者的最后诊断为嗜铬细胞瘤，继发性高血压。患者无 PPGL 或 PPGL 相关的遗传综合征家族史，也未有相关临床表现，考虑为散发病例，建议进行基因检测。

【问题3】该患者如何治疗？

思路　手术切除是 PPGL 最终的治疗方法。一经确诊并定位，应争取尽早手术，以免因高血压危象反复发作而危及生命。但手术前必须采用 α 受体阻滞剂进行充分的药物准备，以避免麻醉和术中、术后出现血压大幅度波动而危及患者生命。

知识点

嗜铬细胞瘤和副神经节瘤的治疗要点

1. 药物治疗　除头颈部的 PGL 和分泌多巴胺的 PPGL 以外，其余患者诊断一旦成立，均应立即接受 α 受体阻滞剂治疗，以防出现高血压危象。酚苄明是长效的非选择性 α 受体阻滞剂，是长期治疗和术前准备的首选。起始剂量为 5~10mg 每 12h 1 次，然后每数天增加 10mg，大部分患者需 40~80mg/d 才能控制血压，少数患者需要 200mg/d 或更大剂量。哌唑嗪、特拉唑嗪和多沙唑嗪都是选择性 α 受体阻滞剂，可用于 PPGL 的术前准备。如血压仍未能满意控制，则可加用钙通道阻滞剂。术前药物准备时间存在个体差异，一般至少为 2~4 周。

酚妥拉明是短效的非选择性 α 受体阻滞剂,用于高血压危象发作及术中控制血压,不适用于术前准备。当患者突然出现高血压危象时,应立即静脉推注酚妥拉明 2~5mg,继之缓慢静脉滴注酚妥拉明以控制血压,必要时可加用硝普钠静滴。高血压危象一经控制,即应改为口服 α 受体阻滞剂直到手术前。

患者应用 α 受体阻滞剂后如心率加快,可酌情给予 β 受体阻滞剂。但绝对不能在未服用 α 受体阻滞剂之前使用,因为 PPGL 患者先服用 β 受体阻滞剂可导致急性肺水肿和左心衰竭的发生。

α 甲基酪氨酸抑制儿茶酚胺的合成,共识推荐与 α 受体阻滞剂短期联合使用以控制血压,减少围术期间的血流动力学波动。但因其副作用及经验有限,一般仅用于其他药物无效或不能耐受的患者。

同时应注意补充血容量,以使原来缩减的血容量恢复正常,防止肿瘤切除后发生严重低血压。

2. 手术治疗　PPGL 的手术方式有经腹肿瘤切除术和腹腔镜下肿瘤切除术两种。除非肿瘤直径 >6cm 或为侵袭性肿瘤,共识推荐对大多数嗜铬细胞瘤患者行腹腔镜下肿瘤切除术,而对于副神经节瘤患者更倾向于经腹肿瘤切除术。

手术中应持续监测血压、心率、中心静脉压和心电图,有心脏疾病的患者应监测肺动脉楔压;术中如出现血压明显升高,可静脉滴注或持续泵入酚妥拉明或硝普钠。如切除肿瘤后患者血压明显下降或出现低血压,则应立即停用 α 受体阻滞剂并快速补充血容量,维持正常的中心静脉压,必要时使用血管活性药物。

手术后 1 周内,患者血压仍可偏高,其原因可能是手术后应激状态,或是患者体内仍有大量的儿茶酚胺储存。应在术后 2~4 周复查 CA 或 MNs 水平以判断治疗效果。少部分患者术后仍有高血压,可能因合并原发性高血压或血管损伤所致。PPGL 有可能为多发性或复发性,因此术后应定期随访观察。

3. 其他治疗　恶性 PPGL 较为少见,早期手术切除恶性病灶是治疗的有效方法。另外对于 MIBG 显像阳性的患者也可采用 ^{131}I-MIBG 治疗。此外化疗、射频消融、栓塞等也有不同程度的效果。

该患者诊断明确后,立即开始术前准备。给予酚苄明 10mg/d,同时高钠饮食和补充血容量。用药第 3 天发作一次,症状较前轻微,轻度头痛、出汗,血压 180/100mmHg,约 10min 自行缓解,复测血压 130/80mmHg,将酚苄明调整至 10mg 每 12h 一次。之后病情平稳,血压 110~130/60~80mmHg,无明显直立性低血压,肢端皮肤温暖。2 周后转泌尿外科行腹腔镜左肾上腺切除术,术中密切监测血压、心率等变化,手术过程基本顺利,肿瘤切除后曾出现血压降低(90/60mmHg),快速补液等处理后好转。术后血压平稳,第 3 天复查血浆 MN 1.05nmol/l(参考值:<0.5nmol/l)、血浆 NMN 1.66nmol/l(参考值:<0.9nmol/l),从泌尿外科出院,嘱其 2 周后门诊复查。

【问题 4】如何做好患者的随访工作?

思路　部分 PPGL 的良恶性难以用病理鉴别,主要依据临床是否出现转移,因此需对术后患者进行终身随访。

1. 术后 10~14d 复查血尿生化指标(如血浆和尿的 MNs、CA),判断肿瘤是否残留,有无转移。

2. 散发病例单侧肾上腺切除者至少每年复查 1 次以评估肿瘤有无复发或转移,高危人群(如肿瘤体积巨大)、遗传性或有基因突变患者每 3~6 个月随访 1 次。

3. 随访内容包括症状、体征、血/尿 MNs 或 CA,必要时进行影像学检查。

4. 双侧肾上腺部分切除患者可能存在肾上腺皮质功能减退的风险,术后应注意监测。

【问题 5】医患沟通要点是什么?

思路

1. 告知患者嗜铬细胞瘤的预后与年龄、良恶性、有无家族史及治疗早晚等有关。

2. 即使良性患者治疗后,约 50% 的患者仍持续高血压,需要持续用药物控制血压,请患者理解。

3. 恶性不可治愈,有转移者预后更差,需要多学科的诊治,请患者理解并配合进行相应的检查和治疗。

4. 部分嗜铬细胞瘤的良恶性难于用病理鉴别,主要依据临床是否出现转移,因此随访十分重要,必须坚持定期随访。

5. 合并遗传综合征的患者,其一级亲属的基因检测和临床筛查有利于早发现早治疗,并改善预后。

【问题 6】容易发生的错误是什么?

思路

1. 该病若被误诊可能会致命,特别是不典型患者,是继发性高血压病最重要的原因之一,因此对每例高血压病患者都必须高度警惕。

2. 高度怀疑 PPGL 时应避免单独应用 β 受体阻滞剂。

3. 治疗方式的选择,特别是恶性可能者,要与患者做充分的沟通。

4. 术前准备一定要充分(包括药物选择与应用时间,血容量补充等),因其关乎手术并发症乃至手术成败。

5. 多学科协作诊疗团队在 PPGL 的治疗中会发挥重要作用,有条件医院应该建立。

6. 双侧肾上腺部分切除患者注意肾上腺皮质功能减退的风险,及时给予糖皮质激素的补充。

7. 注意家族史的追访,利于患者早期发现早期治疗,有更好的预后。

【问题 7】住院患者出院医嘱中应注意的事项有哪些?

思路

1. 出院后定期内分泌科、泌尿外科复诊。

2. 注意告知患者监测临床症状及血压,若持续存在或新出现高血压,注意降压药的选择。

3. 对于双侧肾上腺部分切除患者,告知肾上腺皮质功能减退的症状,必要时给予糖皮质激素的补充治疗。

PPGL 临床诊治流程见图 20-3。

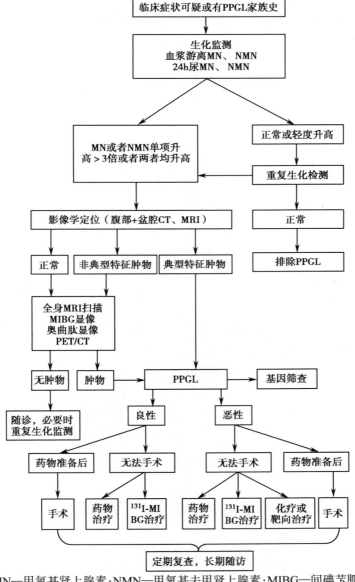

MN—甲氧基肾上腺素;NMN—甲氧基去甲肾上腺素;MIBG—间碘苄胍。

图 20-3 嗜铬细胞瘤和副神经细胞瘤(PPGL)临床诊治流程

(陈 丽)

推荐阅读资料

［1］中华医学会内分泌学分会肾上腺学组.嗜铬细胞瘤和副神经节细胞瘤诊断和治疗的专家共识.中华内分泌代谢杂志, 2016, 32 (3): 181-187.

［2］陈家伦.临床内分泌学.上海:上海科学技术出版社, 2011.

［3］李黎明.肾上腺疾病的外科治疗.上海:上海科学技术文献出版社, 2011.

［4］王吉耀.内科学.2 版.北京:人民卫生出版社, 2010.

［5］廖二元.内分泌学.2 版.北京:人民卫生出版社, 2007.

［6］WILLIAM F, YOUNG J R, DAVID A, et al. Screening for endocrine hypertension: An Endocrine Society Scientific Statement. Endocr Rev, 2017, 38 (2): 103-122.

［7］MARTUCCI V L, PACAK K. Pheochromocytoma and paraganglioma: Diagnosis, genetics, management, and treatment. Curr Probl Cancer, 2014, 38 (1): 7-41.

［8］HODIN R, LUBITZ C, PHITAYAKORN R, et al. Diagnosis and management of pheochromocytoma. Curr Probl Surg, 2014, 51 (4): 151-187.

［9］GRUBER M, DÄRR R, EISENHOFER G. Pheochromocytoma: update on diagnosis and therapy. Dtsch Med Wochenschr, 2014, 139 (10): 486-490.

第二十一章 肥 胖 症

　　肥胖症（obesity）指体内脂肪堆积过多和/或分布异常、常伴体重增加，是包括遗传和环境因素在内的多种因素相互作用所引起的慢性代谢性疾病。随着经济发展和生活方式的变化，我国肥胖人群逐渐增加。超重和肥胖尤其是腹型肥胖具有多种代谢异常，是心脑血管病、糖尿病、某些癌症和其他一些慢性疾病的重要危险因素。肥胖症可损害人的身心健康，使生活质量下降，预期寿命缩短，已经成为世界性的健康问题。国际肥胖特别工作组（TOTF）指出，肥胖将成为21世纪威胁人类健康和生活满意度的最大杀手。肥胖可分为原发性肥胖和继发性肥胖，绝大多数患者为原发性，主要是能量摄入大于消耗。寻找继发性的病因十分重要，因其常可治愈，但易被误诊。对肥胖的合并症或并发症等作全面评估，据此制订管理方案以减少合并症或并发症的发生。其管理除适当减重外还应该对各种合并症或并发症实施有效管理，尽量使相关指标达到或接近正常，安全地维持健康。本病最重要的是预防。

　　临床病例
　　患者，女性，38岁，经理，因"体重进行性增加3年"就诊。患者于3年前因工作压力大，生活不如意，不自主暴饮暴食，喜甜腻食物，且体力活动少，体重进行性增加约30kg。自发病以来，患者无头痛、视力减退，无畏寒少汗、行动迟缓、反应迟钝，无发作性心悸、出汗、饥饿感，无口干、多尿多饮，无打鼾、乏力、睡眠呼吸暂停，无关节疼痛。大小便正常。无特殊药物服用史。无肥胖家族史，有糖尿病、心血管病家族史。无手术外伤史。已婚，月经初潮12岁，周期27~30d，经期3~5d，量中等，无痛经。查体：体型呈均匀性肥胖，心率74次/min，血压124/76mmHg。身高162cm，体重89kg，体重指数（body mass index，BMI）33.9kg/m²，腰围100cm。视力正常，视野检查未见异常。颈背部可见脂肪垫，颈及腋下皮肤有色素沉着伴稍粗糙。甲状腺不大。大腿内侧、臀部、腹部有白色及淡红色细小条纹。肝右肋下可扪及，质软，无压痛，肝区无叩痛。双下肢无明显水肿。第二性征发育未见异常，子宫附件检查未见异常。

　　【问题1】通过上述问诊及查体，该患者最可能的诊断是什么？
　　根据患者的临床表现、既往史和个人史及查体，考虑肥胖症。
　　思路
　　1. **现病史**　女性，不良饮食习惯、体力活动减少、体重明显增加。注意询问体重变化、饮食习惯、应激因素、体力活动，以及其他妨碍体力活动的疾病。了解女性患者的月经情况，询问是否处于妊娠和哺乳期。

　　知识点

肥胖症的流行病学

　　肥胖症及其相关疾病在全世界呈日益流行的趋势，2005年世界卫生组织（World Health Organization，WHO）发布报告，全球约有16亿成人超重，至少4亿成人肥胖。我国肥胖人群也逐渐增加，各地患病率有差异。

　　2. **发病年龄**　可见于任何年龄，以中青年居多，60~70岁以上亦不少见。

> 知识点
>
> ### 肥胖症常见的临床表现
>
> 根据病因,一般将肥胖症分为原发性和继发性两大类。病因不同,其临床表现也不同,继发性肥胖症除肥胖外还有原发病的特殊临床表现。男性脂肪分布以内脏和上腹部皮下为主,称腹型、苹果型或向心性肥胖;女性则以下腹部、臀部、股部皮下为主,称梨型或外周性肥胖,向心性肥胖者发生代谢综合征的危险性较大。
>
> 轻度肥胖症多无症状,中、重度肥胖者上楼时感觉气喘,行动困难,怕热多汗,下肢轻重不等的水肿,有的患者日常生活如弯腰、穿袜、提鞋均感困难。主要临床体征:身材胖、浑圆,脸部上窄下宽、双下颏圆,颈粗短,肋间隙变窄,乳房增大,站立时腹部向前凸出而高于胸部平面。手指、足趾粗短,手背掌指关节骨突处皮肤凹陷,骨突不明显。明显肥胖者在下腹部两侧、大腿内外侧、臀部外侧可见细紫纹或白纹。

3. 询问是否存在共患疾病,如 2 型糖尿病、高血压、血脂异常、脑心血管病、睡眠呼吸暂停等。

> 知识点
>
> ### 肥胖症的合并症或并发症
>
> 1. 糖尿病　肥胖与 2 型糖尿病关系密切,有数据显示,与体重正常者相比,严重肥胖症发生 2 型糖尿病的风险在男性增加 42 倍,女性高达 93 倍。
>
> 2. 肺泡低换气综合征　肥胖患者的胸壁、肺的顺应性较正常人下降,呼吸做功增加,二氧化碳生成增加,肺活量及功能残气量减少,体内大量脂肪堆积,增加了对胸壁和胸廓的压力,腹壁增厚,横膈抬高,导致肺泡通气不足,换气功能下降,二氧化碳潴留,严重者可形成继发性红细胞增多症、肺动脉高压及肺心病。肥胖还可引起阻塞型睡眠呼吸暂停综合征。
>
> 3. 心脑血管疾病　肥胖是心力衰竭、高血压、冠心病及脑卒中等心脑血管疾病的独立危险因素。肥胖者心排血量、外周血管阻力增加,心脏负担加重,血总胆固醇(total cholesterol,TC)、低密度脂蛋白胆固醇(low density lipoprotein-cholesterol,LDL-C)和甘油三酯(triglyceride,TG)升高而高密度脂蛋白胆固醇降低(high density lipoprotein-cholesterol,HDL-C),故易于发生冠心病、脑血管病及左心衰竭等。
>
> 4. 其他　肝胆疾病如胆石症、脂肪肝。肥胖者因长期负重引起关节结构异常,易患骨关节病。伴发高尿酸较多。肥胖是多种癌症的重要危险因素,男性肥胖与食管癌、胰腺癌、前列腺癌、结肠直肠癌,女性肥胖与胆囊癌、乳腺癌、宫颈癌、子宫内膜癌、卵巢癌的死亡率增加有关。肥胖也增加麻醉和手术的风险性。

4. 注意询问可导致体重增加的疾病,例如下丘脑 - 垂体疾病、皮质醇增多症、甲状腺功能减退症、性腺功能减退症及胰岛素瘤等。

> 知识点
>
> 常见致继发性肥胖症的疾病与临床表现特点见表 21-1。

表 21-1　常见致继发性肥胖症的疾病与临床表现特点

疾病	临床特点
皮质醇增多症	向心性肥胖、满月脸、水牛背、皮肤紫纹、痤疮、多毛、多血质外貌,可出现高血压、水肿,易发生皮肤、呼吸道、尿路感染,女性月经减少、闭经,男性阳痿等
多囊卵巢综合征	月经稀少或闭经、不孕、多毛、肥胖、痤疮、男性化

续表

疾病	临床特点
胰岛素瘤	发作性空腹低血糖,发作时感软弱无力、出汗、饥饿感、震颤、心悸或表现为精神症状等,因进食过多而有肥胖
甲状腺功能减退症	体重增加伴水肿,发病女多于男。有畏寒、睡眠增多、反应迟钝、表情淡漠、皮肤粗糙、声音嘶哑、月经过多等表现
药物源性肥胖	有使用特殊药物史,如抗精神分裂症药、糖皮质激素、胰岛素、雌激素等。肥胖由于药物刺激食欲,食量增加所致,多数患者停药后即自然缓解
下丘脑性肥胖	常伴有摄食、睡眠、体温异常及自主神经功能紊乱、尿崩症、女性月经紊乱或闭经、男性性功能减退

5. 问诊时应注意既往史、个人史、家族史的收集。包括用药史,是否有肥胖、心脑血管疾病、高血压、糖尿病等家族史。原发性肥胖症的具体病因尚不明确,被认为是包括遗传和环境因素在内的多种因素相互作用的结果。

知识点

原发性肥胖症的病因

1. 内在因素　肥胖的发生可能与某些基因有关,如近年来又发现了数种单基因突变所致肥胖症,如瘦素基因、瘦素受体基因、阿片-促黑素细胞可的松原基因突变。

2. 环境因素　①饮食因素:能量摄入过多;②体力活动减少;③其他因素:文化程度低的人易发生超重和肥胖。另外,胎儿期母体营养不良或肥胖,或出生时低体重婴儿,在成年后饮食结构发生变化时,也容易发生肥胖症。

6. **检测指标**　肥胖症的评估包括身体肥胖程度、体脂总量和脂肪分布。肥胖症临床表现没有特异性,诊断标准虽然不理想,但简单实用的指标是根据 BMI 和腰围界限值与相关疾病的危险程度,及大规模流行病学调查人群统计数据而制订。

(1) BMI:测量身体肥胖程度,BMI(kg/m^2) = 体重(kg)/ 身高^2(m^2)。主要反映全身性肥胖水平。BMI 的主要缺陷是受肌肉量的影响。该患者为 33.9kg/m^2。

知识点

以 BMI(kg/m^2)为基础的成年人肥胖诊断及分级标准见表 21-2。

表 21-2　以 BMI 为基础的成年人肥胖诊断及分级标准　　单位:kg/m^2

分级	WHO(1997 年)	亚洲人群(2013 年)[①]	中国人群(2003 年)
体重过低	<18.5	<18.5	<18.5
正常	18.5~24.9	18.5~22.4	18.5~23.9
超重 / 肥胖前期	25.0~29.9	22.5~27.4	24.0~27.9
Ⅰ度肥胖	30.0~34.9	≥ 27.5	≥ 28.0
Ⅱ度肥胖	35.0~39.9	≥ 32.5	
Ⅲ度肥胖	≥ 40.0	≥ 37.5	

注:[①]表示国际糖尿病联盟(International Diabetes Federation,IDF)公布的以体重指数为标准的肥胖判定分类。

（2）腰围：简单较可靠但重复性稍差，是间接反映腹内脂肪的简易且常用的重要临床指标。腰围的主要缺陷是受身高等影响。该患者腰围为 100cm。

知识点

以腰围为基础判断成年人向心性肥胖的标准见表 21-3。

表 21-3　以腰围为基础判断成年人向心性肥胖的标准　　　　　　　　　　　　　　　单位：cm

性别	WHO（1997 年）	亚太地区（2005 年）	中国人群（2003 年）
男性	>94	≥ 90	≥ 85
女性	>80	≥ 80	≥ 80

注：国内一般将男性腰围 ≥ 90cm 和女性腰围 ≥ 80cm 定为向心性肥胖的界限。

知识点

腰围的测量方法

临床及科研常用方法：立位，全身放松，于平静呼气末经两侧腋中线肋缘与髂嵴上缘中点的连线水平用软尺测量。

（3）其他指标：如 CT 或 MRI 腹内脂肪测定，双能 X 线、生物电阻抗等脂肪测定，主要用于科研，不是常规应用。

【问题 2】本病例如何进一步检查和明确诊断？

思路

1. 是否能诊断为肥胖症　该患者 BMI ≥ 27.5kg/m²，腰围 ≥ 80cm，可诊断为肥胖症。

2. 原发性或还是继发性肥胖症

（1）查该患者午夜唾液皮质醇正常，患者无高血压、满月脸、水牛背、紫纹、痤疮等临床表现，排除皮质醇增多症的诊断。若无条件检测午夜唾液皮质醇，可行两次 24h 尿游离皮质醇测定。

（2）甲状腺功能测定结果正常，患者无畏寒少汗、无反应迟钝、无腹胀便秘、无颜面及四肢水肿，不考虑甲状腺功能减退症。

（3）患者近 3 年来未服用避孕药、糖皮质激素、精神病药物等特殊用药，故排除药源性肥胖症。

（4）查子宫附件超声未见异常，血清雌二醇、孕酮、睾酮、黄体生成素、促卵泡激素水平均正常，患者无明显多毛、无痤疮，无男性化表现，不考虑多囊卵巢综合征。

（5）测空腹血糖正常，虽然有自发性进食增多但患者无发作性心悸、出汗、手抖、头晕等低血糖症现象，临床不支持胰岛素瘤的诊断。

（6）血压监测，患者多次测定血压均正常，排除高血压。

（7）查空腹血糖正常，口服葡萄糖耐量试验示 75g 葡萄糖负荷后 2h 血糖为 9.9mmol/L，糖化血红蛋白 5.9%，考虑患者合并有糖耐量减低（IGT）。

（8）查血脂提示为血清 TG、LDL-C 高于正常，HDL-C 低于正常。

（9）腹部超声示脂肪肝，血清氨基转移酶水平正常。

（10）心电图未见异常。

（11）血尿酸未见异常。

该患者是成年后肥胖，无肥胖家族史，主要为生活方式改变所致，综上所述，该患者的最后诊断为：肥胖症（原发性），糖耐量减低，血脂紊乱，脂肪肝。

不同患者病情不一，应该根据临床线索决定合并症与并发症的相应检查，如夜间呼吸功能监测了解有无阻塞性呼吸睡眠暂停、其他心脑血管病、骨关节病甚至肿瘤等。

【问题 3】该患者如何治疗？

思路 原发性肥胖症的治疗原则是首选以行为、饮食及运动等生活方式干预为主的非药物治疗，强调个体化，必要时辅以药物或手术治疗；各种合并症及并发症应给予相应处理；目的是减少糖尿病、心脑血管病及各种合并症的发生（由于篇幅所限，本处不讨论合并症等的处理）。

知识点

肥胖症的治疗要点

1. 非药物治疗 改善生活方式（行为疗法，饮食治疗，运动治疗）。这是基础，应伴随治疗全过程。

饮食治疗常见的误区之一是极低热量饮食（very low calorie diet，VLCD），长期 VLCD 使脂肪过度提供热量，对以葡萄糖供能为主的大脑和心肌代谢会带来不利影响，甚至发生心肌损伤致心脏性猝死；同时肝肾代谢负荷过重，因肥胖常伴脂肪性肝病，也常伴高血压甚至肥胖性肾病，因此长时间可能加重肝肾损害。误区之二是不进食或极少进食碳水化合物，后果与 VLCD 相似。误区之三是不进食动物脂肪，因为相当部分必需脂肪酸需要动物脂肪提供，因而没有动物脂肪摄入会造成脂肪酸代谢失衡。由此可见，合理的热量与合理的饮食措施才是科学的治疗，不能采用极端的方法。误区之四是仅饮食治疗，不与运动配合。肥胖伴胰岛素抵抗，要改善胰岛素抵抗除了减少热量外，必须配合运动，否则减轻胰岛素抵抗的作用会不明显。

2. 减重药物治疗 目前何时启动减重药物不同指南稍有差异，但综合起来基本认为：若伴肥胖相关合并症者 BMI ≥ 30kg/m² 或 ≥ 27kg/m² 可考虑生活方式干预联合药物干预。强化生活方式干预 ≥ 3 月，糖尿病者体重下降体重 <3%，非糖尿病者 <5% 可考虑药物减重。几乎所有减重药有 20% 的患者疗效差（体重下降 <5% 甚至不减重）；妊娠、哺乳及儿童不能使用；美国食品药品监督管理局批准的一些药物我国目前没有销售。国内销售的减重药：①奥利司他，消化道胰脂肪酶抑制剂，减少脂肪吸收使之从肠道排出体外，因此不进食含脂肪食物时不用药。每次 60~120mg 餐前或餐后 1h 内口服。可致脂溶性维生素缺乏。可能有过敏，甚至严重肝损伤等不良反应。用药后油性水样便不自主溢出可能让患者感尴尬。②芬特明或分特拉明：为中枢性减重药，通过增加下丘脑去甲肾上腺素降低食欲。因副作用较大，一般不主张单用。美国食品药品监督管理局批准了小剂量芬特明与托吡酯复方为减重药。利拉鲁肽：欧美已批准上市作为减重药，剂量达 3.0mg/d，但国内无此适应证。

3. 手术治疗 国外多数学术机构推荐手术治疗不伴糖尿病的肥胖症的 BMI ≥ 37.5kg/m²，伴并发症或合并症 BMI ≥ 32.5kg/m²，伴 2 型糖尿病的肥胖患者 BMI ≥ 35kg/m²（亚洲人 ≥ 30kg/m²），经药物及改变生活方式等措施治疗后糖尿病及其他合并症难以控制者考虑减重手术治疗。目前共有五种治疗肥胖症的手术方法得到临床验证：袖状胃切除术（限制摄入）、胃短路术（限制摄入和减少吸收）、可调节胃绑带术、垂直绑带式胃减容术和胆胰旷置术与十二指肠转位术（减少吸收）。手术减重效果取决于手术方法及患者最初的体重。必须严格按手术指针选择患者，必须是有资质的医师和医院才能开展减肥手术。

该患者的治疗首先要对其进行心理疏导，减轻心理负担，改变暴饮暴食、吃甜腻食物的不良行为，摄入低热量、低脂肪、适量蛋白质和碳水化合物、富含维生素和微量元素的膳食。加强体育锻炼和体力活动，制订中等强度的有氧运动，每周锻炼不低于 150min。鼓励患者长期坚持。如患者经过 3~6 个月控制饮食和增加活动量仍不能减重 5%，甚至体重仍有上升趋势，可考虑用药物辅助治疗。如患者经上述治疗后体重仍未明显下降或患者不能坚持长期用药，可在有条件的医院进行减重手术治疗。若体重下降后血糖血脂未恢复到正常，适当选用二甲双胍、阿卡波糖等抗高血糖药物及他汀类调脂药（LDL-C 高）或贝特类药物（TG 高）。患者无发热、恶心、呕吐、右上腹痛等症状，胆囊结石暂不需要处理，定期复查腹部超声、血脂、监测血糖。

【问题 4】如何做好患者的随访工作？

思路 肥胖症的预后主要与其合并症及并发症有关，定期（6 个月至 1 年）进行相关疾病的筛查，在治疗过程中要检查体重下降情况(3~6个月),如果使用药物,要监测药物的不良反应。减重手术后至少要随访2年,评估患者围术期(≤30d)和远期(>30d)并发症。

随访中还应继续观察其有无继发性肥胖病因的可能性。

【问题5】医患沟通要点是什么?

思路 告知患者肥胖的危害;强调生活方式干预的重要性及困难;必须坚持定期随访;目前没有发现导致肥胖的疾病不表示真的没有其他引起肥胖的病因,因为某些疾病早期很难诊断,请患者一定理解。如生活方式干预效果不好,需要药物或手术治疗应做相应的沟通。

【问题6】容易发生的错误是什么?

思路 首诊时仅依据病史和查体就诊断为原发性肥胖症的风险很大,必须记住:原发性肥胖症是排除性诊断;对阻塞性睡眠呼吸暂停综合征等并发症重视不够,故相应的筛查评估不足;生活方式干预容易犯的错误见非药物治疗部分。

【问题7】住院患者出院医嘱中应注意的事项有哪些?

思路 出现冠心病、脑血管意外、阻塞性睡眠呼吸暂停综合征、乳腺癌、子宫内膜癌、前列腺癌等伴随或并发症及具备手术适应证的肥胖症患者需要住院治疗。出院后要长期坚持饮食管理和体育锻炼,这些是肥胖症治疗的基础,定期监测肥胖伴发疾病的相应指标及调整治疗方案。手术治疗后需要终生随访,术后要坚持新的饮食习惯,以保证手术治疗效果、避免术后远期并发症。接受减重手术的育龄期妇女,术后1年内避免妊娠,如果妊娠,应监测各项营养指标,预防术后营养不良。

肥胖诊治流程见图21-1。

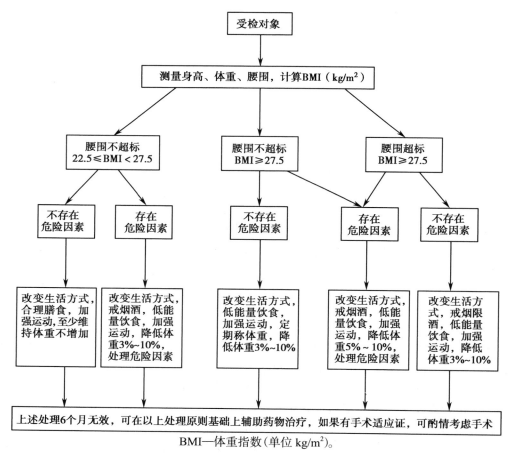

图 21-1 肥胖诊治流程

(童南伟)

推荐阅读资料

［1］童南伟, 邢小平. 内科学内分泌科分册. 北京: 人民卫生出版社, 2015.

［2］中国肥胖问题工作组数据汇总分析协作组. 我国成人体重指数和腰围对相关疾病危险因素异常的预测价值: 适宜体重指数和腰围切点的研究. 中华流行病学杂志, 2002, 23 (1): 5-10.

［3］卫生部科技部国家统计局. 中国居民营养与健康现状.[2004-10-12]. http://www. nhc. gov. cn/wjw/zcjd/201304/948d20078f02441aa087050f5aade76c. shtml.

［4］International Diabetes Federation. Bariatric surgical and procedural interventions in the treatment of obese patients with type 2 diabetes.[2011-05-28]. http://www. idf. org.

［5］SJOSTROM L, LINDROOS A K, PELTONEN M, et al. Lifestyle, diabetes, and cardiovascular risk factors 10 years after bariatric surgery. N Engl J Med, 2004, 351: 2683-2693.

［6］COLQUITT J L, PICOT J, LOVEMAN E, et al. Surgery for obesity. Cochrane Database Syst Rev, 2009, CD003641.

［7］中华人民共和国卫生部疾病控制司. 中国成人超重和肥胖症预防控制指南. 北京: 人民卫生出版社, 2006.

［8］JENSEN M D, RYAN D H, APOVIAN C M, et al. 2013 AHA/ACC/TOS guideline for the management of overweight and obesity in adults: a report of the American College of Cardiology/American Heart Association Task Force on Practice Guidelines and The Obesity Society. J Am Coll Cardiol, 2014, 63 (25 Pt B): 2985-3023.

［9］YANG W, LIU J, SHAN Z, et al. Acarbose compared with metformin as initial therapy in patients with newly diagnosed type 2 diabetes: an open-label, non-inferiority randomised trial. Lancet Diabetes Endocrinol, 2014, 2 (1): 46-55.

［10］WANG J S, HUANG C N, HUNG Y J, et al. Acarbose plus metformin fixed-dose combination outperforms acarbose monotherapy for type 2 diabetes. Diabetes Res Clin Pract, 2013, 102 (1): 16-24.

［11］LANDSBERG L, ARONNE L J, BEILIN L J, et al. Obesity-related hypertension: pathogenesis, cardiovascular risk, and treatment—a position paper of the The Obesity Society and the American Society of Hypertension. Obesity, 2013, 21 (1): 8-24.

［12］BRAY G A, HEISEL W E, AFSHIN A, et al. The Science of Obesity Management: An Endocrine Society Scientific Statement. Endocr Rev, 2018, 39 (2): 79-132.

［13］SCHUTZ D D, BUSETTO L, DICKER D, et al. European Practical and Patient-Centred Guidelines for Adult Obesity Management in Primary Care. Obes Facts, 2019, 12 (1): 40-66.

第二十二章　高尿酸血症和痛风

高尿酸血症,依据国际上通行的定义:正常嘌呤饮食状态下,非同日 2 次空腹血尿酸水平:男性 >420μmol/L,女性 >360μmol/L。高尿酸血症的成因为嘌呤代谢紊乱和 / 或尿酸排泄障碍。痛风则特指急性痛风性关节炎和慢性痛风石疾病,可并发肾脏病变,重者可出现关节破坏、肾功能受损。高尿酸血症是痛风重要的生化基础和病因,两者密切相关。另外,高尿酸血症和痛风与代谢综合征、2 型糖尿病、高血压、心血管疾病、慢性肾脏病等密切相关,是这些疾病发生发展的独立危险因素。

> 临床病例
>
> 患者,男性,64 岁,已退休,因"反复四肢关节肿痛 8 年,再发 4d"就诊。患者 8 年前无明显诱因下突发右侧第一跖趾关节红肿、疼痛,多在夜间发作,疼痛发作时伴关节活动受限,不能屈伸,皮温增高,1~2d 后能自行缓解,发作间期无关节肿胀、皮肤色素沉着。开始为 1 年发作 1~2 次,后发作频率逐渐增加至每 2~3 个月发作一次,发作持续时间延长至 3~6d。并累及左侧跖趾关节、双侧踝关节、双侧膝关节、双侧腕关节。逐渐开始出现左侧膝关节、踝关节肿胀变形。6 年前开始发作时应用"别嘌醇、秋水仙碱、美洛昔康"治疗,服药后症状缓解。4 日前因饮酒及海鲜食物后再次出现右侧腕关节及右侧第一跖趾关节疼痛入院。自发病以来,无遭受关节外伤,无关节晨僵,无反复发热,无皮疹,无皮肤脱屑,无泡沫尿。大小便正常。"2 型糖尿病、高脂血症"病史 7 年,目前应用"格列齐特、阿卡波糖、二甲双胍、阿托伐他汀"治疗。否认恶性肿瘤、结核病既往史。否认糖尿病、高血压、痛风、心血管疾病、肾结石家族史。否认重大手术外伤史。有 20 余年吸烟史,香烟 1 包 /d。有饮酒史 30 余年,曾每日饮白酒 50ml,已戒酒 4 年。
>
> 查体:面容正常,体型均匀性肥胖,体温 37.2℃,脉搏 80 次 /min,血压 131/82mmHg。身高 175cm,体重 79kg,体重指数 25.8kg/m²,腰围 98cm,臀围 93cm,腰臀比 1.05。左侧膝关节肿胀变形,无压痛,无明显活动障碍,无皮温升高,无皮肤破溃。右侧第一跖趾关节红肿变形,触痛明显,皮温升高伴活动障碍。右侧腕关节红肿,无明显关节变形,但明显触痛、皮温升高及活动障碍。右侧第一掌指关节以及示指、中指、小指第一指间关节肿胀变形,无压痛,无明显活动障碍。其余关节无明显肿胀、变形、压痛,无明显活动障碍。其余皮肤未见色素沉着、皮疹、瘀斑、脱屑(文末彩图 22-1)。

【问题 1】通过上述病史,该患者的主要诊断是什么?

根据患者的临床表现、既往史、个人史及查体,考虑痛风急性期,慢性痛风性关节炎,痛风石。

思路

1. 现病史　男性,有吸烟饮酒史。反复发作四肢关节红肿、疼痛多年。注意询问每次关节疼痛红肿发作累及关节、诱因、发作时间、持续时间、发作频率、发作间期情况。

> 知识点
>
> ### 痛风的临床表现
>
> 痛风患者的自然病程以及临床表现大致分为下列四期:
>
> 1. 无症状高尿酸血症　符合前文提及诊断标准者即为高尿酸血症,但不少高尿酸血症可持续终生不发生症状,成为"无症状高尿酸血症",只有在发生关节炎时才称为痛风。血清尿酸盐越高,发生痛风的机会越大。

2. **急性痛风性关节炎** 原发性痛风的最常见首发症状,好发于下肢关节。典型的发作起病急骤,多数患者发病前无先兆,或伴有疲乏、全身不适、关节刺痛等。常于夜间突然发病,并可因疼痛惊醒。症状一般在数小时发展至高峰,受累关节及周围组织呈暗红色,明显肿胀,局部发热,疼痛剧烈,常伴有关节活动受限。可伴有体温升高、头痛等症状。初次发病时大多数仅累及单个关节,其中以拇趾关节及第一跖趾关节最常见,偶可累及多个关节。依据症状发作的频率,其他易受累关节依次为足、踝、跟、膝、腕及肘关节。症状反复发作可累及多个关节。发作时间多在春季,常见诱因包括关节损伤、着鞋过紧、长途步行及外科手术、饥饿、饱餐、饮酒、食物过敏、进食高嘌呤食物、过度疲劳、寒冷、受凉、感染等。

3. **痛风发作间歇期** 急性关节炎的发作多具有自限性。轻微发作一般经数小时及数日即可缓解,症状严重者可持续 1~2 周或更久。通常,急性痛风性关节炎发作缓解后,患者症状全部消失,关节活动完全恢复,此阶段称为间歇期,可持续数月至数年。多数患者于 1 年内症状复发,多在天气转冷时发作,每年发作数次或数年发作一次。个别患者发病后可无明显间歇期,少数患者可终生仅有一次单关节发作。关节炎症状长期存在,直至迁延为慢性关节炎。

4. **痛风石及慢性关节炎** 未经治疗或者不规则治疗的患者,其急性关节炎反复发作逐渐进展为慢性关节炎期。此期关节炎发作越来越频繁,间歇期缩短,疼痛逐渐加剧,甚至在发作之后不能完全缓解,受累关节逐渐增多。晚期可出现关节畸形、活动受限。持续高尿酸血症导致尿酸盐结晶析出,并沉积在软骨、关节滑膜、肌腱及多种软组织处,形成痛风石,为本期特征性表现。痛风石一般位于皮下结缔组织,为无痛性黄白色赘生物,以耳廓及跖趾、指间、掌指、肘等关节常见,亦可见于鼻软骨、会厌、声带、主动脉、心瓣膜、心肌等组织。浅表的痛风石表面皮肤发生破溃而排出白色粉末状尿酸盐结晶,溃疡常常难以愈合。

2. **发病年龄** 患者发病年龄为 64 岁。

知识点

血清尿酸盐浓度随年龄增加而升高,有性别差异。在儿童期男女无差异,但性成熟后男性较女性高,而在女性绝经后两者又趋于接近。痛风的发病年龄在 40 岁左右达到高峰。国内新近的流行病学调查发现高尿酸血症患病率逐年上升,患病人群呈年轻化趋势。

3. 询问是否存在共患疾病。本例患者合并 2 型糖尿病以及高脂血症。

知识点

高尿酸血症与痛风之间密不可分,并且是代谢性疾病(2 型糖尿病、代谢综合征、高脂血症等)、慢性肾脏病、心血管疾病、脑卒中的独立危险因素。血尿酸水平与胰岛素抵抗显著相关,与体重指数、腰围、总胆固醇、甘油三酯、低密度脂蛋白胆固醇呈正相关,与高密度脂蛋白胆固醇呈负相关。高尿酸血症同时是 2 型糖尿病发生发展、高血压发病的独立危险因素。血尿酸可预测心血管及全因死亡,是预测心血管事件发生的独立危险因素。降低血尿酸可显著改善冠状动脉血流及扩张型心肌病的左室功能,减少高血压肾病患者心血管及全因死亡的风险。血尿酸水平升高可导致急性尿酸性肾病、慢性尿酸性肾病和肾结石,增加肾衰竭的风险。肾功能不全又是痛风的重要危险因素。降低尿酸对控制肾脏疾病有益,可延缓慢性肾脏病进展,预防慢性肾脏病患者心血管事件发生。

4. 注意询问其他可能导致关节红肿、疼痛相关情况,如有无关节手术外伤因素、有无晨僵、有无伴发皮疹、脱屑等。

5. 问诊时应注意既往史、个人史、家族史的收集,特别是有无痛风、肾结石等家族史,以及有无血液病及肿瘤病史,以及相关药物应用情况。

知识点

高尿酸血症的病因分类见表 22-1。

表 22-1　高尿酸血症的病因分类

	尿酸代谢紊乱	遗传特性
原发性		
原因未明		
尿酸排出正常	产生过多和 / 或肾清除减少	多基因
尿酸排出减少	产生过多和 / 或肾清除减少	多基因
酶缺陷		
PRPP 合酶活性增加	产生过多	X 连锁
PRPPAT 增多或活性增加	产生过多	X 连锁
HPRT 部分缺乏	产生过多	X 连锁
黄嘌呤氧化酶活性增高	产生过多	多基因
继发性		
伴有嘌呤生成增多		
HPRT 完全缺乏	产生过多,如 Lesch-Nyhan 综合征	X 连锁
葡萄糖 6- 磷酸酶缺乏	产生过多和肾清除减少,糖原贮积症 I 型(vonGierke 病)	常染色体隐性
伴核酸转换增加	产生过多,如慢性溶血性贫血、红细胞增多症、骨髓增生性疾病及化疗或放疗时	
伴肾脏排泄尿酸减少	肾清除减少,如肾功能减退,由于药物、中毒或内源性代谢产物一直尿酸排泄和 / 或再吸收增加	

注:PRPP 表示磷酸核糖焦磷酸;PRPPAT 表示磷酸核糖焦磷酸酰基转移酶;HPRT 表示次黄嘌呤 - 鸟嘌呤磷酸核糖转移酶。

知识点

痛风性关节炎的鉴别诊断

痛风性关节炎需要注意与下列疾病相鉴别:类风湿关节炎、化脓性关节炎与创伤性关节炎、蜂窝织炎、假性痛风、银屑病性关节炎及其他关节炎。急性期需与红斑狼疮、赖特综合征鉴别,慢性期则需与肥大性关节病、化脓性关节炎与创伤性关节炎的后遗症鉴别。血尿酸检查有助于诊断。

【问题 2】本例如何进行进一步检查及确诊?

思路　高尿酸血症和痛风常用的实验室检查及辅助检查包括血尿酸测定、尿尿酸测定、关节滑囊液检查、X 线检查、超声检查(受累关节软骨表面"双轨征"或云雾状低至高混杂回声影)、双能 CT(图像处理后可以显示绿色的尿酸盐结石)以及痛风石检查。本例患者还应该注意对其共患疾病及其并发症的评估和检查。

1. 患者能否诊断为痛风?

(1)血尿酸水平为 672μmol/L。

(2)24h 尿尿酸为 450mg。

(3)右足 X 线摄片可见第一跖趾关节可见穿凿样改变。

患者血尿酸水平 >420μmol/L,符合高尿酸血症;24h 尿尿酸 <600mg,伴有尿酸排泄减少;右足 X 线片可见第一跖趾关节改变符合痛风性关节炎表现。依据患者临床表现、既往史、个人史、家族史以及查体可诊断为痛风。必要时可完善关节滑囊液检查及痛风石活检。

知识点

高尿酸血症的分型诊断

明确高尿酸血症患者低嘌呤饮食 5d 后留取 24h 尿检测尿尿酸水平,根据血尿酸水平和尿尿酸排泄情况分为以下三型:

1. 尿酸排泄不良型 尿酸排泄 <0.48mg/(kg·h),尿酸清除率 <6.2ml/min。
2. 尿酸生成过多型 尿酸排泄 >0.51mg/(kg·h),尿酸清除率 ≥ 6.2ml/min。
3. 混合型 尿酸排泄 >0.51mg/(kg·h),尿酸清除率 <6.2ml/min。

注:尿酸清除率(CUA)= 尿尿酸 × 每分钟尿量 / 血尿酸。

考虑肾功能对尿酸排泄的影响,以肌酐清除率(creatinine clearance,CCr)校正,根据 CUA/CCr 比值对高尿酸血症分型:>10% 为尿酸生成过多型,<5% 为尿酸排泄不良型,5%~10% 为混合型。

临床研究结果显示,90% 的原发性高尿酸血症属于尿酸排泄不良型。

---

2. 患者高尿酸血症是原发性还是继发性?患者有无其他关节炎因素?

(1)血常规、尿常规未见明显异常。

(2)尿素氮 2.5mmol/L,肌酐 79μmol/L。

(3)尿白蛋白排泄率未见升高。

(4)肝功能未见明显异常。

(5)类风湿因子(rheumatoid factor,RF)、抗中性粒细胞胞质抗体(antineutrophil cytoplasmic antibody,ANCA)、狼疮相关抗体以及 ENA 系列抗体检查均为阴性。

患者否认恶性肿瘤以及血液病病史,无服用相关药物病史,家族中无类似病患者,查体皮肤未见红斑、皮疹、脱屑等情况,现考虑为高尿酸血症为原发性,酶缺陷所致可能性小,未见明确合并其他关节炎证据。必要时可完善相关酶的活性检查。

3. 患者共患疾病情况如何?

(1)糖化血红蛋白(glycosylated hemoglobin,HbA1c)7.6%。

(2)空腹 C 肽 0.55μg/L,餐后 2hC 肽 1.51μg/L。

(3)血脂检查:总胆固醇 3.78mmol/L,甘油三酯 1.79mmol/L,低密度脂蛋白胆固醇 2.15mmol/L,高密度脂蛋白胆固醇 0.89mmol/L。

(4)肝胆胰脾、双肾输尿管膀胱超声检查:双肾大小正常,集合系统回声稍增多,输尿管未见扩张,余未见明显异常。

(5)双下肢动脉血管彩超:双下肢动脉血管硬化性变,可见硬斑形成,未见管腔狭窄。

(6)颈动脉血管彩超:双侧颈动脉硬化性变,可见软、硬斑形成,未见管腔狭窄。

(7)眼底照相:大致正常眼底。

(8)心电图:未见异常。

患者合并 2 型糖尿病及高脂血症,目前血糖控制尚未达标(HbA1c >7.0%),血脂水平甘油三酯(<1.7mmol/L)、低密度脂蛋白水平基本达标(<2.60mmol/L),高密度脂蛋白水平偏低(<1.1mmol/L)。伴大动脉斑块形成,未见明确糖尿病肾病、糖尿病视网膜病变、肾结石证据。

综上所述,患者可诊断为:①痛风(急性期);② 2 型糖尿病;③血脂代谢紊乱。

【问题3】本例患者应如何治疗痛风?

痛风的治疗临床要求达到以下 4 个目的:①尽快终止急性关节炎发作;②防治关节炎复发;③纠正高尿酸血症,防治尿酸盐沉积在肾脏、关节处引起并发症;④预防尿酸肾结石形成。治疗痛风可按图 1 所示临床路径治疗。

　　本例患者治疗方面应该注意的问题是，目前患者处于痛风急性期，禁止饮酒；并配合低嘌呤饮食、多饮水、生活方式改善等非药物治疗，应该尽早应用非甾体类药物（nonsteroidal anti-inflammatory drug，NSAIDs）、COX-2抑制剂、秋水仙碱或类固醇药物治疗。根据关节疼痛的程度和受累关节的数量决定急性痛风性关节炎治疗药物的选择。轻或中度疼痛，累及1个或少数几个小关节、1或2个大关节，建议单用NSAIDs、COX-2抑制剂、全身糖皮质激素、口服秋水仙碱；严重疼痛，≥4个关节累及、1~2个大关节受累，建议联合治疗。针对4类药物，指南没有优先推荐，建议医师根据患者的偏好、以前治疗的反应、合并症综合考虑。如果患者使用秋水仙碱预防性治疗，且14d内使用过负荷量秋水仙碱，本次发作不再选用秋水仙碱，而选择NSAIDs、COX-2抑制剂或糖皮质激素。

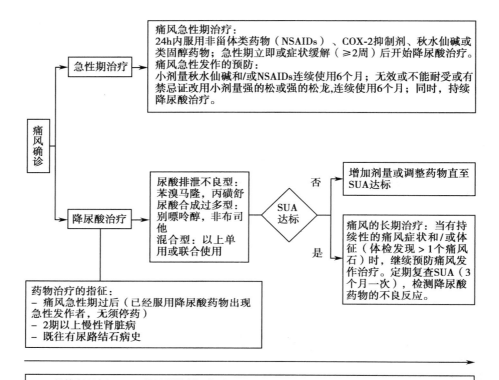

　　SUA—血尿酸；HUA—高尿酸血症。

图22-2　痛风的诊治途径

　　确诊痛风后血尿酸的控制目标要低于诊断标准，即均要长期控制到<360μmol/L，以维持在尿酸单钠的饱和点之下，而且有证据显示血尿酸<300μmol/L将防止痛风反复发作。因此建议：只要痛风诊断确立，待急性症状缓解（≥2周）后开始降尿酸治疗；也可在急性期抗炎治疗的基础上立即开始降尿酸治疗，维持血尿酸在目标范围内。

知识点

降尿酸药物及其应用

　　1. 抑制尿酸合成药物 - 黄嘌呤氧化酶抑制剂（XOI）

　　（1）别嘌醇：别嘌醇及其代谢产物氧嘌呤醇通过抑制黄嘌呤氧化酶的活性使尿酸生成减少。应用时小剂量起始，初始剂量每次50mg，2~3次/d，2~3周后可增至每日200~400mg，分2~3次服用；严重痛风者可用至 600mg/d,维持量为成人每次 100~200mg,2~3 次 /d。肾功能不全时应减量应用。不良反应包括胃肠道症状、皮疹、肝功能损害、骨髓抑制等,偶有发生严重的"别嘌醇超敏反应综合征"。应用时应该密切监测,特别是别嘌呤醇的超敏反应,主要发生在最初使用几个月内,常见的是剥脱性皮炎。已知别嘌醇相关的严重超敏反应与白细胞抗原(HLA)-B*5801 相关,且相关程度与 (HLA)-B*5801 基因在不同人群中的频率相关。高 (HLA)-B*5801 基因频率的人群包括中国台湾汉族(10.4%)、韩国(12.2%)、泰国(8.6%)等;低基因频率人群如日本(0.6%)和欧洲人群(0.8%)等,基因频率越高,关系越密切。建议有条件时可在用药前先进行基因检测。

(2)非布司他(febuxostat):2013 年中国国家食品药品监督管理总局批准其在中国上市,为非嘌呤类黄嘌呤氧化酶选择性抑制剂。口服推荐剂量为40mg 或 80mg,1 次 /d。轻、中度肾功能不全(肌酐清除率 30~89ml/min)者无须调整剂量,不良反应主要有肝功能异常、恶心、关节痛、皮疹等。禁用于正在接受硫唑嘌呤、巯嘌呤治疗的患者。

使用 XOI 治疗初期,因为血尿酸浓度降低,导致组织中沉积的尿酸盐动员,经常出现尿酸转移性痛风发作,建议在治疗初期同时服用 NSAIDs 或者秋水仙碱。在别嘌醇及非布司他治疗期间如痛风发作,无须中止治疗,应该根据患者的具体情况,对痛风进行相应的治疗。

2. 增加尿酸排泄药物　抑制尿酸盐在肾小管的主动在吸收,增加尿酸盐的排泄,从而降低血中尿酸盐的浓度,可缓解或防止尿酸盐结晶的生成,减少关节的损伤,亦可促进已形成的尿酸盐结晶的溶解。由于 90% 以上的高尿酸血症为肾脏尿酸排泄减少所致,促尿酸排泄药适用人群更为广泛。代表药物为苯溴马隆和丙磺舒。在使用这类药物时要注意多饮水和使用碱化尿液的药物。建议患者在治疗初期饮水量不得少于 1 500~2 000ml/d,以促进尿酸排出体外,以免排泄尿酸过多而在泌尿系统形成结石。此外,在使用此类药物之前要测定尿尿酸的排出量,如果患者的 24h 尿尿酸的排出量已经增加(>3.54mmol 或者 600mg)或有泌尿系结石则禁用此类药物,在溃疡病或肾功能不全者慎用。

(1)新型降尿酸药物:上述药物治疗效果较差,还可以尝试应用新型降尿酸药物:

1)尿酸酶(uricase):可催化尿酸分解为分子量更小、水溶性更高的尿囊素,从而降低尿酸水平。分为非重组氧化酶和重组氧化酶两类。非重组氧化酶临床耐受性差,易诱发变态反应。重组尿酸氧化酶主要包括重组黄曲霉菌尿酸氧化酶(拉布立酶)、聚乙二醇化重组(1)尿酸氧化酶(PEG-uricase)、培戈洛酶(pegloticase)等。但上述药物在中国目前尚未上市。

2)托匹司他(topiroxostat):与非布司他结合位点相同,通过与氧化型和还原型 XO 结合,抑制 XO 活性,减少尿酸形成。其抑制作用具有选择性,不影响其他嘌呤和嘧啶的合成。成人起始剂量20mg/ 次,2 次 /d,最大剂量80mg/ 次,2 次 /d。

(2)其他具有降尿酸作用的药物

1)氯沙坦(losartan):氯沙坦是一种血管紧张素 II 受体阻滞剂,具有肾脏保护作用。氯沙坦可以通过抑制 URAT1 活性促进尿酸排泄,可以明显降低慢性肾脏病患者的血尿酸水平,并延缓肾脏病进展。

2)钠 - 葡萄糖协同转运蛋白2(sodium glucose transporter 2,SGLT2)抑制剂:目前研究的药物有卡格列净(canagliflozin)、达格列净(dapagliflozin)、依帕列净(empagliflozin),他们均可不同程度地降低血尿酸水平,尤其对 2 型糖尿病患者而言,不仅可以利于血糖控制,还可以降低血压、减低体重、减小肾小球滤过压,改善蛋白尿。

值得注意的是,在治疗痛风的过程中,需要同时积极治疗与血尿酸增高相关的代谢性及心血管因素。本例患者合并有血脂代谢紊乱,大血管斑块形成,可加用他汀类药物调节脂代谢、固定斑块。如患者合并其他与血尿酸增高相关的代谢性及心血管因素,如肥胖、代谢综合征、高血压、卒中、慢性肾脏病等,也应积极进行相应的治疗。

本例患者已经出现永久性关节肿胀、变形情况,在急性期症状改善后可予以理疗、锻炼,避免关节活动困难。

【问题 4】针对痛风,本例患者应该如何随访?

思路　定期检查血尿酸水平(每 3 个月 1 次)。观察痛风及相关伴发疾病的发生。评估痛风的治疗方案,并且密切监测痛风及降尿酸治疗药物的不良反应。

【问题5】医患沟通的要点是什么？

思路　告知患者高尿酸血症以及痛风的病程发展、危害，对患者进行高尿酸血症非药物控制的宣教，包括饮食、运动、生活方式改善相关药物的应用的改善等。告知患者痛风及降尿酸治疗药物的疗程以及相关的不良反应及其监测，告知患者坚持治疗的重要性。了解患者伴发疾病的治疗药物，权衡利弊后去除非必要的可升高尿酸的药物。告知患者积极治疗与血尿酸升高相关的代谢及心血管危险因素的必要性。告知患者需定期随访，并完善共患疾病的筛查、评估及随访。

知识点

高尿酸血症的生活方式指导

生活方式改变包括：健康饮食、限制烟酒、多饮水、坚持运动、控制体重以及适当碱化尿液等。改变生活方式同时也有利于对伴发症(例如冠心病、肥胖、代谢综合征、糖尿病、高脂血症及高血压)的管理。积极开展患者医学教育，提高患者防病治病的意识，提高治疗依从性。有荟萃分析显示饮食治疗可以降低10%~18%的血尿酸或使血尿酸降低70~90μmol/L。

知识点

高尿酸血症的饮食建议见表22-2。

表 22-2　高尿酸血症的饮食建议

避免	限制	鼓励
内脏等高嘌呤食物(肝、肾)	牛、羊、猪肉、富含嘌呤的海鲜	低脂及无脂食品
高果糖谷物糖浆饮料(如汽水、果汁)或食物	天然水果汁、糖、甜点、盐(包括酱油及调味汁)	蔬菜
酒精滥用(发作期或进展期者严格禁酒)	酒精(尤其是啤酒，也包括白酒)	

知识点

可能造成尿酸升高的治疗伴发病药物

噻嗪类及袢利尿剂、烟酸、小剂量阿司匹林(<325mg/d)，吡嗪酰胺、烟酰胺、环孢素、左旋多巴、乙胺丁醇等。

【问题6】容易发生的错误是什么？

思路　应该了解随着血尿酸水平能够的升高，痛风的患病率升高。但大多数高尿酸血症并不发展为痛风，只有尿酸盐结晶沉积在机体组织中，造成损害才出现痛风。少部分急性期患者，血尿酸水平也可在正常范围。因此高尿酸血症不能等同于痛风。仅依据血尿酸水平既不能明确诊断，也不能排除诊断痛风。

【问题7】无症状高尿酸血症是否需要进行药物干预？

思路　对于血尿酸增高，但是没有痛风发作，也没有肾脏尿酸盐结石的人群一般定义为"无症状高尿酸血症"。无症状高尿酸血症是否需要治疗一直存在争议。

根据国内专家指南建议，对于无症状高尿酸血症，要根据是否合并心血管危险因素或心血管疾病，包括高血压、糖耐量异常或糖尿病、高脂血症、代谢综合征、冠心病、卒中、心力衰竭或肾功能异常，决定启动药物治疗时机。

无合并心血管危险因素或心血管疾病者，血尿酸7~9mg/dl者，生活方式指导3~6个月无效后启动药物治疗；血尿酸 >9mg/dl者，生活方式指导同时启动药物治疗。合并心血管危险因素或心血管疾病者，血尿酸

男性 >7mg/dl,女性 >6mg/dl 者,生活方式指导同时启动药物治疗。

【问题 8】非布司他应用的安全性最新进展有哪些?

思路　美国食品药品监督管理局于近期发布安全性警示公告称与抗痛风药物别嘌醇相比,非布司他会增加死亡风险。这一结论是基于对一项临床安全试验结果的深入审查所得出的,该试验发现:非布司他会增加心脏相关性死亡风险和全因死亡风险。与此同时,美国食品药品监督管理局还要求严格限制其临床应用,只能用于痛风的二线治疗,即经过最大剂量别嘌醇治疗后疗效欠佳或者不能耐受别嘌醇治疗的痛风患者。高尿酸血症的临床诊治流程见图 22-3。

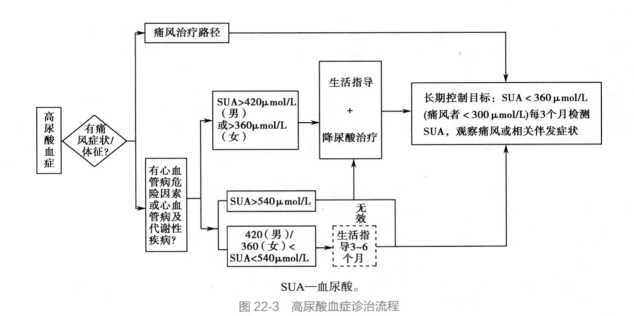

SUA—血尿酸。

图 22-3　高尿酸血症诊治流程

(姚　斌)

推荐阅读资料

［1］中华医学会内分泌学分会 . 高尿酸血症和痛风治疗的中国专家共识 . 中华内分泌代谢杂志 , 2013; 29 (11): 913-919.

［2］廖二元 . 内分泌学 . 3 版 . 北京 : 人民卫生出版社 . 2012.

［3］林果为 , 王吉耀 , 葛均波 . 实用内科学 . 15 版 . 北京 : 人民卫生出版社 . 2017.

［4］中华医学会糖尿病学分会 . 中国 2 型糖尿病防治指南 (2010 年版). 北京 : 北京大学医学出版社 , 2011.

［5］KHANNA D, FITZGERALD J D, KHANNA P P, et al. 2012 American College of Rheumatology Guidelines for Management of Gout. Part 1: systematic nonpharmacologic and pharmacologic therapeutic approaches to hyperuricemia. Arthritis Care Res, 2012, 64 (10): 1431-1446.

［6］HUNG S I, CHUNG W H, LIOU L B, et al. HLA-B*5801 allele as a genetic marker for severe cutaneous adverse reactions caused by allopurinol. Proc Natl Acad Sci U S A, 2005, 102 (11): 4134-4139.

［7］MIRMIRAN R, BUSH T, CERRA M M, et al. Joint clinical consensus statement of the American College of Foot and Ankle Surgeons® and the American Association of Nurse Practitioners®: etiology, diagnosis, and treatment consensus for gouty arthritis of the foot and ankle. J Foot Ankle Surg, 2018, 57 (6): 1207-1217.

［8］血管疾病合并无症状高尿酸血症诊治中国专家共识小组 . 心血管疾病合并无症状高尿酸血症诊治建议 (第二版). 中国心血管病研究 , 2012, 10 (4): 241-249.

［9］中国医师协会肾脏内科医师分会 . 中国肾脏疾病高尿酸血症诊治的实践指南 (2017 版). 中华医学杂志 , 2017, 97 (25): 1927.

第二十三章　血　脂　紊　乱

血脂紊乱（dyslipidemia），亦称血脂异常，是由于脂肪代谢或转运异常使血浆中一种或几种脂质高于正常，可表现为高胆固醇血症（hypercholesterolemia），高甘油三酯血症（hypertriglyceridemia）或两者兼有的混合性高脂血症（combined/mixed hyperlipidemia）。近年来，脂蛋白a（lipoprotein a，Lp（a））水平升高也被视为血脂紊乱。

按病因，临床上可将血脂紊乱分为两类：①原发性，属遗传性脂代谢紊乱疾病；②继发性，常见于肥胖、糖尿病、肾病综合征、甲状腺功能减退症、肾衰竭、肝脏疾病、系统性红斑狼疮、糖原贮积症、骨髓瘤、脂肪萎缩症、急性卟啉病、多囊卵巢综合征等，此外，某些药物如利尿剂、非心脏选择性β受体阻滞剂、糖皮质激素等也可引起。

2012年全国调查结果显示，我国成人血脂异常总体患病率高达40.40%，其中，高胆固醇（total cholesterol，TC）血症为4.9%，高甘油三酯（triglyceride，TG）血症为13.1%，低高密度脂蛋白胆固醇（high-density lipoprotein cholesterol，HDL-C）血症的患病率33.9%。而以低密度脂蛋白胆固醇（low-density lipoprotein cholesterol，LDL-C）或TC升高为特点的血脂异常是动脉粥样硬化性心血管疾病（atherosclerotic cardiovascular disease，ASCVD）重要的危险因素，人群血清胆固醇水平的升高将导致2010—2030年期间我国心血管病事件约增加920万，预示未来中国成人血脂异常患病及相关疾病负担将继续加重。因此，有效控制血脂异常，对我国ASCVD防控具有重要意义。

临床病例

患者，男性，38岁，软件工程师，因"口干、多饮、多尿3月余，加重伴胸前区不适1d"就诊。患者近3个月出现口干、多饮、夜尿增多，每夜3~5次，1d前无明显诱因下出现胸前区不适。当地医院急诊检查：随机血糖32.76mmol/L，尿糖（++++），尿酮（+），TC 8.36mmol/L，LDL-C 5.21mmol/L，HDL-C 1.05mmol/L，TG 16.18mmol/L，心电图示ST-T改变，心肌蛋白正常。予急诊补液处理后症状无明显好转而收治入院。起病3个月余，体重降低10kg；无明显易饥、多食；无发热、咳嗽、咳痰；无心悸、气促，偶有胸闷；无腹痛、恶心、呕吐；无头痛、视矇。既往20年一直肥胖，曾间断饮食控制和运动锻炼尝试减肥，否认减肥药物使用史；从小就有支气管哮喘，否认口服激素类药物史；其父亲患2型糖尿病和原发性高血压，无肥胖家族史，无外伤手术史。已婚已育，育有1女，体健。

查体：体温36.5℃，心率98次/min，呼吸21次/min，血压129/78mmHg，体重92kg，身高172cm；腰围112cm，体重指数31.09kg/m²；精神疲乏，中心性肥胖；皮肤黏膜稍干燥，无黄染、紫纹、色素沉着；双上肢外侧散在脂肪粒；甲状腺未及肿大和结节。双肺呼吸音清，未闻及干、湿啰音；心律齐，各瓣区未及明显病理性杂音；腹饱满厚实，肝脾肋下未及，全腹无压痛、反跳痛；外阴未见异常；双下肢无水肿，足背动脉搏动良好，皮温正常。

【问题1】通过上述病史及查体，该患者初步的诊断有哪些？

思路　根据患者的临床表现、既往史、个人史、查体以及已有实验室结果，初步诊断为：糖尿病、高脂血症、肥胖症。

1. 现病史　年轻男性，近期无明显诱因下出现口干、多饮、夜尿、体重下降明显；病情急性加重伴胸前区不适，查体见皮肤稍干燥，无明显脱水，双上肢外侧散在脂肪粒；体重指数≥28kg/m²、腰围≥90cm、随机血糖≥11.1mmol/L、TC≥6.22mmol/L、TG≥2.3mmol/L。

2. 既往史、个人史、家族史　了解可能的诱因和疾病以及急性并发症。询问起病前是否有饮酒和/或高

180

脂饮食史;是否有感染和/或腹痛、腹泻等病史和症状,及特殊用药史;本例患者长期肥胖史和从小患有支气管哮喘,需要了解是否曾采用减肥药物和糖皮质激素类药物治疗。查体时关注是否存在发热、脱水征、异常呼吸气味及神志变化,以初步了解是否存在感染、胰腺炎、糖尿病酮症酸中毒、心脑血管并发症等。通常血脂异常本身没有任何症状,但可导致症状性血管疾病包括冠心病、中风和外周动脉疾病,血浆 TG 显著升高可引起胰腺炎。血浆 TG 显著升高患者可在躯干、背部、肘部、臀部、膝部和手、足部出现分布广泛的发疹样黄色瘤,严重者可出现脂血性视网膜(视网膜动脉和静脉呈现奶油白色外观),静脉血浆也呈乳液色,甚至可出现感觉异常、呼吸困难和精神错乱等症状。高水平 LDL-C 可导致角膜老年环和掌指关节、肘、膝及足跟部肌腱黄色瘤。

3. 血脂异常分类　根据病因可分为原发性和继发性;前者主要包括家族性高胆固醇血症和家族性高甘油三酯血症,大部分是由于单一基因或多个基因突变所致。后者是指由于其他疾病所引起的血脂异常,可引起血脂异常的疾病主要有:肥胖、糖尿病、肾病综合征、甲状腺功能减退症、肾衰竭、肝脏疾病、系统性红斑狼疮、糖原贮积症、骨髓瘤、脂肪萎缩症、急性卟啉病、多囊卵巢综合征等;此外,某些药物如利尿剂、非心脏选择性 β 受体阻滞剂、糖皮质激素等也可能引起继发性血脂异常。血脂异常根据临床分类见表 23-1。

表 23-1　血脂异常的临床分类

分类	TC	TG	HDL-C	相当于 WHO 表型
高胆固醇血症	增高			Ⅱa
高 TG 血症		增高		Ⅳ、Ⅰ
混合型高脂血症	增高	增高		Ⅱb、Ⅲ、Ⅳ、Ⅴ
低 HDL-C 血症			降低	

注:TC,总胆固醇;TG,甘油三酯;HDL-C,高密度脂蛋白胆固醇;WHO,世界卫生组织。

4. 共患疾病　高血脂、高血糖、高血压、肥胖等疾病之间关系密切,互为危险因素,并有相似的病因和危险因素。本例患者长期肥胖,需要了解日常饮食、运动、工作及睡眠等生活习惯和特点。因患者为软件工程师,工作性质需长期久坐,又经常加班,缺乏锻炼,饮食则以不健康的外卖食品为主;目前尚无高血压,已出现糖尿病,据其妻子叙述睡觉伴有严重鼾声,且存在突然鼾声终止,因此考虑存在睡眠呼吸暂停综合征。

5. 检测指标　高脂血症主要根据血脂谱多个成分指标进行评估。血脂的基本检测项目包括:TC、TG、HDL-C、LDL-C、Apo-A1、Apo-B 和 Lp(a),血脂异常的主要危害是增加 ASCVD 的发病危险,因此,血脂合适水平和异常切点主要适用于 ASCVD 一级预防的目标人群(表 23-2)。

表 23-2　中国 ASCVD 一级预防人群血脂合适水平和异常分层标准　　单位:mmol/L(mg/dl)

分层	TC	LDL-C	HDL-C	非 -HDL-C	TG
理想水平		<2.6(100)		<3.4(130)	
合适水平	<5.2(200)	<3.4(130)		<4.1(160)	<1.7(150)
边缘升高	≥5.2(200)且	≥3.4(130)且		≥4.1(160)且	≥1.7(150)且
	<6.2(240)	<4.1(160)		<4.9(190)	<2.3(200)
升高	≥6.2(240)	≥4.1(160)		≥4.9(190)	≥2.3(200)
降低			<1.0(40)		

注:ASCVD,动脉粥样硬化性心血管疾病;TC,总胆固醇;LDL-C,低密度脂蛋白胆固醇;HDL-C,高密度脂蛋白胆固醇;非 -HDL-C,非高密度脂蛋白胆固醇;TG,甘油三酯。

【问题2】就血脂异常而言,本病例如何进一步检查和明确诊断?

思路

1. 是否能诊断为高脂血症 患者入院前TC 8.36mmol/L,TG 16.18mmol/L即可诊断为高脂血症。

2. 属于哪种类型的高脂血症

(1)临床分型:入院前TC 8.36mmol/L,LDL-C 5.21mmol/L,HDL-C 1.05mmol/L,TG 16.18mmol/L,入院后补测血脂谱:Lp(a)14.88mg/L,Apo-A1 1.4g/L,Apo-B1 0.85g/L。因此本例患者为显著高TG、TC、LDL-C血症;HDL-C、Apo-AI、Apo-B和Lp(a)正常。提示混合性高脂血症。

(2)病因分型

1)入院后完善糖耐量及胰岛功能评估:空腹血糖14.43mmol/L,餐后2h血糖22.15mmol/L,空腹C-肽0.58nmol/L,空腹胰岛素14.49pmol/L,餐后2hC-肽2.34nmol/L,餐后2h胰岛素30.89pmol/L;糖化血红蛋白12.8%;糖尿病自身抗体:GAD(-),IAA(-),ICA(-);血生化:钾3.42mmol/L,钠136.5mmol/L,氯102.3mmol/L,钙2.36mmol/L;血尿淀粉酶正常;血气分析正常;血常规白细胞和中性粒细胞计数正常;尿微量白蛋白肌酐比值95.39mg/g。

结合患者入院前尿酮(+),不考虑糖尿病酮症酸中毒,提示2型糖尿病、尿微量白蛋白水平升高。无腹痛、腹泻等症状体征,血尿淀粉酶正常,排除胰腺炎。

2)肝功能:丙氨酸氨基转移酶(ALT)、门冬氨酸氨基转移酶(AST),胆红素、白蛋白、总蛋白水平正常;腹部超声提示"脂肪肝";既往无肝病史,排除肝硬化。

3)肾功能:肌酐、尿素氮、尿酸正常;尿蛋白(-);泌尿系统超声正常,既往无肾病史;无高血压、无大量蛋白尿,排除肾病综合征和肾衰竭。

4)甲状腺功能:正常;无甲状腺疾病史、无畏寒少汗、脱发声嘶、反应迟钝、腹胀便秘、颜面水肿及月经过多等,排除甲状腺功能减退症。

5)两次24h尿游离皮质醇测定正常;无高血压、满月脸、水牛背、紫纹、痤疮等临床表现,排除皮质醇增多症。

6)生长激素和胰岛素样生长因子1均正常。面型、体型及四肢骨骼正常;无皮肤增厚、牙缝增宽、语音低沉等,排除生长激素过多的巨人症或肢端肥大症。

7)复查心电图,入院后完善胸片、心脏、颈部血管及四肢血管超声均未见异常。

结合患者长期肥胖、有2型糖尿病家族史,既往无特殊药物治疗史等。患者最后诊断为:2型糖尿病、肥胖症、混合型高脂血症(继发性)。

病情稳定后可行夜间呼吸功能监测了解有无阻塞性呼吸睡眠暂停。患者年轻起病,可建议患者一级亲属做血脂分析,进一步排除原发性(家族性)血脂异常。

【问题3】就血脂异常而言,该患者如何治疗?

思路 血脂异常治疗原则:①临床上应根据个体ASCVD危险程度,决定是否启动药物调脂治疗;②将降低LDL-C水平作为防控ASCVD危险的首要干预靶点,非-HDL-C可作为次要干预靶点;③调脂治疗需设定目标值:极高危者LDL-C<1.8mmol/L;高危者LDL-C<2.6mmol/L;中危和低危者LDL-C<3.4mmol/L;④LDL-C基线值较高不能达目标值者,LDL-C至少降低50%。极高危患者LDL-C基线在目标值以内者,LDL-C仍应降低30%左右;⑤临床调脂达标,首选他汀类调脂药物。起始宜应用中等强度他汀,根据个体调脂疗效和耐受情况,适当调整剂量,若胆固醇水平不能达标,与其他调脂药物联合使用。

1. ASCVD危险度评估(图23-1) 长期高脂血症的主要不良后果是显著增加患者的心脑血管及外周血管疾病危险,严重的高甘油三酯血症同时增加胰腺炎风险。本例患者年龄<40岁、无心血管疾病、LDL-C显著(>2.6mmol/L)、不嗜烟酒,但肥胖、有2型糖尿病、尿微量白蛋白水平升高。心血管危险度评估可归为高危人群。同时TG水平严重升高,胰腺炎危险性高,因此必须重视血脂监测和考虑开始调脂治疗。

而对于2型糖尿病患者临床上可根据ASCVD发病风险进行分层:极高危,有明确ASCVD病史;高危,无ASCVD病史的糖尿病患者。本例患者为高危组人群。

2. 治疗目标 2型糖尿病患者调脂治疗推荐降低LDL-C作为首要目标,非HDL-C作为次要目标,Apo-B作为第三选指标。依据患者ASCVD危险高低,推荐将LDL-C或非HDL-C降至目标值(表23-3)。

符合下列任意条件者，可直接列为高危或极高危人群
极高危：ASCVD患者
高危：（1）LDL-C≥4.9mmol/L或≥7.2mmol/L
　　　（2）糖尿病患者1.8mmol/L≤LDL-C＜4.9mmol/L（或）3.1mmol/L
　　　　≤TC＜7.2mmol/L且年龄≥40岁

↓ 不符合者，评估10年ASCVD发病危险

危险因素个数	血清胆固醇水平分层(mmol/L)		
	3.1≤TC＜4.1（或）1.8≤LDL-C＜2.6	4.1≤TC＜5.2（或）2.6≤LDL-C＜3.4	5.2≤TC＜7.2（或）3.4≤LDL-C＜4.9
无高血压 0~1个	低危（＜5%）	低危（＜5%）	低危（＜5%）
2个	低危（＜5%）	低危（＜5%）	中危（5%~9%）
3个	低危（＜5%）	中危（5%~9%）	中危（5%~9%）
有高血压 0个	低危（＜5%）	低危（＜5%）	低危（＜5%）
1个	低危（＜5%）	中危（5%~9%）	中危（5%~9%）
2个	中危（5%~9%）	高危（≥10%）	高危（≥10%）
3个	高危（≥10%）	高危（≥10%）	高危（≥10%）

↓ ASCVD 10年发病危险为中危且年龄小于55岁者，评估余生危险

具有以下任意2项及以上危险因素者，定义为高危：
1. 收缩压≥160mmHg或舒张压≥100mmHg
2. BMI≥28kg/m²
3. 非-HDL-C≥5.2mmol/L（200mg/dl）
4. 吸烟
5. HDL-C＜1.0mmol/L（40mg/dl）

图 23-1　ASCVD 危险评估流程图

包括吸烟、低 HDL-C 及男性≥45 岁或女性≥55 岁。慢性肾病患者的危险评估及治疗请参见特殊人群血脂异常的治疗。ASCVD,动脉粥样硬化性心血管疾病；TC,总胆固醇；LDL-C,低密度脂蛋白胆固醇；HDL-C,高密度脂蛋白胆固醇；非-HDL-C,非高密度脂蛋白胆固醇；BMI,体重指数。1mmHg=0.133kPa。

表 23-3　糖尿病患者不同心血管危险 LDL-C 和非 HDL-C 达标值　单位:mmol/L（mg/dl）

危险等级	LDL-C	非 HDL-C	Apo-B
极端高危	＜1.4(55)	＜2.1(80)	＜1.8(70)
极高危	＜1.8(70)	＜2.6(100)	＜2.1(80)
高危	＜2.6(100)	＜3.4(130)	＜2.4(90)
中危	＜2.6(100)	＜3.4(130)	＜2.4(90)
低危	＜3.4(130)	＜4.2(160)	无推荐

注:LDL-C,低密度脂蛋白胆固醇;HDL-C,高密度脂蛋白胆固醇。

　　临床首选他汀类调脂药物。起始宜应用中等强度他汀,根据个体调脂疗效和耐受情况,适当调整剂量;若胆固醇水平不能达标,与其他调脂药物联合使用(如依折麦布),可获得安全有效的调脂效果。如果 LDL-C 基线值较高,现有调脂药物标准治疗 3 个月后,难以使 LDL-C 降至所需目标值,则可考虑将 LDL-C 至少降低 50% 作为替代目标。临床上也有部分极高危患者 LDL-C 基线值已在基本目标值以内,这时可将其 LDL-C 从基线值降低 30% 左右。LDL-C 达标后,若 TG 水平仍较高(2.3~5.6mmol/L),可在他汀治疗的基础上加用降低 TG 药物如贝特类(以非诺贝特首选)或高纯度鱼油制剂,并使非 HDL-C 达到目标值。如果空腹 TG≥5.7mmol/L,为了预防急性胰腺炎,首先使用降低 TG 的药物。

3. 基础治疗

（1）治疗性生活方式改变:2018 年美国心脏协会(American Heart Association,AHA)血胆固醇管理指南强调,生活方式改变仍然是降低心血管风险的基石,即使应用药物治疗,也必须改变生活方式。所有人都应在整个生命过程中保持心脏健康的生活方式,健康的生活方式可以降低所有年龄段的 ASCVD 风险,对于年轻人来说,健康的生活方式可以延缓风险因素的发展,这是降低 ASCVD 风险的基础。主要包括减少饱和脂肪酸、反式脂肪酸和胆固醇的摄入;增加 n-3 脂肪酸、黏性纤维、植物固醇/甾醇的摄入;减轻体重;增加运动及戒烟、限酒等(表 23-4)。

表 23-4 生活方式改变基本要素

要素	建议
限制使 LDL-C 升高的膳食成分	
饱和脂肪酸	< 总能量的 7%
膳食胆固醇	< 300mg/d
增加降低 LDL-C 的膳食成分	
植物固醇	2~3g/d
水溶性膳食纤维	10~25g/d
总能量	调节到能够保持理想体重或减轻体重
身体活动	保持中等强度锻炼,每日至少消耗 200kcal 热量

注:LDL-C,低密度脂蛋白胆固醇。

(2)病因治疗:高脂血症多以继发性为主。及时和良好控制基础疾病,如血糖的良好控制,恢复正常甲状腺功能等;去除各种危险因素,如戒酒、降低体重、调整和停用相关药物,均可以改善血脂水平。

4. 调脂药物治疗

(1)目前的调脂药物:大体上可以分为两大类,一是主要降胆固醇的药物,二是主要降甘油三酯的药物。

1)主要降胆固醇的药物

他汀类:作用机制是竞争性抑制肝细胞内胆固醇合成早期过程中限速酶(HMG-CoA 还原酶)活性,适用于高胆固醇血症、混合性高脂血症和 ASCVD 患者,是降低胆固醇水平及预防 ASCVD 的首选用药。目前国内临床上有洛伐他汀、辛伐他汀、普伐他汀、氟伐他汀、阿托伐他汀、瑞舒伐他汀和匹伐他汀;严重副作用主要是肝功能异常、肌病(包括肌痛、肌炎和横纹肌溶解)等。

胆固醇吸收抑制剂:依折麦布能有效抑制肠道内胆固醇的吸收,若使用最大耐受剂量的他汀治疗后,LDL-C 水平仍不达标,可考虑加用依折麦布治疗。

普罗布:考通过掺入 LDL 颗粒核心中,影响脂蛋白代谢,普罗布考通过掺入 LDL 颗粒核心中,影响脂蛋白代谢。

胆酸螯合剂为碱性阴离子交换树脂,可阻断肠道内胆汁酸中胆固醇的重吸收。

其他降脂药物:脂必泰是一种红曲与中药(山楂、泽泻、白术)的复合制剂;多甘烷醇是从甘蔗蜡中提纯的一种含有 8 种高级脂肪伯醇的混合物。

2)主要降甘油三酯的药物

贝特类:通过激活过氧化物酶体增殖物激活受体 α 和激活脂蛋白脂酶(lipoprotein lipase,LPL)而降低血清 TG 水平和升高 HDL-C 水平,常用的贝特类包括非诺贝特、苯扎贝特、吉非贝齐;常见不良反应与他汀类药物类似,包括肝脏、肌肉和肾毒性等。

烟酸类:烟酸也称作维生素 B_3,属人体必需维生素。大剂量时具有降低 TC、LDL-C 和 TG 以及升高 HDL-C 的作用。调脂作用与抑制脂肪组织中激素敏感脂酶活性、减少游离脂肪酸进入肝脏和降低 VLDL 分泌有关。

高纯度鱼油制剂:鱼油主要成分为 n-3 脂肪酸即 ω-3 脂肪酸;主要用于治疗高 TG 血症。不良反应少见,发生率 2%~3%,包括消化道症状,少数病例出现转氨酶或肌酸激酶轻度升高,偶见出血倾向。

除外以上两大类降脂药,近年来在国外已有 3 种新型调脂药被批准临床应用。微粒体 TG 转移蛋白抑制剂,洛美他派;载脂蛋白 B100 合成抑制剂,米泊美生;前蛋白转化酶枯草溶菌素 9/kexin9 型(PCSK9)抑制剂,如果使用最大耐受剂量的他汀和依折麦布治疗后,LDL-C 水平仍不达标,可考虑加用 PSCK9 治疗。

(2)调脂药物的联合应用:是血脂异常干预措施的趋势,优势在于提高血脂控制达标率,同时降低不良反应发生率。由于他汀类药物作用肯定、不良反应少、可降低总死亡率,联合调脂方案多由他汀类与另一种作用机制不同的调脂药组成。针对调脂药物的不同作用机制,有不同的药物联合应用方案。

1)他汀与依折麦布联合应用:两种药物分别影响胆固醇的合成和吸收,可产生良好的协同作用。联合治疗可使血清 LDL-C 在他汀治疗的基础上再下降 18% 左右,且不增加他汀类的不良反应。

2)他汀与贝特联合应用:两者联用能更有效降低 LDL-C 和 TG 水平及升高 HDL-C 水平,降低 sLDL-C。

3)他汀与 PCSK9 抑制剂联合应用:尽管 PCSK9 抑制剂尚未在中国上市,他汀与 PCSK9 抑制剂联合应用已成为欧美国家治疗严重血脂异常尤其是家族性高胆固醇血症患者的联合方式,可较任何单一的药物治疗带来更大程度的 LDL-C 水平下降,提高达标率。

4)他汀与 n-3 脂肪酸联合应用:他汀与鱼油制剂 n-3 脂肪酸联合应用可用于治疗混合型高脂血症,且不增加各自的不良反应。

(3)副作用监测:开始药物治疗前,须根据计划选择药物的禁忌证和可能带来的副作用进行评估和监测。应了解合并用药情况、既往病史如胆石症、消化性溃疡等;监测肝、肾功能和肌酶水平。开始治疗后、增加剂量和 / 或联合另一种药物后 2~4 周,再次评估临床症状和监测肝、肾功能和肌酶水平,以及时发现不良反应。

建议在治疗前和开始治疗后 2 周监测肾功能、肝脏转氨酶(ALT 和 AST)以及肌酸激酶(CK)。如用药前 ALT>3 倍正常上限暂不用药。开始治疗后,如发生肝功能异常,建议减少药物剂量,并在调整治疗方案后半个月再次监测肝功能;如果 AST 和 ALT 仍超过正常上限 3 倍,建议暂停给药,停药后仍需每周复查肝功能,直至恢复正常;如果肝功能正常,建议每 3 个月监测 1 次。如出现肌肉症状,且 CK> 正常上限 5 倍,应立即停用药物;如 CK> 正常上限 3~5 倍,每周监测症状和 CK 水平,如 CK 逐渐升高,应减药或停药。CK 降至正常后谨慎考虑是否重新用药,且重新用药起始剂量要小,原联合用药者先使用一种药物。若用药期间伴有可能引起肌溶解的其他情况,如败血症、创伤、大手术、低血压、肾上腺功能减退、甲状腺功能减退、糖尿病酮症酸中毒、高渗状态等,建议暂停给药或严密监测。

5. 本病例治疗过程及分析 就本例患者的血脂治疗而言,患者年轻,肥胖明显,2 型糖尿病、尿微量白蛋白水平升高,无心脑血管疾病。血脂异常表现为混合性高脂血症,属于心血管疾病高危人群。同时因 TG 水平重度升高,胰腺炎风险高。因此在选择治疗方案时,应在充分补液、胰岛素泵控制血糖、维持电解质衡和糖尿病低脂饮食基础上,同时予以调脂药物,因患者 TG 水平极高,应首先考虑先使用贝特类迅速降低 TG 水平,以预防发生急性胰腺炎,给予非诺贝特 200mg 每晚一次口服。1 周后复查空腹血糖 6.8mmol/L;TC 6.34mmol/L,TG 4.32mmol/L,LDL-C 4.41mmol/L,肝功能及肌酸均正常。考虑血糖、血脂显著改善,但仍不达标,预混胰岛素每日两次联合二甲双胍 500mg,3 次 /d,并加用阿托伐他汀钙片 40mg/d。

出院后约 1 个月门诊复诊,诉无剧烈运动情况下、双侧大腿酸痛、无力,急查血 CK 1 173U/L;TC 4.12mmol/L,TG 2.21mmol/L,LDL-C 2.73mmol/L。空腹血糖 7.1mmol/L;肝肾功能、电解质尿常规未见异常。肌酸肌酶显著升高,考虑他汀类引起的肌炎。立即停用阿托伐他汀钙片,考虑 TG 已低于 5.7mmol/L,同时停用非诺贝特,并建议暂时避免体力运动、充分补充液体和休息。1 周后诉肌肉症状改善,2 周后症状基本消失。复查 CK 67U/L,肌酸激酶同工酶(creatine kinase isoenzymes,CK-MB)6.1U/L。血脂:TC 5.93mmol/L,TG 1.94mmol/L,LDL-C 3.87mmol/L。空腹血糖 6.3mmol/L,肝肾功能正常。

停用降脂类药物后,症状消失和肌酸肌酶恢复正常,基本确定药物性肌病。虽然 LDL-C 未控制达标,建议继续生活方式干预和控制血糖,继续停用调脂药物,1 个月后再复查血脂,必要时尝试他汀类小剂量起始治疗。

【问题 4】如何做好患者的随访工作?

思路 要达到减少和预防高脂血症危害的目的,需要长期的血脂控制达标。制订个体化的安全、有效、可持续的治疗方案是最基本的要求和关键。

对于血脂异常的 2 型糖尿病患者,若仅给予生活方式干预,建议 6~8 周后监测血脂水平,以决定是否需调整治疗方案;若给予调脂药物治疗,初始干预 4 周后应监测血脂水平,若仍未达标,则调整治疗方案,再经 4 周后复查;对于血脂水平控制达标的糖尿病患者,建议每半年监测一次血脂谱。

血脂控制达标后,可尝试逐步减少药物剂量,并每月监测,争取以最低药物剂量和最少药物种类维持血脂的长期达标。

在起始调脂药物治疗前、增加药物剂量和联合用药前、治疗后的 8~12 周内,建议每 2~4 周评估常见副作用的症状和体征,监测肝酶和肌酶水平。如出现相关症状或体征,及时检测相关指标。

(毕宇芳)

推荐阅读资料

［1］中华医学会内分泌学分会.中国2型糖尿病合并血脂异常防治专家共识(2011年).中华内分泌代谢杂志,2012, 28 (9): 700-703.

［2］中国成人血脂异常防治指南制订联合委员会.中国成人血脂异常防治指南(2016年修订版).中国循环杂志,2016, 31 (10): 937-953.

［3］国家卫生和计划生育委员会疾病预防控制局.中国居民营养与慢性病状况报告(2015年).北京:人民卫生出版社, 2015.

［4］中华医学会糖尿病学分会.中国2型糖尿病防治指南(2017年版).中华糖尿病杂志, 2018, 10 (1): 4-67.

［5］MORAN A, GU D, ZHAO D, et al. Future cardiovascular disease in china: markov model and risk factor scenario projections from the coronary heart disease policy model-China. Circ Cardiovasc Qual Outcomes, 2010, 3 (3): 243-252.

［6］JELLINGER P S, HANDELSMAN Y, ROSENBLIT P D, et al. American Association of Clinical Endocrinologists and American College of Endocrinology guidelines for management of dyslipidemia and prevention of cardiovascular disease. EndocrPract, 2017, 23 (Suppl 2): 1-87.

［7］GRUNDY S M, STONE N J, BAILEY A L, et al. 2018 AHA/ACC/AACVPR/AAPA/ABC/ACPM/ADA/AGS/APhA/ASPC/NLA/PCNA Guideline on the Management of Blood Cholesterol: a Report of the American College of Cardiology/American Heart Association Task Force on Clinical Practice Guidelines. J Am Coll Cardiol, 2018, pii: S0735-1097 (18) 39034-X.

第二十四章 骨质疏松症

骨质疏松症(osteoporosis,OP)是最常见的骨骼疾病,是一种以骨量减少,骨组织微结构损坏,导致骨脆性增加和易发生骨折为特征的全身性骨病。骨质疏松性骨折使患者的致残率和致死率增加、生活质量下降、经济负担沉重。尽早预防和规范治疗可以避免骨质疏松及骨折,或降低再骨折发生率。

知识点

我国骨质疏松症的流行病学调查

骨质疏松症是一种与增龄相关的骨骼疾病,我国已经是世界上老年人口绝对数最大的国家,65 岁以上人口近 1.4 亿(约占总人口的 10.1%)。随着人口老龄化日趋严重,骨质疏松症已成为我国面临的重要公共健康问题。中国疾控中心慢病中心联合中华医学会骨质疏松和骨矿盐疾病分会,对我国 11 个省(市)44 个县(区)2 万余人的流行病学调查。结果显示,我国 50 岁以上人群骨质疏松症患病率为 19.2%,其中男性为 6.0%,女性为 32.1%。65 岁以上人群骨质疏松症患病率达到 32.0%,其中男性为 10.7%,女性为 51.6%。

临床病例

患者,女性,66 岁,因"髋部疼痛 5 年余"就诊。患者于 5 年前开始频繁出现髋部疼痛,伴膝盖部不适,活动困难。3 年前出现背部酸痛。2 年前于按摩后出现腰痛,未予特殊治疗。2 月前因追赶公交车摔倒,左侧踝骨骨折。年轻时身高 165cm,近 3 年身高变矮 6cm。

既往从事室内工作,活动量较少,日晒少。无吸烟饮酒史,平素极少喝牛奶及进食奶制品。月经初潮 13岁,5~7d/30d,48 岁绝经。适龄婚育,G5P4,均母乳喂养 4 月余。家族史:外祖母、母亲曾诊断骨质疏松症。

查体:身高 159cm,体重 65kg,体重指数 25.7kg/m²,体形偏胖,脸红,多血质,轻度驼背。甲状腺Ⅱ度肿大,胸廓未见畸形,无胸部挤压痛,双肺呼吸音清,心率 76 次/min,未闻及心脏杂音,腹软,肝脾未及肿大。脊柱后凸畸形,无侧弯,胸椎 8~10 椎体、腰椎 1~4 椎体的范围内棘突有压痛和叩痛。双侧肋下缘距髂棘 3cm。双下肢无水肿。

【问题 1】通过上述病史,该患者可能的诊断是什么?

思路 老年女性,临床表现为频发髋部疼痛、背部酸痛、驼背、身高降低,曾有脆性骨折史。应高度怀疑骨质疏松症。

1. **发病年龄** 患者为老年女性,已绝经,为骨质疏松症高危人群。根据我国 2018 年流行病学调查结果显示,65 岁以上人群骨质疏松症患病率达到 32.0%,其中男性为 10.7%,女性为 51.6%。本患者为 74 岁绝经后妇女,属骨质疏松易患个体。

知识点

骨质疏松症

骨质疏松症分为原发性和继发性两大类。原发性骨质疏松症包括绝经后骨质疏松症(Ⅰ型)、老年骨质疏松症(Ⅱ型)和特发性骨质疏松症(包括青少年型)。继发性骨质疏松症指由任何影响骨代谢的疾病和/或药物及其他明确病因导致的骨质疏松。

2. 危险因素　本例患者的主要危险因素有老年绝经后女性、绝经早、活动少、日照少、家族史。

知识点

骨质疏松症的危险因素

1. 不可控因素　种族（白种人高于黄种人，黄种人患骨质疏松症的危险高于黑人）、老龄、女性绝经、母系家族史。

2. 可控因素　患影响骨代谢的疾病和使用影响骨代谢药物。体力活动少、吸烟、过度饮酒、饮过多咖啡、饮食中营养失衡、蛋白质过多或不足、高钠饮食、钙和 / 或维生素 D 缺乏（光照少或摄入少）、体质量过低等生活方式；性腺功能减退、慢性肾脏病、风湿免疫性疾病等可影响骨代谢的疾病；糖皮质激素、噻唑烷二酮类药物、质子泵抑制剂和过量甲状腺激素等可影响骨代谢疾病的药物使用。

---

3. 临床表现　髋部疼痛、背痛、身高降低、驼背均是骨质疏松症的临床表现。

注意：多数骨质疏松症没有明显的临床表现，因此称为"寂静的疾病"。但随病情进展，患者可出现以下临床症状而就诊。

（1）疼痛：腰背疼痛或周身骨骼疼痛，负荷增加时疼痛加重或活动受限。疼痛可能与微骨折牵拉骨膜及周围组织的感觉神经有关。

（2）脊柱变形：严重骨质疏松患者因椎骨压缩而出现身高缩短和驼背。胸椎压缩性骨折会致胸廓畸形，甚至影响心肺功能。腰椎骨折可能会改变腹部解剖结构，引起便秘、腹痛、腹胀、食欲减低等。

（3）脆性骨折。

知识点

骨质疏松性骨折

骨质疏松性骨折（或称脆性骨折）在受到轻微创伤或日常活动中即发生的骨折，是骨质疏松症的严重后果。骨质疏松性骨折的常见部位是椎体、髋部、前臂远端、肱骨近端和骨盆等，其中最常见的是椎体骨折。国内基于影像学的流行病学调查显示，50 岁以上女性椎体骨折的患病率约为 15%，自 50 岁以后椎体骨折的患病率随增龄而渐增，80 岁以上女性椎体骨折的患病率可高达 36.6%。

髋部骨折是最严重的骨质疏松性骨折，近年来我国髋部骨折的发生率呈显著上升趋势。研究表明：1990—1992 年，50 岁以上的髋部骨折发生率男性为 83/10 万，女性为 80/10 万；而 2002—2006 年，此发生率增长为男性 129/10 万和女性 229/10 万，分别增加了 1.61 倍和 2.76 倍。预计在未来几十年中国人髋部骨折发生率仍将处于增长期。据估计，我国主要骨质疏松性骨折（腕部、椎体和髋部）在 2015 年约为 269 万例次，2035 年约为 483 万例次，到 2050 年约达 599 万例次。女性一生发生骨质疏松性骨折的危险性（40%）高于乳腺癌、子宫内膜癌和卵巢癌的总和，男性一生发生骨质疏松性骨折的危险性（13%）高于前列腺癌。

骨质疏松性骨折的危害巨大，是老年患者病残和致死的主要原因之一。发生髋部骨折后 1 年之内，20% 患者会死于各种并发症，约 50% 患者致残，生活质量明显下降。而且，骨质疏松症及骨折的医疗和护理，需要投入大量的人力和花费，造成沉重的家庭和社会负担。据预测，我国在 2035 年和 2050 年用于主要骨质疏松性骨折（腕部、椎体和髋部）的医疗费用分别高达 1 320 亿元和 1 630 亿元。

---

4. 该患者近 3 年出现身高变矮，2 年前按摩后出现腰痛，查体胸椎 8~10、腰椎 1~4 椎体的范围内棘突有压痛和叩痛，还需考虑到椎体压缩性骨折的可能。胸腰椎 X 正侧位影像可作为判定骨质疏松性椎体压缩性骨折首选的检查方法。常规胸腰椎 X 线侧位摄片的范围应分别包括胸 4~ 腰 1 和胸 12~ 腰 5 椎体（图 24-1）。

【问题 2】对于骨质疏松症患者，在充分了解病史的基础上，查体方面应重点做哪些？

思路　应重视骨骼方面的查体。

重点检查是否有驼背、脊柱侧弯畸形,胸廓、骨盆是否存在挤压痛,椎体棘突点是否有压痛,肋下缘距髂嵴的距离,是否有胸椎骨折导致的胸廓畸形,是否影响心肺功能。本例患者存在驼背、胸椎压痛及肋下缘距髂嵴距离缩短,均为椎体压缩引起的改变。

【问题3】还需和哪些疾病进行鉴别诊断?

思路 由于骨质疏松症的临床表现不具特异性,在诊断骨质疏松症前,一定要排除其他影响骨代谢的疾病和因素,以免发生漏诊和误诊,详细了解和记录病史、细致全面的体格检查,可提供骨质疏松症鉴别诊断的重要线索。了解既往的患病史、用药史和家族史,全面体格检查、有针对性地重点检查是否存在各种继发性骨质疏松症之原发病的临床表现和主要体征,会成为鉴别诊断的关键,比如关节肿胀畸形、蓝巩膜、向心性肥胖、第二性征等。主要鉴别的疾病种类为代谢性或遗传性骨病:骨软化症、成骨不全、Paget 骨病等。在除外这类疾病后,就需要对原发性和继发性骨质疏松症进行鉴别。

知识点

继发性骨质疏松症的病因

内分泌疾病:皮质醇增多症、性腺功能减退症、甲状腺功能亢进症、甲状旁腺功能亢进症和 1 型糖尿病等。

风湿疾病:类风湿关节炎、系统性红斑狼疮和强直性脊柱炎等。

恶性疾病:多发性骨髓瘤和白血病等。

影响骨代谢的药物:糖皮质激素、甲状腺激素、抗癫痫药物、细胞毒或免疫抑制剂(环孢素 A、他克莫司)、肝素和引起性腺功能减退的药物:芳香化酶抑制剂和促性腺激素释放激素类似物等。

胃肠道疾病:慢性肝炎(尤其是原发性胆汁性肝硬化)、炎性肠病(尤其是克罗恩病)和胃大部切除术等。

肾脏疾病:肾功能不全或衰竭和肾小管疾病等。

其他原因:维生素 D 不足、酗酒、神经性厌食、营养不良、长期卧床、妊娠及哺乳、慢性阻塞性肺疾病、脑血管意外、器官移植、淀粉样变、多发性硬化和获得性免疫缺陷综合征等。

【问题4】患者需要做什么辅助检查?

思路

1. 对骨质疏松诊断及病情评估有意义的检验检查 ①常规检查:血常规、尿常规、肝功能、肾功能、尿钙、尿钠;②骨代谢指标:血钙(Ca)、血磷(P)、碱性磷酸酶(alkaline phosphatase,ALP)、甲状旁腺素(parathyroid hormone,PTH)和 25 羟维生素 D [25(OH)D],骨转换标志物等;③继发性病因筛查:血促肾上腺皮质激素(corticotropin,adrenocorticotrophic hormone,ACTH)、皮质醇、甲状腺功能等;④影像学检查:骨密度检查、骨骼X 线检查等。

知识点

骨密度测定

骨密度是指单位体积(体积密度)或者是单位面积(面积密度)所含的骨量。骨密度及骨测量方法较多,目前临床和科研常用的骨密度测量方法有双能 X 线吸收检测法(dual energy X ray absorptiometry,DXA)、定量计算机断层照相术(quantitative computed tomography,QCT)、外周定量 QCT(peripheral quantitative computed tomography,pQCT)和定量超声(quantitative ultrasound,QUS)等。目前公认的骨质疏松症诊断标准是基于 DXA 测量的结果。根据中国原发性骨质疏松症诊断指南建议,

符合以下任何一点需行骨密度测定:

● 女性 65 岁以上和男性 70 岁以上,无论是否有其他骨质疏松危险因素;

女性 65 岁以下和男性 70 岁以下,有一个或多个骨质疏松危险因素。

● 有脆性骨折史和 / 或脆性骨折家族史的男、女成年人。

- 各种原因引起的性激素水平低下的男、女成年人。
- X 线摄片已有骨质疏松改变者。
- 接受骨质疏松治疗、进行疗效监测者。
- 有影响骨代谢疾病或使用影响骨代谢药物史。
- 国际骨质疏松基金会（International Osteoporosis Foundation，IOF）1min 测试题回答结果阳性者。
- 亚洲人骨质疏松自我筛查工具（osteoporosis self-assessment tool for Asians，OSTA）结果 ≤ −1。

本例患者进行骨密度测定的意义在于辅助骨质疏松症的诊断，了解骨质疏松症的严重程度及判断预后，作为未来疗效鉴别的基线数据。

表 24-1 基于 DXA 测定骨密度的分类标准诊断

分类	T 值
正常	≥ −1.0
低骨量	>−2.5~<−1.0
骨质疏松	≤ −2.5
严重骨质疏松	≤ −2.5+ 脆性骨折

注：T 值用于表示绝经后妇女和大于 50 岁男性的骨密度水平，对于儿童、绝经前女性和 50 岁以下男性，其骨密度水平的判断建议用同种族的 Z 值表示。如果 Z 值 ≤ −2.0，提示有继发性骨质疏松的可能。

骨转换标志物（bone turnover markers，BTMs），是骨组织本身的代谢（分解与合成）产物，简称骨标志物。骨转换标志物分为骨形成标志物和骨吸收标志物，前者反映成骨细胞活性及骨形成状态，后者代表破骨细胞活性及骨吸收水平。在正常人不同年龄段，以及不同疾病状态时，血液循环或尿液中的骨转换标志物水平会发生不同程度的变化，代表了全身骨骼代谢的动态状况。骨质疏松症患者的骨转换水平通常在正常范围，新发骨折后可能出现轻度升高。

知识点

骨转换标志物表 24-2。

表 24-2 骨转换标志物

骨形成标志物	骨吸收标志物
血清碱性磷酸酶（ALP）	空腹 2h 尿钙 / 肌酐比值（UCa/Cr）
血清骨钙素（OC）	血清抗酒石酸酸性磷酸酶（TRACP）
血清骨特异性碱性磷酸酶（BALP）	血清 I 型胶原 C- 末端肽交联（S-CTX）
血清 I 型原胶原 C- 端前肽（P1CP）	尿吡啶啉（Pyr）
血清 I 型胶原 N- 端前肽（P1NP）	尿脱氧吡啶啉（D-Pyr）
	尿 I 型胶原 C- 末端肽交联（U-CTX）
	尿 I 型胶原 N- 末端肽交联（U-NTX）

推荐空腹血清 I 型原胶原 N- 端前肽和空腹血清 I 型胶原 C- 末端肽交联（serum C terminal telopeptide of type 1 collagen，S-CTX）分别为反映骨形成和骨吸收敏感性较高的标志物。

2. 为鉴别和排除其他可引起骨质疏松的疾病，应完善相关检验检查 如红细胞沉降率（血沉）、C- 反应蛋白、性腺激素、血清泌乳素、甲状腺功能、血尿游离皮质醇或小剂量地塞米松抑制试验、血气分析、尿本周蛋白、血尿轻链、血清自身免疫指标等，甚至放射性核素骨扫描、骨髓穿刺或骨活检等检查可根据鉴别诊断的需要酌情进行。X 线通常建议根据身高和脊柱变形情况拍摄胸腰椎侧位片和正位片，及根据骨痛和疑有骨折的部位选择性拍片检查。

知识点

椎体骨折的评估

符合以下任何一条,建议行胸、腰椎 X 线侧位影像及其骨折判定:

- 女性 70 岁以上和男性 80 岁以上,椎体、全髋或股骨颈骨密度 T 值 $\leqslant -1.0$。
- 女性 65~69 岁和男性 70~79 岁,椎体、全髋或股骨颈骨密度 T 值 $\leqslant -1.5$。
- 绝经后女性及 50 岁以上男性,具有以下任一特殊危险因素:
- 成年期($\geqslant 50$ 岁)非暴力性骨折。
- 较年轻时最高身高缩短 $\geqslant 4cm$。
- 1 年内身高进行性缩短 $\geqslant 2cm$。
- 近期或正在使用长程(>3 个月)糖皮质激素治疗。

Genant 目视半定量测定椎体压缩性骨折见表 24-3。

表 24-3　Genant 目视半定量测定椎体压缩性骨折

椎体骨折形态	椎体骨折程度
	正常
楔形变形　　双凹变形　　压缩变形	Ⅰ度:轻度骨折,与相同或相邻的椎骨相比,椎骨前、中、后部的高度下降 20%~25%
	Ⅱ度:轻度骨折,与相同或相邻的椎骨相比,椎骨前、中、后部的高度下降 25%~40%
	Ⅲ度:轻度骨折,与相同或相邻的椎骨相比,椎骨前、中、后部的高度下降 40% 以上

辅助检查结果:血、尿和便常规、血沉和肝肾功能、血气均正常。血钙 2.46mmol/L,磷 1.23mmol/L,ALP 130U/L,PTH 21.0ng/L,25(OH)D 19.9μg/L,24h 尿钙 2.46mmol/L;血 ACTH(上午 8 时)36.2ng/L,血皮质醇(上午 8 时)22.7μg/dl。甲状腺功能正常。双能 X 线骨密度仪(DXA)测量的骨密度:腰椎 1 为 40.806g/cm²,T 评分为 2.2;股骨颈为 0.431g/cm²,T 评分为 3.8;全髋为 0.509g/cm²,T 评分为 3.5。胸腰椎 X 线可见胸椎骨质疏松,胸 8、胸 12、腰 2 椎体压缩性骨折(图 24-1)。

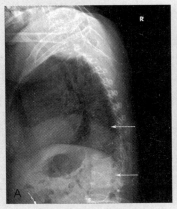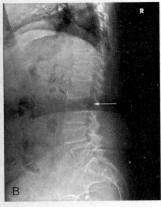

图 24-1　患者的胸腰椎侧位 X 线图
可见椎体骨质疏松,箭头所示胸 8 与胸 12 椎体(A)、腰 2 椎体(B)压缩性骨折。

【问题5】该患者的完整诊断是什么?

思路　本例患者的病史中无可引起骨质疏松症的特殊疾病,查体示体型偏胖、有面部多血质表现,对皮质醇增多症进行了筛查,相关指标未见异常,查体甲状腺肿大,甲状腺功能未见异常排除甲亢,患者有母系骨质疏松的家族史,首先考虑诊断为原发性骨质疏松症。实验室检查结果:三大常规、血沉和肝肾功能、血气均正常。血钙磷、尿钙水平正常,25OHD 水平偏低,ALP 升高,提示骨形成活跃,依据 WHO 推荐的骨质疏松症诊断标准,该患者符合严重骨质疏松症。其诊断要点如下:① DXA 骨密度提示髋部股骨颈和全髋部的 T- 值分别为 −3.8 和 −3.5。②胸腰椎片发现多发椎体骨折(白色箭头处),因此该患者的完整诊断为:严重骨质疏松症,多发椎体骨折(胸 8,胸 12 和腰 2);维生素 D 缺乏。

知识点

骨质疏松症基于骨折的诊断标准

符合以下三条之一者:①髋部或椎体脆性骨折;②DXA 测量的中轴骨骨密度或桡骨远端 1/3 骨密度的 T 值 ≤ −2.5;③骨密度测量符合低骨量(−2.5<T 值 <−1)加肱骨近端、骨盆或前臂远端脆性骨折。

【问题6】该患者应该怎样进行治疗?

思路

1. 该患者的治疗目标　骨质疏松症的防治目的是预防初发或再发骨折。通过各种手段保持骨骼代谢正平衡,增加骨量,改善骨骼微结构,提高骨强度,进而减少和避免骨折。主要措施有非药物及基础干预、药物治疗和康复。

2. 针对该患者需进行的生活方式干预和调整

(1)均衡膳食、营养:富含钙、低盐和适量蛋白质的均衡饮食。该患者 BMI 偏高,需调整饮食,适量减重。

(2)充足日照、规律运动:上午 11 时到下午 3 时之间,尽可能多将皮肤暴露于阳光下 15~30min,每周 2 次,可促进维生素 D 的合成。进行有助于骨健康的体育锻炼和康复治疗。

(3)避免饮过量咖啡、碳酸饮料等,避免或减少使用影响骨代谢的药物。

(4)采取防止跌倒的各种措施,注意是否有增加跌倒风险的疾病和药物。改善居室环境、穿防滑鞋、在浴室和卫生间安装扶手等。

3. 该患者需要基础的骨骼健康补充剂　适当补充钙剂和维生素 D 其他抗骨质疏松治疗的基础,特别是对钙摄入不足和维生素 D 缺乏的患者(表 24-4、表 24-5)。

知识点

表 24-4　中国营养学会膳食钙参考摄入量

人群	参考摄入量/(mg·d⁻¹)
18~49 岁	800
>50 岁	1 000
孕早期	800
孕中晚期、哺乳期	1 000

表 24-5 中国营养学会维生素 D 参考摄入量

人群	参考摄入量 /(IU·d⁻¹)
<65 岁	400
≥ 65 岁	600
孕期、哺乳期	400

患者平素钙摄入少,血清 25 羟维生素 D 水平明显降低,存在维生素 D 缺乏。因此推荐补充钙剂和维生素 D。

本例患者建议每日摄入元素钙 1 000mg,如食物中含钙不足 400mg,建议增加奶制品摄入或钙剂补充 600mg。可予以维生素 D 平均每日 800~1 200IU 补充;以期 25 羟维生素 D 水平达到 30μg/L 以上。

4. 本例患者具有严重的骨质疏松,发生再次骨折的风险很高,具有很强的药物干预指征,需要有效药物治疗。

知识点

抗骨质疏松药物治疗适应证

发生椎体脆性骨折(临床或无症状)或髋部脆性骨折者:

1. DXA 骨密度(腰椎、股骨颈、全髋部或桡骨远端 1/3)T 值 ≤ –2.5,无论是否有过骨折。

2. 骨量低下者(骨密度:–2.5<T- 值 <–1.0),具备以下情况之一发生过某些部位的脆性骨折(肱骨上段、前臂远端或骨盆)。

FRAX® 工具计算出未来 10 年髋部骨折概率 ≥ 3% 或任何主要骨质疏松性骨折发生概率 ≥ 20。

【问题 7】如何为本例患者选择抗骨质疏松症的药物?

思路

1. 骨质疏松症防治药物的作用机制是什么?

骨重建失平衡是引起骨质疏松症的最为主要的病理生理机制。防治骨质疏松症的药物正是通过调节骨重建,为抑制骨吸收和 / 或促进骨形成,进而维持骨重建的正平衡,达到药物疗效(表 24-5)。骨质疏松症的防治药物可分为骨吸收抑制剂、骨形成促进剂和其他类药物(兼具两者作用)。

知识点

表 24-5 防治骨质疏松药物

骨吸收抑制剂	骨形成促进剂	其他机制类药物	中药
双膦酸盐	甲状旁腺类似物	活性维生素 D 及其类似物	骨碎补总黄酮制剂
降钙素		维生素 K₂ 类	淫羊藿苷类制剂
雌激素		锶盐	人工虎骨粉制剂
选择性雌激素受体调节剂			
RANKL 抑制剂			

---

2. 本例患者应选用何种药物及疗程如何?

目前临床上有多种防治骨质疏松的药物可供选择。对这些药物的选择是以充分的循证医学证据为考量的。选用的药物至少被证明可增加骨密度、减少椎体骨折和 / 或减少非椎体骨折,并且具有长期安全性。骨质疏松症需要长期治疗,不同药物的疗程需根据患者的病情、药物长期疗效和安全性综合判断(表24-7)。

知识点

表 24-7　不同类型抗骨质疏松药物的疗效、安全性和用法

药物	骨密度	椎体骨折	非椎体骨折	益处	风险	用法
双膦酸盐	+	+	+		上消化道刺激、注射制剂大量应用导致下颌骨坏死	阿仑膦酸盐 70mg,每周一次,空腹,站立 30min;唑来膦酸盐,5mg,静滴(至少 15min),每年一次
雌激素	+	+	NS	绝经症状	乳腺癌,血栓出血	对绝经早期妇女可采用雌孕激素联合(具有完整子宫者)或单纯雌激素替代
降钙素	+	+	NS	止痛		鲑鱼降钙素鼻喷剂 200IU/d;鳗鱼降钙素 20IU/周,肌内注射
RANKL 抑制剂(国内未上市)	+	+	+		低钙血症、严重感染	迪诺塞麦,规格 60mg/1ml,每半年使用 60mg,皮下注射
雷洛昔芬	+	+	+	乳腺癌心血管病	血栓,潮热	雷洛昔芬 60mg,每日一次
PTH	+	+	+	升高骨密度		特立帕肽,20μg,皮下注射,每日一次
锶盐	+	+	+		静脉血栓	欧锶美 2g,每晚 1 次

本例患者可考虑选用双膦酸酸盐、选择性雌激素受体调节剂(selective estrogen receptor modulators,SERMS)、锶盐或 PTH 类似物。患者年龄较大(>65 岁),亦可选用活性维生素 D。

3. 这些药物是否可以联合使用?

抗骨质疏松药物的联合使用较为复杂,尚需要大规模、大样本的临床研究来证实。联合用药有两种方式。①同时联合方案:钙剂与维生素 D 可以作为骨质疏松治疗的基础药物,可以与骨吸收抑制剂或骨形成促进剂联合使用;不建议同时使用相同作用机制的药物治疗骨质疏松症;同时应用双膦酸盐类和 PTH 类似物制剂,不能取得加倍的疗效。②序贯联合用药:可个体化,有研究指出序贯应用骨形成促进剂和骨吸收抑制剂,能较好地维持疗效,如 PTH 和双膦酸盐、地舒单抗等的联合使用,可能成为未来的治疗选择。特别是如下情况要考虑药物序贯治疗:①某些骨吸收抑制剂治疗失效、疗程过长或存在不良反应时;②骨形成促进剂(PTH 类似物)的推荐疗程仅为 18~24 个月,此类药物停药后应序贯治疗。推荐在使用 PTH 类似物等骨形成促进剂后序贯使用骨吸收抑制剂,以维持骨形成促进剂所取得的疗效。

4. 怎样评判药物的疗效?

治疗过程中,注意观察患者的依从性,1~2 年系统观察中轴骨骨密度的变化,用于评价药物疗效。判断疗效时,应充分考虑骨密度测量的最小有意义的变化值(least significant change,LSC);骨转换生化标记物可早于骨密度发生变化。在为明确是否有椎体骨折而行首次脊椎影像学检查后,若再次出现提示新发椎体骨折的状况,如身高变矮、出现新的腰背痛、形体变化或在行胸 X 线检查时偶然发现新的脊椎畸形时,应再次行相应的脊椎影像学检查。

5. 骨质疏松性骨折,尤其是椎体骨折的处理和原则?

非椎体骨质疏松性骨折后,据情况进行骨折的整复和固定。同时予以骨骼健康的基本补充剂,并适时予

以防治骨质疏松症的药物。

骨质疏松性椎体骨折的处理包括①疼痛控制;②尽快恢复活动能力。口服镇痛药是椎骨压缩性骨折导致急性疼痛的一线治疗选择。可选用对乙酰氨基酚、布洛芬、萘普生等药物,或者使用阿片类药物与对乙酰氨基酚联用。口服镇痛药不缓解的可加用降钙素 2~4 周。双膦酸盐、雷诺昔芬和 PTH 也可用于治疗,目的在于增加骨量,减少新发骨折。椎体成形术及椎体后凸成形术可快速缓解椎体压缩性骨折引起的骨痛,恢复患者的活动能力,提高生活质量,近十年来国内已广泛开展,但因疗效尚存争议,可能带来副作用。因此,需在充分评估的基础上谨慎使用。

骨质疏松症的诊治流程见图 24-2。

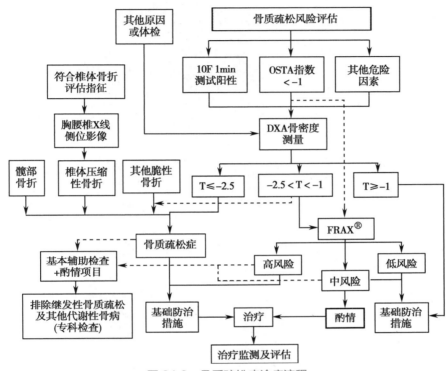

图 24-2 骨质疏松症诊疗流程

(夏维波)

推荐阅读资料

[1] ROSEN C J. Clinical practice. Postmenopausal osteoporosis. N Engl J Med, 2005, 353 (6): 595-603.

[2] 中华医学会骨质疏松和骨矿盐疾病分会. 原发性骨质疏松症诊疗指南 (2017). 中华骨质疏松和骨矿盐疾病杂志, 2017, 10 (5): 413-443.

[3] SOLOMON D H, FINKELSTEIN J S, KATZ J N, et al. Underuse of osteoporosis medications in elderly patients with fractures. Am J Med, 2003, 115 (5): 398-400.

[4] VENMANS A, KLAZEN C A, LOHLE P N, et al. Natural history of pain in patients with conservatively treated osteoporotic vertebral compression fractures: results from VERTOS Ⅱ. Am J Neuroradiol, 2012, 33: 519-521.

[5] TSAI J N, UIHLEIN A V, LEE H, et al. Teriparatide and denosumab, alone or combined, in women with postmenopausal osteoporosis: the DATA study randomised trial. Lancet, 2013, 382 (9886): 50-56.

[6] GENANT H K, WU C Y, KUIJK C V, et al. Vertebral fracture assessment using a semiquantitative technique. J Bone Mineral Res, 1993, 8 (9): 1137-1148.

[7] EASTELL R, ROSEN C J, BLACK D M, et al. Pharmacological management of osteoporosis in postmenopausal women: an endocrine society clinical practice guideline. J Clin Endocrinol Metab, 2019, 104 (5): 1595-1622.

第三篇
临床常用激素测定

第二十五章　激素测定技术

体内的激素水平是反映内分泌代谢功能状态的直接指标,也是诊断内分泌代谢疾病的重要依据。体液中绝大多数激素的含量很低,用一般的化学方法检测非常困难。1959 年,Yalow 首次用放射免疫分析法(radioimmunoassay,RIA)测定血浆胰岛素,从此开创了激素测定技术的新纪元。RIA 在内分泌代谢疾病的诊断中迅速推广应用,极大地推动了内分泌学的发展进步。但是,RIA 在发展过程中也暴露出许多缺点:放射性核素对人体有害、放射性废弃物污染环境、标记物容易衰变和测量仪器昂贵等,还需要发展完善,改进技术。在此背景下,1968 年,Males 建立了放射性核素标记抗体的免疫放射分析法(immunoradiometric assay,IRMA),该方法的检测灵敏度比 RIA 高 10~100 倍,特异性更强,方法更加简便易行,但依旧需要应用放射性核素,未能完全弥补 RIA 的缺陷。

1971 年,Van Weeman 和 Engvall 建立了酶联免疫吸附法(enzyme-linked immunosorbent assay,ELISA)。到了 20 世纪 80 年代后期,酶免疫分析技术取得了突破性进展,相继建立了酶联免疫荧光分析法(enzyme-linked immunofluorometric assay,ELIFA)、增强发光酶免疫分析法(enhanced luminescence enzyme immunoassay,ELEIA)和克隆的酶供体免疫分析法(cloned enzyme donor immunoassay,CEDIA)等多种新型的酶免疫分析技术,现今已发展为形式各异、各具优点和用途的定量、半定量和超微定量分析技术。与 RIA 和 IRMA 相比,其酶标记物的有效期长、稳定性好,不同批次试剂盒之间变异小;联用放大系统时,检测灵敏度高达 10^{-19}mol/L 水平,且没有放射性。鉴于以上优点,酶免疫分析法等非核素标记免疫分析技术已取代了 80% 以上放射性核素标记免疫分析法的测定项目。

随着科学技术的进步发展,后人又建立了荧光免疫分析法(fluorescence immunoassay,FIA)、时间分辨荧光免疫分析法(time-resolved fluoroimmunoassay,TRFIA)、化学发光免疫分析法(chemiluminescence immunoassay,CLIA)、电化学发光免疫分析法(electrochemiluminescence immunoassay,ECLIA)和免疫多聚酶链反应(immuno-polymerase chain reaction,IPCR)等技术。其中,ECLIA 利用电促发光原理,产生高效、稳定的连续光源供检测,试验步骤简单,反应时间短,测定速度快,检测灵敏度可达 10^{-12}mol/L,能满足临床的诊断要求,多种激素测定已实现了 ECLIA 商品化。

此外,还有基于先分离后分析为特征的高效液相色谱法(high performance liquid chromatography,HPLC)和毛细管电泳法(capillary electrophoresis,CE),在激素的测定领域也得到了广泛应用。

回顾激素测定技术的发展历程,不难发现,激素检测技术的进步,促使了许多新激素的发现,极大地推动了临床内分泌学的发展。当今激素测定的新技术和新方法如雨后春笋,不断涌现,朝着灵敏度更高、特异性更强、更精密准确、分析仪器自动化和快速测定的方向大步迈进。

(余学锋)

第二十六章　下丘脑和垂体疾病相关激素测定

一、尿崩症

血浆 ADH 测定

原理:抗利尿激素(antidiuretic hormone,ADH)又称血管升压素,是含有一个二硫键的 9 肽,由下丘脑的神经元合成,经视上核 - 垂体束流向神经垂体,并在该处贮存。在适当的刺激下,从神经垂体或正中隆起的神经末梢释放入血。人的血浆 ADH 的日分泌量 25~70ng,其血浆水平因容量负荷的增减而改变。ADH 是极强的缩血管物质,是体内维持水和渗透压平衡的重要激素,通过测定血浆 ADH 水平可反映下丘脑 - 垂体的功能状态。

方法:RIA 法。

标本采集:正常饮水状态下采集静脉血。

报告解读:正常人血浆 ADH(随意饮水)为 1.0~1.5ng/L,禁水后可明显升高。中枢性尿崩症患者血浆 ADH 值低于正常水平,禁水后血浆 ADH 值也不增加或增加不多。肾性尿崩症患者基础和禁水后血浆 ADH 均高。临床上通常同时测定血渗透压和尿渗透压,以协助诊断。

二、不适当抗利尿综合征

血浆 ADH 测定

不适当抗利尿综合征(syndrome of inappropriate antidiuresis,SIAD)的临床表现取决于低钠血症的严重程度和发展速度。检测结果显示血浆 ADH 相对于血浆渗透压呈不适当的高水平,具体方法见尿崩症篇。

三、垂体瘤

垂体瘤造成的激素分泌紊乱可以表现为激素分泌过多(如肢端肥大症、库欣综合征等),也可为功能减退(如闭经、性功能低下等)。垂体瘤激素分泌功能通常通过检测血清或者尿液中相应激素水平可以做出判断。对初治患者首先要对常见的内分泌激素水平进行筛查,必要时针对某一激素进行动态试验来评估垂体激素分泌状态。

1. 血清泌乳素(prolactin,PRL)测定

原理:垂体泌乳素瘤分泌 PRL 增高,故可测定血清 PRL 的值以辅助诊断。女性患者诊断前要行妊娠试验排除妊娠相关的高泌乳素血症。

方法:化学发光免疫分析法(CLIA)。

标本采集:理想的情况是醒后或饭后 1h 采静脉血,并应避免过度静脉穿刺。因为 PRL 为脉冲式分泌,为避免峰值出现对结果的影响,可在同一天连续采 3 次血,每次间隔 20min,取其平均值。

报告解读:女性正常参考值 21.2~530mIU/L,男性正常参考值 21.2~424mIU/L。如首次的 PRL 值不具有诊断价值,应改天再测。

2. 血清生长激素(growth hormone,GH)测定

原理:生长激素分泌于脑垂体前叶,是一种包含两个分子链内二硫键的多肽,单独存在或与一些 GH 结合蛋白结合。正常人血清 GH 值很低,且呈脉冲式分泌,故随意取血测 GH 对诊断意义有限,必须辅以 GH 刺激试验或抑制试验,以判断垂体分泌 GH 的功能。监测血清 GH 水平被广泛用于儿童发育治疗监测、烧伤

治疗观察、侏儒症、垂体肿瘤引起的巨人症、肢端肥大症的诊断等。

方法：化学发光免疫分析法（CLIA）法。

标本采集：清晨 8 时空腹取静脉血。

报告解读：正常人血清基础值很低，为 0~10μg/L（0~10μg/L）。GH 测定未标准化，因此，需要进行多次测定。

3. 血清胰岛素样生长因子 -1（insulin-like growth factor-1, IGF-1）测定

原理：胰岛素样生长因子是一组结构上相关的多肽类生长因子，对所有组织均有胰岛素样活性。IGF-1 的水平主要受 GH 的调节，GH 作用主要经 IGF-1 介导完成，因此血清 IGF-1 水平与肢端肥大症患者病情活动的相关性更为密切。因此，IGF-1 也是诊断、疗效监测、筛查肢端肥大症的重要指标。IGF-1 的浓度在很大范围内与 GH 浓度一致。

方法：ELISA 法。

标本采集：清晨 8 时空腹取静脉血。

报告解读：正常年轻成人 IGF-1 水平为 0.5~2.0IU/ml，垂体功能低下时，常 <0.2IU/ml，正常婴儿 <0.2IU/ml，随年龄增长而上升，在 10~12 岁时大约为 1.04IU/ml，所以 IGF-1 浓度与年龄密切相关，因此测定结果应与同年龄、同性别相匹配的正常值范围对照。需注意 IGF-1 水平还受甲状腺激素、泌乳素、糖皮质激素和营养状态的影响。

4. 口服葡萄糖 GH 抑制试验

原理：通过口服葡萄糖诱导高血糖，抑制 GH 分泌。活动期肢端肥大症患者血清 GH 水平持续升高且不被高血糖所抑制。

方法：口服葡萄糖 75g。

标本采集：口服葡萄糖前和口服后 30、60、90、120min 采集静脉血。

报告解读：GH 的最低值 1.0μg/L 为正常反应；GH 的最低值 >1.0μg/L，说明 GH 分泌不受抑制，多见于垂体 GH 瘤患者；如果 IGF-1 和血清 GH 均升高，同时患者有临床症状和体征，则不必行此试验。

四、腺垂体功能减退症

获得性腺垂体功能减退以 GH、黄体生成素（luteinizing hormone, LH）/ 促卵泡激素（follicle stimulating hormone, FSH）、促甲状腺激素（thyrotropin, thyroid stimulating hormone, TSH）、促肾上腺皮质激素（corticotropin, adrenocorticotrophic hormone, ACTH）、PRL 的顺序依次出现相关功能减退，激素分泌减少，故进行腺垂体激素测定时，血 FSH、LH、TSH、ACTH、PRL 和 GH 水平低于正常低限。

（余学锋）

第二十七章　甲状腺激素的测定

目前临床上甲状腺激素的测定主要包括游离三碘甲腺原氨酸(FT_3)、游离甲状腺素(FT_4)和促甲状腺激素(thyrotropin,thyroid stimulating hormone,TSH),而总 T_3(TT_3)、总 T_4(TT_4)和反 T_3(rT_3)也是反映甲状腺功能状态的重要指标。故要合理的组合甲状腺激素测定,一定要整体的、动态的、平衡的结合患者的临床表现来阅读甲状腺激素的测定结果。

1. TSH 测定

原理:甲状腺功能异常时,TSH 的变化较 FT_3、FT_4 迅速而显著,故 TSH 测定较 FT_3 和 FT_4 更为敏感,是反映下丘脑 - 垂体 - 甲状腺轴功能的首选指标。对甲亢和甲减的诊断均具有重要的意义。可应用于甲亢的筛查,而且是诊断亚临床型甲亢的最重要的指标。在甲减时血清 TSH 水平的升高,是反映甲状腺功能改变最早、最敏感的指标。

方法:IRMA 法,CLIA 法和 TRFIA 法。

标本采集:清晨 8 :00 采集静脉血,注意不宜使用有明显溶血和脂血的标本。

报告解读:目前 TSH 的检测已经进入第三代和第四代测定方法,通过检测敏感 TSH(sensitive TSH,sTSH),使得诊断亚临床甲亢成为可能,传统的 ^{131}I 摄取率和 TRH 刺激试验诊断不典型甲亢的方法已经被 sTSH 测定所取代。一般甲亢时 sTSH<0.1mIU/L,甲状腺性甲减时,多 >10mIU/L。

2. 血清 TT_3 和 TT_4 测定

原理:T_4 和 T_3 是甲状腺分泌的两种主要激素,T_4 分子量 777D,T_3 分子量 651D。T_4 全部由甲状腺产生,T_3 有 80% 来自游离 T_4 在外周组织脱去一个碘原子而成,直接来自甲状腺的 T_3 只占 20%。它们的合成和分泌主要受下丘脑及垂体的控制,血清 TT_4 是判定甲状腺功能的基本筛选指标,血循环中的 TT_3 浓度的变化常与 TT_4 的改变平行,TT_3 为早期甲状腺功能亢进症(甲亢)、治疗中疗效观察及停药后复发的较敏感指标,是诊断 T_3 型甲亢的特异性指标。检测甲状腺激素时,必须同时包括 TSH。

方法:化学发光免疫分析法(CLIA)。

标本采集:清晨 8 :00 采集静脉血,注意不宜使用严重溶血、脂血或黄疸标本。

报告解读:成人 TT_4 正常参考值:58.1~154.8nmol/L(4.5~11.9μg/dl),成人 TT_3 正常参考值:0.7~2.1nmol/L(44.5~136.1ng/dl)。甲亢时多有增高,且 TT_3 增高常较 TT_4 增高出现更早,甲状腺功能减退症时则降低,TT_4 降低早于 TT_3。但血清中 99.95% 以上的 T_4 和 99.7% 以上的 T_3 与蛋白结合,其中 80%~90% 与甲状腺素结合球蛋白(thyroxine binding globulin,TBG)结合,故 TT_3、TT_4 水平受 TBG 等结合蛋白量和结合力变化的影响。在妊娠、使用雌激素和患有病毒性肝炎时,TBG 水平会升高,从而造成 TT_3、TT_4 测定值也会相应增高;而使用雄激素、泼尼松以及低蛋白血症(严重肝病、肾病综合征)时,TBG 的水平会下降,TT_3、TT_4 测定值也会相应的降低。

3. 血清 FT_3 和 FT_4 测定

原理:FT_3、FT_4 不受血 TBG 变化的影响,直接反映了甲状腺功能状态,其敏感性和特异性高于 TT_3、TT_4。

方法:化学发光免疫分析法(CLIA)。

标本采集:清晨 8 :00 采集静脉血,注意不宜使用严重溶血、脂血或黄疸标本。

报告解读:成人 FT_3 正常参考值 2.1~5.4pmol/L(0.14~0.35ng/dl),成人 FT_4 正常参考值 9.0~23.9pmol/L(0.7~1.8ng/dl)。两者升高见于甲亢,减低可见于甲状腺功能减退、垂体功能减退及严重全身性疾病等。

(余学锋)

第二十八章 甲状旁腺激素测定

1. 血清甲状旁腺激素（parathyroid hormone, PTH）测定

原理：PTH 是由甲状旁腺分泌的分子量为 9.5kD 的多肽，共 84 个氨基酸。PTH 在血循环中主要有四种存在形式：①完整的 PTH_{1-84}，占 5%~20%，具有生物活性；② N 端 PTH_{1-34}（PTH-N），量很少；③ C 端 PTH_{56-84}（PTH-C，其中又可分为若干种不同长度的片断）；④中段 PTH（即 PTH-M）。前两者具有生物活性，但半衰期时间短（不超过 10min）；后两者占 PTH 的 75%~95%，半衰期时间长，但无生物活性。正常情况下，循环中生物活性 PTH 浓度较低（<50ng/L），大部分为无生物活性的 PTH-M 和 PTH-C；这些片段经肾脏清除，肾脏受损可使其蓄积，浓度升高。因此，对用 PTH-M 和 PTH-C 有特异性的抗血清测定无生物活性的激素片段，有助于区别正常人与甲旁亢患者。新开展的高灵敏度"双位点"免疫放射分析法使用两种抗体（一个针对氨基端区，一个针对羧基端区），可测出完整的、具有生物活性的 PTH，减少肾脏对测定结果的影响。PTH 在人体钙调节、磷代谢过程中起重要的作用。测定血清 PTH 水平是诊断甲状旁腺疾病和钙磷代谢研究的重要指标。

方法：CLIA 法。

标本采集：清晨 8 时，空腹采集静脉血。

报告解读：由于血液循环中 PTH 分子的不均一性，以及所用抗血清来源及抗原的不同，使各实验室报告的血清 PTH 正常值有很大差异，而且所用的单位也不统一。正常人血 PTH_{1-84} 为 10~65ng/L；PTH-M 为 50~330ng/L；PTH-N 为 8~24ng/L；PTH-C 为 286 ± 93ng/L。其水平的升高多见于甲状旁腺功能亢进症（甲旁亢），降低多见于激素缺乏性甲状旁腺功能减退症（甲旁减），而 PTH 抵抗性甲旁减，血 PTH 正常或升高。此外，一些生理因素及药物对 PTH 水平有影响，肾上腺素、胰泌素、酒精、前列腺素 E_2、维生素 A、降钙素及皮质醇均能增加 PTH 分泌；普萘洛尔、低镁血症、1α,25-$(OH)_2D_3$ 则降低血 PTH。肾功能不全患者 PTH 水平可随血清钙迅速变化（透析或饮食磷的量），而产生较大的波动。

2. PTH 兴奋试验（Ellsworth–Howard 试验）

原理：通过补充外源性的 PTH，抑制进球小管对磷的重吸收，使尿磷增加。

试验方法：受试者于试验日早晨 6 时排空膀胱，早晨 7、8、9 时分别收集每小时尿测尿磷、尿肌酐和尿 cAMP。9 时静脉滴注 PTH 200~400IU，持续 1h。10 时开始收集每小时尿共 5 次。注意事项：如使用牛 PTH，试验前需作皮肤过敏试验，过敏者或既往有类似过敏史者禁用或慎用。肾脏对 PTH 有部分抵抗时结果可与正常值重叠。

报告解读：正常人于静脉输注 PTH 后，尿磷／尿肌酐比值和尿 cAMP 较静脉输注前增加 1~2 倍。甲旁减者在滴注 PTH 后，尿磷／尿肌酐比值和尿 cAMP 增加 5 倍以上（由于基础值低），假性甲旁减患者无增加或增值小于 1 倍，从而区别病因是 PTH 缺乏，或是 PTH 抵抗。

（余学锋）

第二十九章　肾上腺疾病相关激素测定

一、库欣综合征

库欣综合征的基本致病机制是由于肾上腺皮质激素尤其糖皮质激素分泌过多所致,因此,测定血浆皮质激素及其代谢物的浓度是确诊本症的重要依据。在临床表现不够典型的轻、中度或早期患者,还常需结合各种动态功能试验,综合分析下丘脑-垂体-肾上腺轴的功能状态,才能作出正确的功能和病因及定位诊断,以指导治疗。

1. 血浆总皮质醇测定

原理:血浆皮质醇系肾上腺皮质束状带分泌的糖皮质激素。正常人血浆皮质醇的分泌受促肾上腺皮质激素(corticotropin,adrenocorticotrophic hormone,ACTH)调节,具有一定的昼夜节律。一般于午夜分泌最少,血浆含量最低,凌晨4时分泌开始增加,至早6~8时分泌最多。8时以后分泌逐渐减少,下午4时左右分泌量较清晨最高值比下降50%或50%以上。分泌入血液循环中的皮质醇以游离型和蛋白结合型存在,称为血浆总皮质醇。蛋白结合型皮质醇占血浆总皮质的90%,无生物活性,不能进入细胞,通过肝脏时不被分解代谢,不被肾小球滤过;游离型皮质醇有生物活性,可进入细胞内,在肝脏代谢而失去活性,并可经肾小球滤过进入尿中。尿中游离皮质醇含量与血浆游离皮质醇的含量成正比。当血浆总皮质醇水平升高,超过与皮质类固醇结合球蛋白的结合限度时,血浆中游离皮质醇的水平升高,继之尿游离皮质醇的排泄也急骤升高。

方法:放射免疫分析法(RIA),化学发光免疫分析法(CLIA)法。

标本采集:上午8时、下午4时和夜间0时三个点采静脉血,尽量做到取血一次成功,且使患者处于情绪稳定、平和状态。

报告解读:血皮质醇正常参考范围为清晨醒后可达275~550nmol/L(10~20μg/dl),下午4时为85~275nmol/L(3~10μg/dl),午夜达最低值,即<14nmo/L(50μg/L)。在大多数库欣综合征患者中,清晨(上午8时)皮质醇可在正常范围或轻度升高,但午夜时则总是升高的,常与早晨水平相仿,失去正常的昼夜节律。但许多因素可影响其测定值,如各种应激、某些药物(糖皮质激素类、雄激素类及口服避孕药等)和严重肝、肾功能不良等都会使皮质醇大幅度升高,干扰扰临床判断,要注意鉴别。盲人、夜班者和睡眠不佳者正常昼夜节律消失,不应视为异常。

2. 24h 尿游离皮质醇(unary free cortisol;UFC)测定

原理:血循环中皮质醇约90%是以与皮质醇结合球蛋白(cortisol-binding globulin,CBG)相结合的形式存在的,仅 5%~10% 以游离皮质醇形式自尿中排出。测定尿中24h游离皮质醇总量,可反映肾上腺皮质激素总的日分泌量,当皮质醇增多症时,其值升高。血浆中CBG结合皮质醇的最大结合容量约为690nmol/L(250μg/L),当血浆皮质醇浓度大于此值时,尿中游离皮质醇浓度迅速增加,较少受到其他因素干扰。因此它不仅是肾上腺皮质功能的可靠判断指标,也是地塞米松抑制试验的良好观察指标,诊断价值优于17-羟皮质类固醇。

方法:化学免疫发光法(CLIA)。

标本采集:留 24h 尿。

报告解读:其参考正常范围为 55~275nmol/24h。推荐至少 2 次尿液检查,以提高测定结果的可信度。

3. 唾液皮质醇测定

原理:皮质醇在血清中主要与 CBG 和白蛋白结合,仅 3%~5% 以游离形式存在并具有生物活性。与血清不同的是唾液皮质醇主要以游离形式存在,反映约 70% 的血清游离皮质醇水平。由于游离皮质醇在血液和唾液中能迅速平衡,且不受血清中 CBG 变化的影响,唾液皮质醇能反映同一时间血中具有生物活性的游离皮质醇水平,可作为检测血清游离皮质醇的一种方法,而且是一种无创非侵入性的检测。

方法:放射免疫分析法(RIA)。

标本采集:上午 8 时、下午 4 时和夜间 0 时三个点收集唾液。唾液样本的采集标准化是决定唾液皮质醇测定稳定和准确的重要因素,现多使用 Salivette 试管来收集唾液,使得唾液样本的收集更为简便和规范化,即使在常温下也能稳定保存 1 周,为远距离随访提供可能。

报告解读:唾液皮质醇正常值,上午 8 时为 0.56 ± 0.19μg/dl(0.17~0.87μg/dl),下午 4 时为 0.28 ± 0.16μg/dl,夜间 0 时为 0.11 ± 0.04μg/dl。无论何种病因引起的库欣综合征其唾液皮质醇的高峰值及低谷值都是明显升高的,且昼夜节律消失。

4. 血浆 ACTH 测定

原理:正常情况下呈昼夜节律和脉冲式分泌,午夜时最低,清晨 6~8 时最高,可相差一倍,血 ACTH 水平对库欣综合征的病因诊断有重要价值。

方法:可用放射免疫分析法(RIA)测定,但近年常用免疫放射法(IRMA)。

标本采集:血浆 ACTH 极不稳定,在室温下很快降解,玻璃表面可强烈吸附 ACTH,因此,ACTH 标本的采集、存放和测定前的准备对测定结果的影响很大。正确的标本采集方法是首先将 EDTA 化的塑料管或硅胶管置于冰内,保持 4℃,采血后旋即再置于冰内,并在 1h 内,使用冷冻离心机离心样本。离心后需要及时检测,室温下只可稳定 2h,或者 -20℃冷冻保存待检测,可保存 4 周。

报告解读:上午 8 时正常参考值 2.2~17.6pmol/L。垂体大腺瘤或异位 ACTH 综合征者 ACTH 水平多 >40pmol/L(200ng/L),甚或可 >110pmol/L(500ng/L);垂体微腺瘤时 ACTH 可轻度升高也可正常,多在 6~30pmol/L(30~150ng/L);而 ACTH 非依赖性库欣综合征,ACTH 降低甚或测不出。

5. 24h 尿 17- 羟皮质类固醇(I7-hydroxycortisteriods,17-0HCS)测定

原理:游离型皮质醇经肝脏降解灭活后,大部分以葡萄糖醛酸酯或硫酸酯的形式存在,总称 17-0HCS,由尿排出,每日从尿中排出的总量约为皮质醇分泌的 30%~40%。尿 17-0HCS 在所有类型的库欣综合征中均增高。

方法:放射免疫分析法(RIA)。

标本采集:留 24h 尿。

报告解读:成人正常参考范围男性为 13.8~41.4μmol/24h(5~15mg/24h),女性为 11~27.6μmol/24h(4~10mg/24h)。尤其是 ≥ 70μmol/24h,诊断意义更大。

二、艾迪生病

艾迪生病是肾上腺皮质结构或功能缺陷,导致肾上腺皮质激素分泌不足,多伴血浆 ACTH 水平增高。

(一)肾上腺皮质激素基础值测定

1. 血浆皮质醇测定　血浆皮质醇水平在本症一般是低下的,以上午 8 时更佳,非应激状态下若血浆皮质醇 <140nmol/L(5μg/L)可确诊为本症,但在正常范围内也不能排除本症。

2. 24h 尿 17-0HCS 测定　在本症中也大多降低,但诊断意义不大。

3. 24h 尿游离皮质醇　在本症中也大多降低,诊断意义不大。

4. 血浆 ACTH 测定　对本症的诊断及鉴别诊断具有重要意义,原发性者的血浆 ACTH 值明显增高,常 ≥ 55pmol/L,但继发性者 ACTH 水平常偏低,早晨 8 时 <4.5pmol/L。

(二)ACTH 兴奋试验

原理:ACTH 可刺激肾上腺皮质分泌肾上腺皮质激素,包括糖类皮质激素、盐类皮质激素、性激素类皮质激素。本试验是引入外源性 ACTH,然后测定血浆皮质醇,通过试验前后的对照来判断肾上腺皮质功能状态,可反映肾上腺皮质的储备功能,这对鉴别肾上腺皮质功能异常是原发性还是继发性,非常有效,已成为目前筛查本症的标准方法。

方法及标本采集:早晨 8 时空腹抽血测血皮质醇基础值,给予 Cortrosyn(一种人工合成的 ACTH 类似物)250μg,静脉注射后 30min 或 60min 取血样,测定血浆皮质醇。

结果解读:若 ≥ 500nmol/L(18μg/dL)为正常,若 <500nmol/L(18μg/dL)提示原发性肾上腺皮质功能减退。

本法不受饮食或药物的干扰,结果可靠,可应用于任何年龄患者,无明显的副作用。

三、原发性醛固酮增多症

在原发性醛固酮增多症中尿醛固酮排出量高于正常。在普食条件下(钠 160mmol/d,钾 60mmol/d)平衡 7d 后,本症患者血浆醛固酮明显升高。醛固酮分泌量与低血钾的程度有关,血钾甚低时醛固酮增高不明显,系由于低血钾对醛固酮的分泌有抑制作用。本症患者血肾素、血管紧张素 Ⅱ 基础值降低,甚至在可测范围之下。目前多测定血醛固酮 / 肾素比值作为筛查,若 >25 或 30,则需要进行一种确诊试验 - 醛固酮抑制试验。

1. 肾素 - 血管紧张素 - 醛固酮系统(renin angiotensin aldosterone system RAAS)活性测定

原理:肾素由肾脏分泌,肾素催化血管紧张素原水解产生血管紧张素 Ⅰ。血管紧张素 Ⅰ 基本没有生物学活性,而是经血管紧张素转化酶(angiotensin converting enzyme,ACE)剪切 C- 末端两个氨基酸残基而形成血管紧张素 Ⅱ。血管紧张素 Ⅱ 具有高效的收缩血管作用,从而使血压升高;血管紧张素 Ⅱ 也能刺激肾上腺皮质分泌醛固酮。醛固酮能促进肾脏对水和钠离子的重吸收,继而增加体液容量,升高血压。原发性醛固酮增多症(原酮症)患者中,血液中醛固酮量会增高,尿液中醛固酮的排出量也会相应增高,血尿醛固酮测定值增高是原醛的特征性表现和诊断的关键指标。另外,血浆醛固酮水平增高而致肾素活性明显受抑而降低,即使在低钠饮食、利尿剂及站立等刺激因素下,也不能明显增高;而继发性醛固酮增多症时则相反,肾素活性明显增高。RAAS 是一个紧密联系的系统,所以现在临床上三种激素多同时测定。

方法:增强发光酶免疫分析法(ELEIA)法测醛固酮和血管紧张素 Ⅱ,放射免疫分析法(RIA)测肾素活性。

标本采集:在普食(含钠 160mmol,钾 60mmol)7d 后,上午 8 时空腹卧位取血,采集静脉血 8~10ml,分别置特殊抗凝管及肝素管,立即分离血浆并及时检测。另留 24h 尿测尿醛固酮。

注意事项:多种因素会影响血浆醛固酮的测定值,①血钾水平影响醛固酮的分泌,血钾甚低时,醛固酮增高常不明显,常需补钾后重复测定。②血浆醛固酮分泌不仅呈昼夜节律即清晨醒后最高,刚睡后最低;而且受身体姿势影响更大,即直立位时明显升高。③限钠或其他影响因素亦影响其分泌(①如螺内酯、阿米洛利、氨苯蝶啶、氢氯噻嗪、吲哒帕胺等利尿剂,建议试验前至少停用 4 周;②β 受体阻滞剂、中枢 α₂ 受体阻滞剂(可乐定)、非甾体类抗炎药、血管紧张素转化酶抑制剂(angiotensin-converting enzyme inhibitor,ACEI)、血管紧张素受体阻滞剂(angiotensin receptor antagonist,ARB)、二氢吡啶类钙通道阻滞剂须停用 2 周;③但血压明显升高且停药有潜在危险者则可选择对肾素 - 血管紧张素系统干扰轻微的降压药控制血压如非二氢吡啶类钙通道阻滞剂(缓释维拉帕米)和(或)α 受体阻滞剂(哌唑嗪、特拉唑嗪、多沙唑嗪等)等,在诊断原醛的过程中,推荐短期应用控制血压)。这其中钠盐摄入、直立位、血浆醛固酮水平、某些药物尤以 ACEI、螺内酯等也影响血浆肾素活性。标本采集过程要尽量避免这些影响因素。

报告解读:血浆醛固酮正常参考值(280.2 ± 25)pmol/L[(10.1 ± 0.9)ng/dl],尿醛固酮正常参考值 14~53nmol/24h(5~19μg/24h),血浆肾素活性正常参考值(卧位)(0.55 ± 0.09)pg/(ml·h),血管紧张素 Ⅱ 正常参考值(卧位)(26.0 ± 1.9)ng/L。

原醛症患者可检测到 RASS 系统活性增强,目前肾素、血管紧张素、醛固酮测定未经标准化,所以会导致同一份标本若使用不同检测方法或在不同实验室检测会得到不同的结果,结果具体解读还得参见医院检验报告单(不同实验室有自己的参考范围)。立位试验由于其操作不方便,现多已取消。

2. 原醛症的临床诊断路径　原醛症的临床诊断路径大致可分为三步:一是筛查试验(screening tests);二是确诊试验(confirmatory tests);三是分型诊断(subtype tests)。有以下情况需怀疑原醛症并行筛选试验:①美国国家联合委员会(Joint National Commission,JNC)标准中的 Ⅰ 期高血压(160~179/100~109mmHg)和 Ⅱ 期高血压(>180/110mmHg)或药物抵抗性高血压(3 种降压药联合仍不能控制血压者,又称难治性高血压);②高血压并自发性或利尿剂诱导的低血钾者;③高血压并肾上腺意外瘤者;④有早发高血压家族史者;⑤年轻(<40 岁)时即发生脑血管意外的高血压患者;⑥原醛症患者的高血压一级亲属。

(1)筛查试验

原理:原醛症患者血浆醛固酮水平增高,血肾素活性降低,所以把醛固酮 / 肾素比值(ARR)增高作为原醛症最常用的筛查指标。

方法与标本采集:应清晨时行筛查试验,需离床 2h,可坐位、站立位或行走,但不宜剧烈运动,采血前则应坐位 5~15min,采集静脉血 8~10ml,血标本室温下(约 25℃)保存,并尽快送实验室处理标本。并测定血浆醛固酮水平(单位以 ng/dl 为计)和血肾素活性(单位以 ng/(ml·h)为计)。注意试验前不应限制饮食中的钠含量并将血钾纠正至 3.0mmol/L 以上。

报告解读:由于各家实验方法等的不同,所采用的正常值亦不同,但通常,若 ARR>20~40,可判定结果阳性,即生化诊断原醛症。

注意事项:年龄>65 岁,血浆肾素活性下降,故致 ARR 值升高;采血时间及体位、药物、血钾水平、肾功能减退均可影响 ARR 的测定。

(2)确诊试验:常用试验包括口服钠负荷试验、静脉生理盐水试验、氟氢可的松抑制试验和卡托普利激发试验。四项实验各有优缺点,可根据情况选择,现氟氢可的松抑制试验已少用,未叙述。

1)钠负荷醛固酮抑制试验

原理:钠负荷醛固酮抑制试验是通过增加体内盐负荷,反馈抑制醛固酮分泌的原理来进行诊断,包括口服钠负荷醛固酮抑制试验和静脉生理盐水输注负荷醛固酮抑制试验。

①口服钠负荷醛固酮抑制试验

方法与标本采集:在高血压和低血钾控制的基础上,每日口服钠 5 000mg,相当于 218mmol 的钠(或12.8g 的氯化钠,必要时可口服氯化钠片)共 3d,在高钠试验的第 3 天测定尿钠、尿醛固酮和肌酐水平。

报告解读:正常尿钠应>200mmol/24h。若 24h 尿醛固酮<27.7nmol/24h(10μg/24h)排除原醛症的诊断;若>33.3nmol/24h(12μg/24h),则提示体内自主分泌醛固酮增加,原醛症可能性很大。

注意事项:若患者在试验前已高盐(12g/d)饮食,则没必要进行该试验;此试验不可用于严重心衰、严重且未控制的高血压、肾衰竭、低血钾等患者。

②静脉生理盐水输注负荷醛固酮抑制试验

方法与标本采集:在过夜空腹后,上午 8~9 时试验开始,静卧位,休息 1h,4h 内静脉点滴 2 000ml 生理盐水,并于输液开始和结束时分别留血测定血浆醛固酮水平。试验过程中应监测血压和心率。

报告解读:若结束时血浆醛固酮水平抑制到 5ng/dl 以下,则排除原醛症的诊断;若在 10ng/dl 以上,诊断确立;若在 5~10ng/dl,高度怀疑,但不能确诊,应行其他试验进一步证实。

注意事项:此试验不可用于心力衰竭、严重高血压和严重水肿患者。

2)卡托普利试验

原理:卡托普利是 ACEI,在肾素很高的情况下,仍可以抑制醛固酮分泌,但对于自主分泌醛固酮的原醛症患者,则无明显的抑制作用,从而用于原醛症的诊断。

方法与标本采集:在坐位或站立位至少 1h 后,口服卡托普利 25~50mg,并于服药前和服药后 1h、2h 采血测定血浆醛固酮和肾素活性。

报告解读:若血浆醛固酮水平抑制在 30% 以上,或<15ng/dl(416pmol/L)或 ARR 小于正常值,则排除原醛症诊断;反之,诊断为原醛症。

注意事项:因服用卡托普利有造成低血压的潜在危险,因此在试验过程中需密切监测血压变化,由于不需要大量钠盐的摄入,因此更适用于那些存在盐负荷禁忌证的患者(如心力衰竭患者)。

(3)分型诊断:原醛症确诊后还需要分型诊断,要结合患者的生化指标、影像学表现及双侧肾上腺静脉取血(AVS)结果进行综合分析。

肾上腺静脉插管采血(adrenal venous sampling,AVS)

原理:已被公认为原醛症分型诊断"金标准",用于鉴别过多的醛固酮分泌是来源于单侧还是双侧,对原醛症选择治疗方式以及疾病的转归和预后非常重要。

方法:增强发光酶免疫分析法(ELEIA)测血浆醛固酮,放射免疫分析法(RIA)测血浆皮质醇。

标本采集:过夜空腹并静卧 8h 后于上午 8~9 时卧位,在数字减影(DSA)引导下插管,由右侧股静脉插至下腔静脉、左右肾上腺静脉内,采血以检测血醛固酮及皮质醇。亦可同时静脉输注人工合成 ACTH 50μg/h,从插管前 30min 开始,至采血后止。

为判断肾上腺静脉插管是否成功,可采用同时测定血皮质醇浓度作为校正,若肾上腺静脉与外周静脉皮质醇比值≥1.5,同时左右肾上腺静脉比<1.5,则说明插管成功。

报告解读:比较左右两侧醛固酮/皮质醇比值可确定病变部位。①在无 ACTH 刺激时,若左右两侧相比

>2,则升高侧为优势侧,在 CT 等影像学手段证实后可选手术治疗;若小于 1.5 则为均等分泌,可选药物治疗;若在 1.5~2 则为不均等分泌,建议随访观察。②在 ACTH 刺激时,若左右两侧相比 >4,则升高侧为优势侧;若 <3 则提示无优势侧,即均等分泌;若在 3~4,则为不均等分泌。

四、嗜铬细胞瘤

本病为一可治愈性高血压病,切除肿瘤后大多数患者可痊愈,因此本病的早期诊断十分重要,而未获及时诊断和处理将有潜在的严重危险,可在应激、术前麻醉、分娩,使用某些药物等诱发高血压危象或休克、危及生命。若为恶性嗜铬细胞瘤,更应早期、及时切除肿瘤,否则预后不良。对高血压患者,尤年轻、阵发性加剧并伴有其他本病临床表现者均应警惕本病。

(一) 血儿茶酚胺及其代谢物的测定

1. 血浆儿茶酚胺

原理:血浆儿茶酚胺反映其瞬间的血浆浓度,在嗜铬细胞瘤持续性高血压期间或阵发性发作时间明显高于正常,有很高的诊断价值,但一般不作为嗜铬细胞瘤的常规诊断指标。

方法:高效液相色谱法(HPLC)。

标本采集:应在空腹,仰卧位下抽取血样,并在针头插入静脉后,不短于 20min 后抽血。立即置于冰浴中,送实验室离心,分离血浆并在 1h 内冻存,待测。

报告解读:去甲基肾上腺素(NE)的正常值为 <500ng/L,肾上腺素(E)的正常值 <100ng/L。若 NE > 1 500ng/L 和 E > 300ng/L,具有诊断价值。

注意许多药物亦可干扰测定,如可使儿茶酚胺所测值增高的有:四环素、红霉素、地美环素、奎宁、奎尼丁、尼古丁、咖啡因、水合氯醛、氯丙嗪、阿司匹林、对乙酰氨基酚、柳胺苄心定、丙氯拉嗪、核黄素、异丙肾上腺素、左旋多巴、甲基多巴、茶碱、乙醇、香蕉、硝酸甘油、硝普钠、骤停可乐定等。而可使儿茶酚胺测定值降低的有:胍乙啶、可乐定、利血平、溴隐亭、放射造影剂,长期服用钙通道阻滞剂、血管紧张素转换酶抑制剂等。要加以鉴别。

2. 血甲氧肾上腺素(metanephrin,MN)和甲氧去甲肾上腺素(normetanephrin,NMN)

原理:MN 和 NMN 为儿茶酚胺的代谢产物,较儿茶酚胺更加稳定,与儿茶酚胺的刺激性分泌无关。

方法:高效液相色谱法(HPLC)。

标本采集:可以在任何时段采血,但以空腹、坐位、放松时最好,立即离心并在 4℃下存放待测。注意吸烟干扰检查结果,至少要停止吸烟 4h。

报告解读:血 MN 的正常值为 40 ± 3(ng/L),NMN 为 61 ± 4(ng/L),本病患者多有升高。

可使 MN 及 NMN 测定值增加的药物有儿茶酚胺类、对乙酰氨基酚、氯丙嗪、氨苯蝶啶、四环素、单胺氧化酶抑制剂。此外,还必须注意,运动、过度刺激、精神紧张、低血压、低血容量、低血糖可致儿茶酚胺分泌增加;充血性心力衰竭、肾性高血压、高去甲肾上腺素性高血压、脑卒中、颅内压增高、脓毒血症、倾倒综合征、睡眠呼吸暂停综合征、神经性厌食、肝功能不全等也可致血尿儿茶酚胺及其代谢产物出现假阳性结果。临床上要仔细鉴别。

(二) 尿儿茶酚胺及其代谢物的测定

1. 尿儿茶酚胺

原理:尿儿茶酚胺会随血浆儿茶酚胺释放量的增加而排泄增加。

方法:HPLC 方法测定。

标本采集:留 24h 尿。注意香蕉、巧克力、香草类食品可影响尿儿茶酚胺的测定。

报告解读:用荧光计测定并以去甲肾上腺素计,其正常值 <885nmol/24h(150μg/24h),以肾上腺素计其正常值 <273nmol/24h(50μg/24h)。若用 HPLC 测定并以去甲肾上腺素计,其正常值为 84~448nmol/24h(15~80μg/24h),以肾上腺素计其正常值 0~112nmol/24h(0~20μg/24h)。非嗜铬细胞瘤的高血压患者大多正常或仅轻度增高,嗜铬细胞瘤持续性高血压型及阵发性高血压发作期常成倍增高,超过正常值 2 倍以上有诊断意义。

尿儿茶酚胺反映整个留尿期的儿茶酚胺释放量,因此,阵发性高血压型非发作期可以正常。阵发性者,发作时尿去甲肾上腺素和肾上腺素更高,故在发作后及时收集血压升高期间(3~5h,依据高血压发作持续时间)尿液,可极大提高确诊率,但应同时测尿肌酐量,并以每毫克(mg)肌酐量计算其排泄量。

2. 尿香草扁桃酸（vanillylmandelic acid，VMA）

原理：VMA 为儿茶酚胺代谢物，会随血浆儿茶酚胺释放量的增加而排泄增加。

方法：分光光度法。

标本采集：24h 尿。

报告解读：正常参考值 15~35μmol/24h（3~7mg/24h）。嗜铬细胞瘤患者 VMA 升高的特异性可达 90% 以上，但敏感性低，不及 50%。注意可增加尿 VMA 测定值的药物有 CA 类，异丙肾上腺素、萘啶酸、硝酸甘油、利血平、四环素、含香草醛的食物和药物。可减少尿 VMA 测定值的有：氯贝丁酯、阿司匹林、单胺氧化酶抑制剂等。故留尿检测时要停用上述相关药物，以减少干扰。

3. 尿 MN 和 NMN

原理：MN 和 NMN 为儿茶酚胺的代谢产物，较儿茶酚胺更加稳定，与儿茶酚胺的刺激性分泌无关。因此尿液 MN 和 NMN 的诊断敏感性和特异性优于儿茶酚胺的测定，而且 MN 和 NMN 不仅能反映肿瘤细胞产生的游离代谢产物而且不受肾功能的影响，目前已替代儿茶酚胺测定而成为嗜铬细胞瘤生化诊断的首选。

方法：高效液相色谱法（HPLC）。

标本采集：留 24h 尿。

报告解读：尿 MN 正常参考值为 2.6~23μg/24h，尿 NMN 正常参考值为 44~540μg/24h。嗜铬细胞瘤患者两者多有不同程度地增高。此外，使尿 MN 及 NMN 测定值增加的药物有儿茶酚胺类、对乙酰氨基酚、氯丙嗪、氨苯蝶啶、四环素、单胺氧化酶抑制剂；可减少尿 MN 及 NMN 测定值的有普萘洛尔、放射造影剂等。留尿检测时应停用相关药物。

（三）药理试验

分为激发和抑制试验两大类，目前已不推荐做胰高血糖素刺激试验，以免引起高血压危象，所以下面只叙述抑制试验。抑制试验适用于持续性高血压、阵发性高血压发作期，或上述激发试验后血压明显升高者，主要用于与其他病因高血压或原发性高血压者作鉴别诊断。一般当日血压 ≥ 22.7/14.7kPa（170/110mmHg）或血浆儿茶酚胺水平在 5.9~11.8nmol/L（1 000~2 000ng/L）时可应用下列试验以进一步明确诊断。

1. 可乐定试验（clonidine test）

原理：可乐定是中枢性 α_2 肾上腺素能激动剂，可减少神经元的儿茶酚胺的释放。而并不抑制嗜铬细胞瘤的儿茶酚胺释放，故可资鉴别。可乐定试验是目前最常使用于本病诊断的抑制试验。此试验非常安全但仅适用于试验前原血浆 CA 异常升高者。

方法与标本采集：受试者试验前停用降压药，先安静平卧，静脉穿刺并固定针头以备抽血样，于 30min 采血作儿茶酚胺测定（对照），然后口服 0.3mg 可乐定，然后，在服药后的 1、2、3h 分别取血样测儿茶酚胺。

报告解读：在大多数非本病的高血压病者，血压可下降 50% 甚至正常。而大多数嗜铬细胞瘤患者血浆儿茶酚胺水平不受抑制，即用药前后血浆儿茶酚胺水平相同或反而升高，但也存在少数的假阴性或假阳性病例，必要时可结合胰高血糖素激发试验或重复进行。

2. 酚妥拉明试验（regitine test）

原理：酚妥拉明为短效的 α 受体阻滞剂，可阻断儿茶酚胺的作用，因此可用以判断高血压是否是因高水平儿茶酚胺所致。

方法与标本采集：患者先安静平卧 20~30min，每 2~5min，测 1 次血压和心率。待其稳定后，静脉滴注生理盐水，待血压平稳并 ≥ 22.7/14.7kPa（170/110mmHg）时，快速静注酚妥拉明 5mg，也可先注射 2.5mg，若无反应再加至 5mg。然后每 30 秒测血压和心率 1 次，至 3min，以后每 1min 测 1 次至 10min，于 15、20min 时各测 1 次血压及心率。

报告解读：如注射酚妥拉明后 2~3min 内血压较用药前降低 4.7/3.3kPa（35/25mmHg）以上且持续 3~5min 或更长时间，则为阳性反应，高度提示嗜铬细胞瘤可能。其阳性率约为 80%。如注射酚妥拉明前、后各抽血观察儿茶酚胺水平改变，如与血压改变一致，更有利于诊断的确立。

注意事项：为尽可能防止出现假阴、阳性结果，应在试验前，停用 3~7d 的任何降压、镇静、催眠药物。

（余学锋）

第三十章 胰岛疾病相关激素测定

胰岛是分布于胰外分泌部腺泡间的内分泌细胞团,遍布于胰的各部。胰岛主要由胰岛 B 细胞组成,分泌胰岛素降低血糖,其次为 α 细胞,分泌胰高血糖素,可升高血糖,此外还有 δ 细胞和 PP 细胞,分别分泌生长抑素和胰多肽。

一、胰岛素测定

原理:胰岛素(insulin)是一种多肽类激素,由胰岛 B 细胞分泌。主要作用是促进组织对葡萄糖的摄取,将葡萄糖转换成糖原或者脂肪储存,促进蛋白质合成并抑制蛋白质分解,同时抑制肝脏的糖异生,总的效应是降低血糖。血胰岛素的测定是反映胰岛素细胞储备和分泌功能的重要指标,对区分 1 型、2 型糖尿病及指导治疗有重要价值。

方法:放射免疫分析法,化学发光免疫测定法(CLIA)。

标本采集:试验前一日晚饭后禁食 10~12h,次日清晨空腹采血,采静脉血 2ml 于普通试管或含肝素的抗凝试管中,一般不使用溶血标本。

报告解读:正常人空腹胰岛素水平 5~25mIU/L。口服 75g 葡萄糖后胰岛素各时相变化与血糖变化相一致,最高峰在 30~60min,胰岛素浓度比其空腹值增加 8~10 倍,3~4h 恢复到基础水平。胰岛素升高的常见于:早期尤其是肥胖的 2 型糖尿病患者,但多数患者峰值延迟,胰岛素瘤患者,胰岛素自身免疫综合征、胰岛素结构或受体异常以及皮质醇增多症、肢端肥大症、肥胖症和妊娠均可有高胰岛素血症。胰岛素降低常见的疾病:1 型糖尿病患者胰岛素释放试验呈低平曲线甚至测不出,2 型糖尿病胰岛素释放试验高峰延迟,上升幅度降低,某些胰腺炎患者胰岛功能会受到损害,胰岛素抗体阳性者往往也会检测到胰岛素水平很低。

注意事项:部分患者在服糖后可能会出现较重的无力、头晕等症状,应让患者平卧并引用少量温水,对于年老体弱者及已确诊糖尿病者可以使用馒头餐来代替。此外,对正在使用外源性胰岛素的患者,外源胰岛素会干扰测定结果,应检测 C 肽。

二、稳态模型评估胰岛素抵抗和 B 细胞功能

胰岛素抵抗和胰岛 B 细胞功能缺陷是 2 型糖尿病发病机制的两个要素。对胰岛素抵抗程度和胰岛 B 细胞功能进行评估,有利于我们深入理解糖尿病的发病机制及合理指导临床工作。稳态模型评价(homeostasis model assessment, HOMA)是基于血糖和胰岛素在不同器官(包括胰腺、肝脏和周围组织)的互相影响而建立的评估机体状态的数学模型,主要有反映胰岛素抵抗的 HOMA-IR 和 B 细胞功能的 HOMA-β。此方法简单可信,仅涉及空腹血糖和胰岛素值,且所得数据和钳夹法(clamp)数据呈显著相关性,参考意义重大。

1. 稳态模型评估胰岛素抵抗指数(HOMA-IR)

原理:胰岛素抵抗(insulin resistance, IR)和胰岛素敏感性降低是同一含义,即胰岛素对外周组织(主要为肝脏、骨骼肌和脂肪等)的作用减弱,胰岛素对外周组织的作用与细胞外胰岛素浓度呈正相关。IR 是指单位浓度胰岛素的细胞效应减弱。

方法:HOMA-IR= 空腹血糖水平(FPG, mmol/L)× 空腹胰岛素水平(FINS, mIU/L)/22.5。

标本采集:同胰岛素测定。

报告解读:正常个体的 HOMA-IR 指数为 1,非正态分布,实际应用中应将其进行对数转换后分析。随着 IR 水平的升高,HOMA-IR 指数将高于 1。

注意事项:由于胰岛素释放存在随着血糖升高而变化的倒"U"形曲线,所以目前认为 HOMA 的线性公

式只能定性,不能定量。

2. 稳态模型评估胰岛素分泌指数(HOMA-β)

原理:胰岛 B 细胞功能主要指胰岛素分泌功能,反映在葡萄糖及其他刺激物的作用下胰岛 B 细胞分泌胰岛素维持血糖水平稳定的功能。

方法:HOMA-β=20× 空腹胰岛素水平(FINS,mIU/L)/[空腹血糖水平(FPG,mmol/L)-3.5]。

标本采集:同胰岛素测定。

报告解读:正常个体的 HOMA-β 指数为 100%。糖尿病人群中,HOMA-β 的指数会因为病情进程不同而偏离正常值,胰岛 B 细胞功能降低则其数值降低,功能增强则其数值升高。

注意事项:应用 HOMA 评估胰岛 B 细胞功能时受到 IR 严重程度的影响,此外,由于胰岛 B 细胞功能衰竭仅在高糖刺激下才能充分显露,而 HOMA-β 只反映空腹状态基础胰岛 B 细胞功能,但仍可对胰岛素分泌情况做出大致估计,因此仍有重要价值。

(余学锋)

推荐阅读资料

[1] 余学锋.2013.内分泌代谢疾病诊疗指南.3 版.北京:科学出版社.

[2] 廖二元.2012.内分泌代谢病学.3 版.北京:人民卫生出版社.

[3] 庞华,邓红,李建国.Graves' 病患者血清 rT$_3$ 水平测定的临床意义.重庆医学,2008,38 (8): 954.

[4] 王明,陆召麟,黎明,等.三种检测 24 小时尿游离皮质醇方法的比较.[J] 标记免疫分析与临床.2003,10 (3): 164.

[5] 吴端宗,林国诚.ELISA 测定血清 LH、FSH 的方法学评价.现代检验医学杂志,2002,17 (2): 15.

[6] 王宏锐,赵敏.人血清生长激素化学发光免疫分析方法的建立.标记免疫分析与临床,2010,18 (5): 341.

[7] ROSANO T G, DEMERS L M, HILLAM R, et al. Clinical and analytical evaluation of an immunoradiometric assay for corticotropin. Clin Chem, 1995, 41: 1022-1027.

[8] CRICKA J L. Chemiluminescent and bioluminescent techniques. Clin Chem, 1991, 37: 1472-1481.

[9] NYE E J, GRICE J E, HOCKINGS G I, et al. Comparison of adrenocorticotropin (ACTH) stimulation tests and insulin hypoglycemia in normal humans: low dose, standard high dose, and 8-hour ACTH-(1-24) infusion tests. Clin Endocrinol Metab, 1999, 84: 3648-3655.

[10] 汪谦.现代医学实验方法.北京:人民卫生出版社,1998

[11] 任国胜.内分泌系统疾病.北京:人民卫生出版社,2018.

[12] 徐岐山.内分泌疾病实验室检查与准备.北京:人民军医出版社,2014.

[13] 葛均波,徐永健.内科学.8 版.北京:人民卫生出版社,2014.

[14] 赵文娟,杨乃龙.内分泌和代谢病功能检查.北京:人民卫生出版社,2013.

第四篇
功能试验

第三十一章 口服葡萄糖耐量及胰岛素、C 肽释放试验

一、口服葡萄糖耐量试验

（一）原理

口服葡萄糖耐量试验（oral glucose tolerance test，OGTT）是检测机体对葡萄糖负荷能力的经典试验，是目前评价糖代谢的金标准。在一定剂量葡萄糖负荷的情况下，如果胰岛 B 细胞功能存在不足，不能释放出足够的胰岛素即可导致血糖升高，而这些患者在非糖负荷时血糖可能在正常范围。

正常人服葡萄糖后血糖迅速上升，刺激胰岛素分泌，肝糖原合成增加、分解受抑制，体内组织对葡萄糖的利用增加。因此，正常人血糖水平相对恒定，即使进食大量葡萄糖后，血清葡萄糖仍能在一定范围内保持稳定，仅在小范围内波动。对于血糖高于正常范围而又未达到糖尿病诊断标准，或临床可疑糖尿病，或糖尿病高危人群需进行口服葡萄糖耐量试验。

（二）方法

1. 早晨空腹进行，一般于 7~9 时开始，受试者空腹 8h 以上，但不超过 16h，口服溶于 300ml 温开水内的无水葡萄糖粉 75g，如用 1 分子水葡萄糖则为 82.5g。儿童青少年（3~12 岁）则予每千克体重 1.75g，总量不超过 75g。糖水在 5min 内服完（嘱患者缓慢喝下，如喝得过快，可能会出现恶心等不适。在试验过程中，患者若有恶心、呕吐、面色苍白、晕厥等不适，应终止试验）。

2. 从服糖第一口开始计时，于服糖前和服糖后 60、120min 分别在前臂采血测血糖。有特殊需要时可增加采血时间点（如 30、90min 等），也可视具体情况延长试验时间。

3. 试验过程中，受试者不喝茶及咖啡，不吸烟，避免剧烈运动，保持坐位，但也无须绝对卧床。

4. 血标本应尽早送检。

5. 试验前 3d 内，每日碳水化合物摄入量不少于 150g。

6. 试验前停用可能影响 OGTT 的药物如避孕药、利尿剂或苯妥英钠等 3~7d。

（三）OGTT 试验结果的影响因素

1. **饮食** OGTT 试验前，过分限制碳水化合物摄入可使胰岛 B 细胞分泌胰岛素过低，出现 OGTT 减低而呈假阳性，因此，应在试验前 3d 摄入足够的碳水化合物，一般应 250g/d，至少 ≥ 150g/d。对严重营养不良者应延长碳水化合物的准备时间，为 1~2 周。实验前禁食，可以饮水。

2. **体力活动** 长期卧床不活动患者可使糖耐量受损。而试验前剧烈活动虽可加速葡萄糖的利用，但由于交感神经兴奋，也可使血糖明显升高，故试验前患者应静坐或静卧至少半小时。

3. **精神因素** 情绪激动可使血糖升高，故在试验期间应避免精神刺激。

4. **应激** 各种应激，如心脑血管意外、创伤、发热、感染、手术等可使血糖暂时升高，糖耐量减低，称应激性高血糖。故需待患者恢复正常时再行此试验。

5. **疾病** 肝脏、肾脏、胰腺疾病以及内分泌疾病（如库欣综合征、肾上腺皮质功能减退、原发性醛固酮增多症、甲状腺功能亢进症、甲状腺功能减退症、嗜铬细胞瘤等）等均会导致血糖的变化。

6. 药物及食物可以使血糖升高，为排除药物对 OGTT 的影响，若患者病情允许，检查前应停用以下药物 3d 以上：噻嗪类利尿剂、呋塞米、糖皮质激素、生长激素、肾上腺素、去甲肾上腺素、依他尼酸、避孕药、吲哚美辛、氯丙嗪、咖啡、尼古丁。

（四）临床意义

1. **糖耐量正常** 静脉空腹血糖 <6.1mmol/L，OGTT 2h 血糖 <7.8mmol/L，说明人体对进食葡萄糖后的血

糖调节能力正常,称为糖耐量正常。

2. 空腹血糖受损(impaired fasting glucose,IFG) 静脉空腹血糖 6.1~<7.0mmol/L,且 OGTT 2h 血糖 <7.8mmol/L,说明人体对进食葡萄糖后的血糖调节能力尚好,但对空腹血糖调节能力减退,可以诊断空腹血糖受损。

3. 糖耐量减低(impaired glucose tolerance,IGT) 静脉空腹血糖 <7.0mmol/L,并且 OGTT 2h 血糖 7.8~11.1mmol/L,说明人体对葡萄糖的调节能力轻度下降,可以诊断糖耐量减低。

4. 糖调节受损(impaired glucose regulation,IGR) 同时存在空腹血糖受损和糖耐量减低时,称作糖调节受损。

5. 糖尿病 静脉空腹血糖 ≥ 7.0mmol/L 或 OGTT 2h 血糖 ≥ 11.1mmol/L,说明人体处理进食后葡萄糖的能力明显降低,可以确诊糖尿病。

二、胰岛素及 C 肽释放试验

(一)原理

血胰岛素和 C 肽水平测定是评价胰岛 B 细胞胰岛素分泌功能的重要方法。胰岛素是一种由胰岛 B 细胞合成和分泌的多肽蛋白质激素,其前激素包含一个完整的胰岛素分子和一个连接肽,此肽两端在代谢过程中各脱去两个碱性氨基酸后,称为 C 肽。人胰岛素是一条直链多肽,由 86 个氨基酸组成,其中包含胰岛素分子 A 链(21 肽)、B 链(30 肽)和 C 肽(31 肽)。A 链与 B 链通过两个二硫键连接在一起,分子量为 5 734D。C 肽与胰岛素有一个共同的前体——胰岛素原。一个分子的胰岛素原在特殊酶的作用下,裂解成一个分子的胰岛素和一个分子的 C 肽,因此在理论上 C 肽和胰岛素是等同分泌的。

循环中游离的 C 肽生理功能尚不很清楚,但 C 肽不被肝脏摄取,半衰期明显长于胰岛素,故测定 C 肽水平更能反映 B 细胞合成和释放胰岛素的功能。对已经使用胰岛素治疗的糖尿病患者,体内产生的胰岛素抗体可干扰胰岛素测定。另外,目前采用的放免法测定法,不能分辨内源性或外源性胰岛素,给了解 B 细胞的功能带来困难。然而,C 肽与胰岛素之间有相当稳定的比例关系(周围循环中 C 肽 / 胰岛素比例 ≥ 5),也没有交叉免疫反应,测定不受胰岛素抗体的干扰,所以测定循环中 C 肽水平可以真实反映内源性胰岛素的水平,故能更准确地反映胰岛 B 细胞的功能状态。

胰岛素、C 肽释放试验是利用口服葡萄糖或进食 100g 馒头使血糖升高,进而刺激胰岛 B 细胞分泌胰岛素,从而可反映胰岛 B 细胞的储备功能,有助于糖尿病的早期诊断、分型和指导治疗。

(二)方法

该试验常与口服糖耐量试验同时进行,应禁食一夜后于次日清晨空腹和口服葡萄糖(或进食 100g 馒头)后 30、60、120min 静脉采血,也可视情况适当延长采血间隔时间。影响口服葡萄糖糖耐量试验的因素同样也可能影响胰岛素和 C 肽释放试验。

成年人空腹基础胰岛素正常参考值:5~20mIU/L。空腹 C 肽的正常值因试验室不同而异,解放军总医院的正常值为 1.1~4.4μg/L(仅供参考)。

(三)临床意义

1. 正常胰岛素、C 肽释放试验曲线 空腹基础胰岛素 5~20mIU/L,空腹 C 肽值 1.1~4.4μg/L。峰值出现在餐后 30~60min,胰岛素值为空腹时的 5~10 倍,C 肽值为空腹时的 5 倍左右。3~4h 后逐渐降至正常。

2. 糖尿病患者的胰岛素及 C 肽释放试验曲线可分 3 种类型。

(1)胰岛素分泌不足型:常呈无高峰的低平曲线,有些患者甚至不能测得。试验曲线呈低水平状态,空腹血浆胰岛素及 C 肽水平明显低于正常,其基值一般在 5mIU/L 以下,服糖刺激后其胰岛素释放也不能随血糖升高而上升。提示胰岛功能衰竭或遭到严重破坏、胰岛素分泌绝对不足。1 型糖尿病属于此种类型。

(2)胰岛素分泌增多型:患者空腹胰岛素水平正常或高于正常,刺激后曲线上升迟缓,呈分泌延迟、高峰后移。高峰出现于餐后 2h 或 3h,多数为餐后 2h,其峰值明显高于正常值,提示胰岛素分泌相对不足,多见于肥胖 2 型糖尿病患者。

(3)胰岛素释放障碍型:空腹胰岛素水平略低于正常,刺激后曲线上升迟缓,峰值低于正常。多见于成年起病、体型消瘦的糖尿病患者。

3. C 肽释放试验的临床意义

（1）对于接受胰岛素治疗的糖尿病患者，一般只测 C 肽，以判断患者胰岛 B 细胞功能。因为其可反映内源性胰岛素水平，测定不受胰岛素抗体干扰。

（2）C 肽释放试验还可用于鉴别低血糖的原因。若 C 肽超过正常，可认为是内源性胰岛素分泌过多所致；如 C 肽低于正常，则为其他原因所致。

（3）C 肽测定有助于胰岛细胞瘤的诊断及手术效果评价。胰岛素瘤患者血中 C 肽水平偏高，若手术后血中 C 肽水平仍处于高水平，说明有残留的瘤组织，若随访中 C 肽水平进行性升高，提示肿瘤有复发或转移的可能。

（吕朝晖）

第三十二章 禁水加压素试验

一、原理

正常人在禁饮时下丘脑渗透压感受器受到兴奋性刺激,释放抗利尿激素(antidiuretic hormone,ADH),使远端肾小管水重吸收增加,尿量减少、尿比重及尿渗透压升高,游离水廓清率变为负值,而血浆渗透压最终变化不明显。尿崩症患者因缺乏 ADH,限制饮水时,水分继续丢失以致脱水、体重下降。此试验用于鉴别正常人、精神性多饮与尿崩症。ADH 分泌功能完全或部分丧失引起的尿崩症分别称之为完全性尿崩症和部分性尿崩症,当长时间禁饮(12~16h)后,ADH 的分泌反应达到"极限",表现为尿渗透压达到平台,此时注射外源性 ADH,正常人对 ADH 不能作出进一步的反应,尿渗透压不再升高;而精神性多饮和部分性尿崩症有不同程度的反应,完全性尿崩症则有良好反应,肾性尿崩症对禁饮及注射 ADH 均无反应。通过分析禁饮前后及注射加压素后血、尿渗透压的相互关系,可将上述几种病理情况分开。

二、方法

1. 轻度多尿者,于试验前晚 8 时后禁饮,多尿严重者可于试验日清晨起禁饮。

2. **短时间(5h)禁饮** ①早晨可进早餐,于 8 时排空膀胱开始禁水,同时测尿量、尿比重、尿渗透压、体重、血压,并采血检测血钠、血浆渗透压,有条件时测血 ADH 作为对照;②从 8 时开始,每小时收集尿标本一次,直至下午 1 时,每次尿标本测尿量、尿比重和尿渗透压,试验结束时采血测定血浆渗透压;③上午 10 时以后,每次留取尿标本后测量体重,如果体重下降超过试验前体重的 3%~5%,应立即终止试验;

3. **长时间(12~16h)禁饮** ①试验前一日晚 8 时开始禁食和禁饮;②次晨 8 时排空膀胱,留尿测尿量、尿比重、尿渗透压,同时测体重和血压,并采血检测血钠、血浆渗透压,有条件时测血 ADH 作为对照;③从 8 时开始,每小时排空膀胱并收集尿标本一次直至中午 12 时,测尿量、尿比重和尿渗透压,试验结束时采血测定血浆渗透压;④每次留取尿标本后测量体重,如果体重下降超过对照体重的 3%~5%,应立即终止试验;

4. 待尿渗透压逐步升高达平顶状态[连续两次尿渗透压相差不超过 30mol/L,继续禁饮尿渗透压不再增加,此时尿渗透压值称为尿渗透压平顶值],采血测定血钠、血浆渗透压(有条件或必要时测血 ADH),并皮下注射水剂加压素(或垂体后叶素)5IU。

5. 注射加压素后(或垂体后叶素)1h 和 2h,收集尿测尿量、尿比重和尿渗透压,2h 时采血测血渗透压(有条件或必要时测血 ADH)。

三、临床意义

1. **正常人** 禁饮后体重、血压、血渗透压无明显变化,血渗透压为 290mol/L 左右,尿渗透压可高达 1 000mol/L,注射加压素后尿渗透压不能进一步升高,往往还稍微降低,仅少数人有升高(升高程度不超过 5%)。

2. **部分性尿崩症患者** 禁饮后血渗透压正常或偏高,平均值不超过 300mol/L,尿渗透压升高,可超过血渗透压;注射加压素后尿渗透压可进一步升高(升高幅度 >9%)。

3. **完全性尿崩症患者** 禁饮后血渗透压偏高,平均值 >300mol/L,尿渗透压不能显著增高,仍明显低于血渗透压;注射加压素后尿渗透压明显升高(升高幅度 >50%),甚至成倍升高,且超过血渗透压。

4. **精神性多饮患者** 禁饮后血渗透压正常,尿渗透压显著高于血渗透压,注射加压素后尿渗透压轻度升高,但升高程度不超过 10%。

5. 肾性尿崩症患者 在禁饮后尿渗透压不能显著增高。在注射加压素后,尿渗透压仍无反应。

四、注意点

1. 试验必须在密切观察下进行,以免脱水发生危险。试验过程中如果体重下降超过试验前体重的 5%,或血钠高于正常范围,应立即终止试验,对于儿童应特别注意。

2. 确认受试者肾上腺皮质功能处于正常水平。未控制的糖尿病、高血钙、低血钾、肾功能异常、原发性醛固酮增多症及使用利尿剂时,都会影响试验结果。为减少可能存在的试验误差,测血渗透压的同时测血钠。

3. 在部分性尿崩症患者中,部分禁饮后可呈现一种特殊现象,即尿渗透压水平出现明显波动。禁饮后,尿渗透压逐步上升甚至超过血渗透压,而在继续禁饮过程中,尿渗透压反而逐步降低,甚至降至血渗透压以下;但在注射加压素后明显上升,有个例报道其上升幅度可超过 50%。这种现象提示患者 ADH 储备能力有限,在禁饮刺激的初始阶段,还能释放一些 ADH,但在继续禁饮时,分泌 ADH 的能力耗竭,由部分性尿崩症转为完全性尿崩症。

4. 如果试验结果不明确(不能清晰区分部分性尿崩症和精神性多饮),应建议患者尽可能减少饮水量,24h 饮水量控制并维持于 5 000ml 左右时再重复试验。

(吕朝晖)

第三十三章　地塞米松抑制试验

一、原理

正常情况下,垂体前叶促肾上腺皮质激素(corticotropin,adrenocorticotrophic hormone,ACTH)的分泌受循环中血清皮质醇水平反馈调节。给予外源性糖皮质激素并抑制ACTH分泌时,可使肾上腺皮质激素分泌减少,血尿皮质醇水平降低。地塞米松是一种人工合成的皮质类固醇,其效价相当于皮质醇的30~40倍,对垂体ACTH分泌具有很强的抑制作用,而其本身剂量很小,对血尿皮质醇测定值几乎没有影响。因此,观察给予一定剂量地塞米松后血尿皮质醇及血浆ACTH的变化,可以反映垂体分泌ACTH的功能状态以及肾上腺皮质激素分泌是否依赖于垂体ACTH。

地塞米松抑制试验包括午夜1mg法、标准小剂量法和大剂量法。

二、方法

(一) 午夜1mg法

1. 方法

(1)第1天:8:00采血,测血浆皮质醇作为对照(如果条件允许,可增加16:00和0:00血浆皮质醇测定,以观察皮质醇节律),于当日23:00~24:00口服地塞米松1mg。

(2)第2天:8:00采血测血浆皮质醇。

2. 正常参考值　正常人服药后次日清晨8:00血浆皮质醇<50nmol/L,服药后血清皮质醇值≥50nmol/L(1.8μg/dl)为不抑制,诊断库欣综合征(皮质醇增多症)的敏感性>95%,特异性约80%;若提高切点至140nmol/L(5μg/dl),其敏感性为91%,特异性可提高至>95%。

3. 临床意义

(1)午夜1mg法简单易行,广泛用于库欣综合征门诊患者的初步筛查,但需保证患者按时服药。

(2)抑制后血清皮质醇水平<50nmol/L,可排除库欣综合征(皮质醇增多症)。

(3)抑制后血清皮质醇水平≥50nmol/L,应进一步行经典小剂量地塞米松抑制试验,或尿游离皮质醇、午夜唾液皮质醇检测,以明确是否存在库欣综合征,除外假阳性(不被抑制)。

(二) 小剂量地塞米松抑制试验(LDDST)

1. 方法

(1)第1天,8:00采血,测血浆ACTH皮质醇作为对照(如果条件允许,应增加16:00和0:00血浆ACTH和皮质醇测定,以观察节律),同时留24h尿测游离皮质醇(UFC)。

(2)第2天,口服地塞米松0.5mg,每6h1次,连服2d。

(3)第3天,再次留24h尿测尿游离皮质醇(urinary free cortisol,UFC)。

(4)第4天,8:00采血测血浆ACTH和皮质醇。

2. 正常参考值　正常人服药后血浆皮质醇<50nmol/L,若服药后UFC未能下降到正常值下限以下或血浆皮质醇≥50nmol/L(1.8μg/dl)视为不抑制,两者诊断库欣综合征(皮质醇增多症)的敏感性和特异性相差不大,均可达到敏感性>95%。

3. 临床意义

(1)该试验是库欣综合征(皮质醇增多症)最经典的定性诊断试验。正常人口服小剂量地塞米松后可以抑制下丘脑-垂体-肾上腺轴,血尿皮质醇水平随之下降。而垂体性库欣综合征(库欣病)患者高皮质醇血症是由于垂体长期自主性分泌 ACTH 导致,经典小剂量地塞米松不足以表现对垂体的负反馈抑制作用。

(2)正常人服药后血清皮质醇水平抑制到 50nmol/L 以下,24hUFC 抑制到正常值下限以下。

(3)对于一些单纯性肥胖者,午夜 1mg 法不能将血清皮质醇水平抑制到正常人水平,本试验可将其降至 50nmol/L 以下。

(4)库欣综合征患者服药后 24hUFC、血浆 ACTH 及血清皮质醇均无明显下降。

(三)大剂量地塞米松抑制试验(HDDST)

1. 方法

(1)第 1 天,8：00 采血,测血浆 ACTH 皮质醇作为对照,同时留 24h 尿测 UFC。

(2)第 2 天,口服地塞米松 2.0mg,每 6h 1 次,连服 2d。

(3)第 3 天,再次留 24h 尿测 UFC。

(4)第 4 天,8：00 采血测血浆 ACTH 和皮质醇。

2. 临床意义　若服药后 UFC 或血浆皮质醇下降到对照值 50% 以下为经典大剂量 DST 被抑制,支持库欣病的诊断。该试验鉴别库欣病与异位 ACTH 综合征的敏感性为 60%~80%,特异性 80%~90%。

(1)大剂量地塞米松抑制试验是 ACTH 依赖性库欣综合征重要定位试验。库欣病患者垂体 ACTH 肿瘤细胞对大剂量地塞米松负反馈抑制作用有一定反应,而异位 ACTH 综合征患者对此无明显反应。因此,该试验主要用于鉴别 ACTH 来源垂体或外周即库欣病和异位 ACTH 综合征。

(2)库欣病患者抑制后 UFC 和血浆皮质醇制率 >50%,少数患者(20%~30%)抑制率 <50%。

(3)异位 ACTH 综合征患者抑制后 UFC 和血浆质醇抑制率 <50%。

(4)肾上腺皮质腺瘤或皮质腺癌抑制后 UFC 和血浆皮质醇抑制率 <50%。

(四)大、小剂量地塞米松联合抑制试验

可以节省时间,缩短患者住院日。

1. 方法　第 1 天 8：00 采血测血浆 ACTH 和皮质醇作为对照(如果条件允许,应增加 16：00 和 0：00 血浆 ACTH 和皮质醇测定,以观察节律),留 24h 尿测 UFC;第 2 天和第 3 天进行小剂量抑制试验,第 4 和第 5 天进行大剂量抑制试验,试验第 3 天和第 5 天分别留 24h 尿测定 UFC,试验第 4 天和第 6 天晨 8：00 分别采血测定 ACTH 和皮质醇。

2. 注意点　假阳性结果(即部分库欣病不能被大剂量地塞米松抑制),其可能原因为:①依从性差(患者未服药或漏服药);②对地塞米松的吸收和代谢率不同可影响 DST 结果;部分药物如苯巴比妥、卡马西平和利福平等可通过诱导 CYP3A4 加速清除地塞米松而导致假阳性;而肝、肾功能衰竭患者的地塞米松清除率降低可以导致假阴性。另外,雌激素可增加循环皮质醇结合蛋白浓度,而测定的是总皮质醇,故当口服避孕药时可出现假阳性,导致误诊为库欣综合征。建议在条件允许时,尤其是病情较轻者,停服含雌激素药物 6 周待血皮质醇结合蛋白降至基础水平后,再行地塞米松抑制试验。

（吕朝晖）

第三十四章 促性腺激素释放素兴奋试验

一、原理

促性腺激素释放素（gonadotropin releasing hormon，GnRH）促进垂体促性腺激素的合成和释放，戈那瑞林为人工合成的 GnRH，属肽类化合物，为十肽。该品能刺激垂体合成和释放促性腺激素[黄体生成素（luteinizing hormone，LH）和促卵泡激素（follicle stimulating hormone，FSH）]，给受试者注射戈那瑞林并在不同时间点取血测定 LH，以评价垂体促性腺激素细胞的储备功能。

二、方法

1. 受试者禁食过夜，试验期间卧床，不吸烟。

2. 将戈那瑞林（10 肽）100μg 溶于 5~10ml 生理盐水中，在 30s 内静推完毕。

3. 分别于注射前 15min、注射后 0min、30min、60min 和 120min 在前臂采血 3ml，测定 LH（必要时可同时测定 FSH）。

三、临床意义

1. 正常成年男性的 LH 反应峰值比对照高 5 倍以上（绝对值 >8IU/L），峰值在 30~60min 出现；正常成年女性 LH 反应因月经周期的不同阶段而异。

2. **继发性性腺功能减退症者（低促性腺激素型性腺功能减退症）** 基础值及峰值均显著低于正常人。

3. **青春期前儿童** 基础值及峰值类似于继发性性腺功能减退症者，本试验不能用于评价青春期前儿童垂体促性腺激素细胞的储备功能。

4. **性早熟者反应** 可同正常人。

四、注意事项

1. 本试验常常难以区分青春期延迟者和继发性性腺功能减退症者。

2. 本试验对原发性性腺功能减退症者（高促性腺激素型性腺功能减退）的诊断无帮助，因为原发性性腺功能减退症者的 LH 基础值显著高于正常人。

3. 本试验不能鉴别下丘脑性和垂体性性腺功能减退。也有人认为连续静点 GnRH 7d 后，再重复本试验会有所帮助。如果 LH 呈正常或接近正常反应提示下丘脑病变，理由是由于下丘脑病变导致垂体长期缺乏内源性 GnRH 刺激而处于惰性状态，连续静点 GnRH 后，其惰性状态被唤醒。如果仍反应减低或无反应提示病变部位可能位于垂体。

4. 患者的反应程度与下丘脑或垂体遭受破坏的程度有关，但有较大个体差异，在做出临床评价时要考虑到这一点。

5. LH 水平受月经周期影响，通常黄体期对 GnRH 影响最大，而卵泡期影响最小。

（吕朝晖）

第三十五章　运动和禁食试验

一、原理

胰岛素瘤是胰腺内分泌肿瘤中发病率最高的一种肿瘤,该瘤主要由胰岛 B 细胞组成,可自主产生和分泌大量胰岛素,进入血液循环导致高胰岛素血症和低血糖的发生。部分疾病早期或肿瘤较小患者在正常进食和活动情况下没有低血糖症状和体征,而在禁食和 / 或增加运动后,可诱发低血糖发作。

二、方法

1. 24h 禁食法　于试验前 1d 晚餐后开始禁食,至试验日晚餐时终止;若无低血糖发作,可增加剧烈运动(如蹬车或爬楼梯)15~30min。

2. 72h 禁食法

(1)应在住院期间进行,于试验前 1d 晚餐后开始禁食,允许饮水或摄入没有热量和咖啡因的饮料;记录禁食 4h 及之后病情变化,采血测定血糖、胰岛素、C 肽及皮质醇(条件允许时测定胰岛素原)作为基线数据。

(2)试验期间采血测定血糖、胰岛素和 C 肽(条件允许时测定胰岛素原),6h/ 次,直至血糖 ≤ 3.33mmol/L(60mg/dl);当血糖 ≤ 3.33mmol/L(60mg/dl)时,每 1~2h 采血一次测定血糖、胰岛素和 C 肽(条件允许时测定胰岛素原)。

(3)出现明显低血糖症状或体征和 / 或血糖 ≤ 2.5mmol/L(45mg/dl)时终止试验,采血测定血糖、胰岛素和 C 肽(条件允许时测定胰岛素原、β- 羟丁酸和磺脲类药物浓度),并立即进食或静脉补充葡萄糖缓解和改善低血糖症状和体征。

(4)若禁食 72h 仍无低血糖发作,可增加剧烈运动(如蹬车或爬楼梯)15~30min,采血测定血糖、胰岛素和 C 肽(条件允许时测定胰岛素原)。

三、临床意义

1. 低血糖发作并伴有胰岛素不适当分泌支持胰岛素瘤的诊断,无低血糖发作不能排除诊断。

2. 部分患者对低血糖有较大耐受性,血糖虽已降至低血糖范围,但无低血糖症状,此时可以根据血糖和胰岛素水平作出判断。

3. 72h 禁食试验报告解读详见表 35-1。

四、注意事项

1. 72h 禁食试验是诊断胰岛素瘤的金标准,如果没有发生低血糖,延迟至 96h 没有进一步诊断价值。有研究显示,禁食 24h 诊断准确率为 65%~85%,48h 为 90%~94%,甚至 100%;然而,少数情况下,胰岛素瘤患者在禁食 48h 之后(第 3 天)出现低血糖。

2. 禁食期间,应进行更高频次的指血血糖监测,试验终止时低血糖应以静脉血结果为判断依据。若条件允许,最好在禁食期间进行 72h 动态血糖监测。

3. 确认垂体 - 肾上腺轴能正常。

禁食试验结果见表 35-1。

表 35-1　72h 禁食试验结果解读[①]

诊断	症状或体征	血糖 / (mg·d^{-1})	胰岛素 / (mU·L^{-1})	C 肽 / (nmol·L^{-1})	胰岛素原 / (pmol·L^{-1})	β- 羟丁酸 / (nmol·L^{-1})	磺脲类药物
正常人	无	≥ 40	<6	<0.2	<5	>2.7	无
胰岛素瘤	是	≤ 45	≥ 6[②]	≥ 0.2	≥ 5	≤ 2.7	无
外源胰岛素性低血糖	是	≤ 45	≥ 6[③]	<0.2	<5	≤ 2.7	无
磺脲类药物性低血糖	是	≤ 45	≥ 6	≥ 0.2	≥ 5	≤ 2.7	有[④]
IGF 介导低血糖	是	≤ 45	≤ 6	<0.2	<5	≤ 2.7	无
非胰岛素性低血糖	是	≤ 45	<6	<0.2	<5	>2.7	无
禁食期间进食	无	≥ 45	<6	<0.2	<5	≤ 2.7	无
非低血糖性疾病	是	≥ 40	<6	<0.2	<5	>2.7	无

注：①禁食试验终止时采血检测的结果；

②胰岛素与葡萄糖比值对胰岛素瘤患者的诊断价值有限；

③人为使用外源性胰岛素导致低血糖时，胰岛素水平可以到达显著高水平 (>100~1 000mIU/L)；

④第二代磺脲类药物不易检测，第一代容易检测。

（吕朝晖）

推荐阅读资料

[1] MELMED S, POLONSKY K S, LARSEN P R, et al. Williams Textbook of Endocrinology. 13th ed. Philadelphia: Saunders Elsevier, 2016.

[2] 宁光. 内分泌学高级教程. 北京：人民军医出版社, 2011.

[3] 中华医学会内分泌学分会. 中国库欣病诊治专家共识 (2015 年). 中华医学杂志, 2016, 96 (11): 835-840.

[4] SERVICE F J. Hypoglycemic disorders. N Engl J Med, 1995, 332 (17): 1144-1152.

索　引

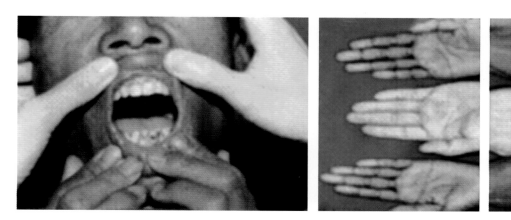

彩图 17-1 患者皮肤色素沉着临床体征

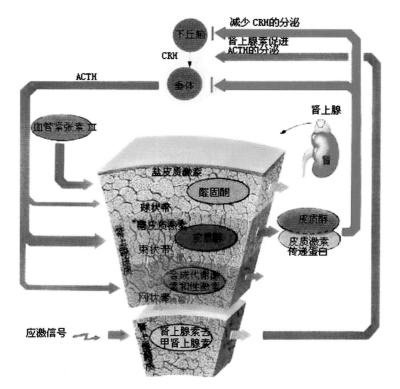

彩图 17-6 下丘脑 - 垂体 - 肾上腺调节机制

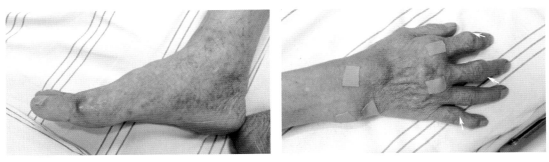

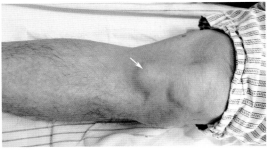

彩图 22-1 关节肿胀变形,痛风石形成(箭头为痛风石形成)